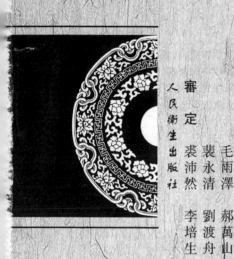

傷寒論校注

一九八二國家中醫古籍整理出版規劃

中醫古籍整理叢書重刊

主　編　劉渡舟

副主編　錢超塵

編　寫（按姓氏筆劃爲序）

毛雨澤　郝萬山　孫志潔

裴永清　劉渡舟　錢超塵

裘沛然　李培生　歐陽錡

湯萬春

審　定　裘沛然

人民衛生出版社

圖書在版編目（CIP）數據

傷寒論校注/劉渡舟主編．—北京：人民衛生出版社，
2013

（中醫古籍整理叢書重刊）

ISBN 978-7-117-17102-1

Ⅰ.①傷…　Ⅱ.①劉…　Ⅲ.①《傷寒論》-注釋

Ⅳ.①R222.22

中國版本圖書館 CIP 數據核字（2013）第 047489 號

人衛社官網	www.pmph.com	出版物查詢，在綫購書
人衛醫學網	www.ipmph.com	醫學考試輔導，醫學數據庫服務，醫學教育資源，大衆健康資訊

傷寒論校注

主　　編：劉渡舟

出版發行：人民衛生出版社（中繼綫 010-59780011）

地　　址：北京市朝陽區潘家園南裏 19 號

郵　　編：100021

E - mail：pmph @ pmph.com

購書熱綫：010-59787592　010-59787584　010-65264830

印　　刷：三河市宏達印刷有限公司

經　　銷：新華書店

開　　本：850×1168　1/32　印張：10

字　　數：184 千字

版　　次：2013 年 6 月第 1 版　　2024 年 7 月第 1 版第 16 次印刷

標準書號：ISBN 978-7-117-17102-1/R·17103

定　　價：42.00 元

打擊盜版舉報電話：010-59787491　E-mail：WQ @ pmph.com

（凡屬印裝質量問題請與本社市場營銷中心聯繫退換）

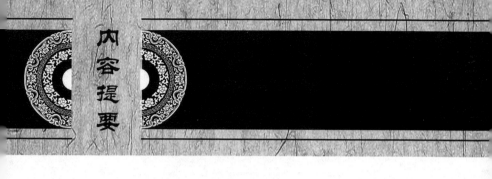

内容提要

《傷寒論》系漢張仲景所著,是一部理論與實踐相結合的中醫經典著作,爲歷代習醫者必讀之書。但該書年代久遠,文字古朴,爲便於讀者習研,特編本書,名曰《傷寒論校注》。

本書以明趙開美摹宋刻本爲底本校注而成。全書共十卷。卷一爲辨脉法、平脉法;卷二爲傷寒例、辨痓濕暍病脉證、辨太陽病脉證并治上;卷三至卷六分述六經病脉證并治;卷七至卷十分述辨霍亂、陰陽易及汗吐下諸可諸不可脉證并治。每卷各專論均有“提要”,鈎玄全篇大意宏旨。各條設“校注”對原文逐條進行校注,正字形,辨訛誤,明字音,釋辭句,訓詁解難。設“按語”,對原文探微索奧,闡發新義。正文前附“校注説明”介紹本書版本和校勘方法;書末附有“校注後記”,文獻豐富,考證翔實,盡其理致,有較高的學術價值。

本書既保持了宋本《傷寒論》原貌,又體現了近代學者研究《傷寒論》的新成就,是目前學習研究《傷寒論》的最佳版本。

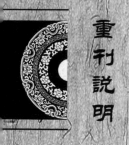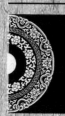

重刊説明

《中醫古籍整理叢書》是我社 1982 年爲落實中共中央和國務院關於加強古籍整理的指示精神,在衛生部、國家中醫藥管理局領導下,組織全國知名中醫專家和學者,歷經近 10 年時間編撰完成。這是一次新中國成立 60 年以來規模最大、水準最高、品質最好的中醫古籍整理,是中醫理論研究和中醫文獻研究成果的全面總結。本叢書出版後,《神農本草經輯注》獲得國家科技進步三等獎、國家中醫藥管理局科技進步一等獎,《黄帝内經素問校注》《黄帝内經素問語譯》《傷寒論校注》《傷寒論語譯》等分别獲得國家中醫藥管理局科技進步一等獎、二等獎和三等獎。

本次所選整理書目,涵蓋面廣,多爲歷代醫家所推崇,向被尊爲必讀經典著作。特别是在《中醫古籍整理出版規劃》中《黄帝内經素問校注》《傷寒論校注》等重點中醫古籍整理出版,集中反映了當代中醫文獻理論研究成果,具有較高的學術價值,在中醫學術發展的歷史長河中,將佔有重要的歷史地位。

30 年過去了,這些著作一直受到廣大讀者的歡迎,在中醫界産生了很大的影響。他們的著作多成於他們的垂暮之年,是他們畢生孜孜以求、嘔心瀝血研究所得,不僅反映了他們較高的中醫文獻水準,也體現了他們畢生所學和臨床經驗之精華。諸位先賢治學嚴謹,厚積薄發,引用文獻,豐富翔實,訓詁解難,校勘嚴謹,探微索奥,注釋精當,所述按語,彰顯大家功底,是不可多得的傳世之作。

中醫古籍浩如煙海,内容廣博,年代久遠,版本在漫長的歷史流傳中,散佚、缺殘、衍誤等爲古籍的研究整理帶來很大困難。《中醫古籍整理叢書》,作爲國家項目,得到了衛生部和國家中醫藥管理局的大力支持,不僅爲組織工作的實施和科研經費的保障提供了有力支援,而且爲珍本、善本版本的調閲、複製、使用等創造了便利條件。因此,本叢書的版本價值和文獻價值隨着時間的推移日益凸顯。爲保持原書原貌,我們只作了版式調整,原繁體字竪排(校注本),現改爲繁體字横排,以適應讀者閲讀習慣。

由於原版書出版時間已久,圖書市場上今已很難見到,部分著作甚至已成爲中醫讀者的收藏珍品。爲便於讀者研習,我社決定精選部分具有較大影響力的名家名著,編爲《中醫古籍整理叢書重刊》出版,以饗讀者。

人民衛生出版社

二〇一三年三月

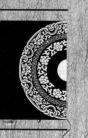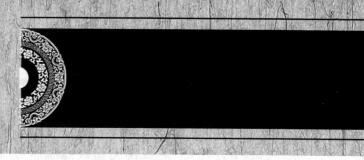

根據中共中央和國務院關於加強古籍整理的指示精神，以及衛生部一九八二年制定的《中醫古籍整理出版規劃》的要求，在衛生部和國家中醫藥管理局的領導下，我社在組織中醫專家、學者和研究人員依據最佳版本整理古醫籍的同時，委托十一位著名中醫專家，用了七八年時間，對規劃內《黃帝內經素問》等十一部重點中醫古籍，分工進行整理研究，最後編著成校注本十種、語譯本八種、輯校本一種，即《黃帝內經素問校注》、《黃帝內經素問語譯》、《靈樞經校注》、《靈樞經語譯》、《傷寒論校注》、《傷寒論語譯》、《金匱要略校注》、《金匱要略語譯》、《難經校注》、《難經語譯》、《脈經校注》、《脈經語譯》、《中藏經校注》、《中藏經語譯》、《黃帝內經太素校注》、《黃帝內經太素語譯》、《針灸甲乙經校注》、《諸病源候論校注》、《神農本草經輯注》等十九種著作，并列入衛生部與國家中醫藥管理局文獻研究方面的科研課題。

在整理研究過程中，從全國聘請與各部著作有關的中醫專家、學者參加了論證和審定，以期在保持原書原

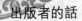

貌的基礎上,廣泛吸收中醫學理論研究和文史研究的新成果,使其成爲研究重點中醫古籍的專著,反映當代學術研究的水平。因此,本書的出版,具有較高的學術研究價值。

然而,歷代中醫古籍的内容是極其廣博的,距今的年代是極其久遠的,有些内容雖然經過研究,但目前尚無定論或作出解釋,有待今後深入研究。

人民衛生出版社
一九八九年二月

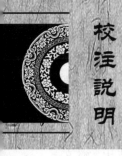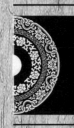

校注説明

　　《傷寒論》是漢末著名醫學家張仲景撰著的一部偉大的醫學經典著作，他把理法方藥有機地融滙在一起，在六經分證的基礎上，創立了六經辨證的理論體系和辨證方法，爲祖國醫學的發展奠定了堅實基礎。一千七百多年來，《傷寒論》一直有效地指導着中醫學的理論研究和臨床實踐，它不但對中醫學的發展起了重大的推動作用，而且對世界醫學的發展也有着巨大的影響。

　　本書原名《傷寒雜病論》，撰畢後，大約沒過多長時間，這部著作就開始散亂了。西晉太醫令王叔和曾對它加以“搜採”和整理，編纂成《傷寒論》，才使得這部不朽的醫學著作流傳下來。從王叔和整理以後，到北宋治平二年（公元一零六五年）在朝廷的領導下對它再加整理校定之前，八百多年的漫長歲月裏，《傷寒論》曾被廣泛傳抄，因此出現了多種傳本。這種情形，在《隋書·經籍志》、《舊唐書·經籍志》和《新唐書·藝文志》裏已有所反映。《傷寒論》傳本的歧出，不利於醫家的研習和使用，也不利於中醫學的發展，因此急需對《傷寒論》加以整理和校勘。於是在北宋治平年間，朝廷命林億、孫奇等人對《傷寒論》加以校勘。這部經過北宋政府認可的《傷寒論》校定本,在治平二年校勘完畢,先後刻成大小兩種字體的本子頒行,這就是我們常說的宋本《傷寒論》的簡單來歷。宋本《傷寒論》的出現,在《傷寒論》的發展史上具有不可估量的意義。宋本《傷寒論》的校訖和頒行,結束了自王叔和以來八百年的傳本歧出、經文訛衍倒奪時有出現的混亂局面,從此我國才有一個官定的《傷寒論》標準本。自北宋治平二年到現在,又過了九百多年,宋本《傷寒論》以它雋美的刊刻、整齊的版式、精審的校勘而被無數校勘家和收藏家視爲無上珍品。

明萬曆二十七年(公元一五九九年),著名藏書家和校讎家趙開美獲得了一部原刊小字本《傷寒論》,他採用摹刻的方法把它刻印下來,收在他輯刻的《仲景全書》中。北宋原刻小字本《傷寒論》雖然早已失傳,但趙開美輯刻的《仲景全書》還有五部流傳下來,其中的《傷寒論》,從字體、版式,到墨色的濃淡,都保存了宋本《傷寒論》的原貌。目前,《仲景全書》中的《傷寒論》已成人間難得的瑰寶。我們這次校注和整理《傷寒論》所採用的底本,是北京國家圖書館收藏的《仲景全書·傷寒論》縮微膠卷本(據臺灣本拍攝)。過去有一些注釋家曾採用趙開美《仲景全書》中的《傷寒論》作爲底本進行校注,大都只取其中三陰三陽篇進行註釋闡發,對於辨脈法、平脈法、傷寒例、辨痙濕暍脈證并治及諸可諸不可等篇,均予删去。所以,許多讀者看到的并不是《仲景全書》中的全本《傷寒論》,而是節本《傷寒論》。我們這次整理研究《傷寒論》,抱着對底本極爲忠實的態度,不加删裁,以使廣大讀者看到趙開美摹刻的宋本《傷寒論》的全文。目前,學術界對辨脉平辨傷寒例篇及諸可諸不可諸篇聚訟不已,我們認爲,從整理古籍這個特定角度出發,對這部分文字必須加以保留,這對於全面研究《傷寒論》是很有意義的。

本次校注所採用的主校本、參校本如下:

《金匱玉函經》(簡稱《玉函》),一九五五年人民衛生出版社據清康熙五十五年丙申(公元一七一六年)上海陳氏起秀堂刻本影印本;《註解傷寒論》,上海涵芬樓影印明嘉靖二十三年甲辰(一五四四年)汪濟川刊本;《金匱要略》,上海涵芬樓影印明刊古今醫統正脉本;《脈經》,一九五六年人民衛生出版社據元廣勤書堂刊本影印本;《千金要方》(簡稱《千金》)一九五五年人民衛生出版社據一八四九年江户醫學影印北宋本影印本;《千金翼方》(簡稱《千金翼》)一九五五年人民衛生出版社據一八四九年江户醫學影印北宋本影印本;《外臺秘要》(簡稱《外臺》)一九五五年人民衛生出版社據居餘堂本影印本、《敦煌殘卷·傷寒論》復制件等。此外在校勘過程中,尚參閱了《太平聖惠方》、丹波元簡《傷寒論輯義》及陸淵雷《傷寒論今釋》等。

這次校注《傷寒論》,有幾個問題需加説明。

根據衛生部中醫司原中醫古籍整理出版辦公室制定的《中醫古籍校注通則》的要求,重點中醫古籍的校

注本包括五項内容,即提要、按語、校勘、注釋和校注後記。《傷寒論》校注本是這樣處理上述五個問題的:

提要。提要是對有關部分主要内容的概括。趙刻宋本《傷寒論》分爲十卷二十二篇,每篇寫一提要。讀者根據提要,可以掌握每篇的宏綱大旨。

按語。按語的作用在於揭示有關條文博大精深的思想内涵,或解釋歧義,或指出其臨床價值等,從而予人以啓迪。我們深深感到,這部分内容十分難寫。自成無己以來治《傷寒論》者不下數百家,幾乎每家都對《傷寒論》的條文發表過如同按語一類的意見,又由於注家對原文理解的深度不一,角度不同,所以各家的見解也往往有不少差異,有時還會出現截然相反的看法。我們在寫按語的時候,曾認真研究了前人和時賢的重要論著,吸收他們的研究成果,又注意在博採各家之長的同時而斷以己意。全書共寫按語三百三十餘條,把這些按語聯繫起來看,基本上可以反映我們對《傷寒論》的理解和主要觀點。按語寫在有關條文的後面,但不是每條必按,而是當按則按,有時則在幾個條文之後寫一個按語,以反映這幾個條文的内在聯繫。從辨不可發汗,到辨發汗吐下後共八篇,其中許多條文與前面三陰三陽篇是重複的,因此,這八篇的按語校注較少,可參看三陰三陽篇有關按語及校注。

校勘。我們採取的主要校勘方法與原則是:

1. 凡需校勘的字句,皆於其右上角加註序號,序號外括以方括號。校語寫在相應的序號下。

2. 趙刻宋本《傷寒論》是目前最好的《傷寒論》傳本,具有重要的學術價值。我們除了直接改正了其中明顯的錯字以外,其餘文字,一律不加改動。改正了的訛字,在校注後記中已作了説明。

3. 凡底本與校本不同而底本又不誤的,我們採取了兩種處理方法。一種是校本的字詞具有較大校勘價值的,一般均加收録寫出校語。例本書卷三:"發汗後惡寒者,虛故也。不惡寒,但熱者,實也,當和胃氣,與調胃承氣湯" 下出一序碼,寫了如下校語:《玉函》卷二、《脈經》卷七、《千金翼》卷九,皆作"宜小承氣湯"。又如本書卷四:"此爲熱入血室也,當刺期門,隨其實而取之",我們在"實"字下出一序碼,寫了如下校語:《玉函》卷二、《脈經》卷七、《千金翼》卷九作"虛實"。寫出這些校語,當然不意味着校本一定對而底本一定有誤,但是校本中的這些文字對讀者確有很大啓發。另一種是對校本中没有什麼校勘價值的某些字詞及某些虛詞,一般不加校勘,以免煩瑣。

4. 對某些必須作出選擇和判斷的校勘,我們在認真研究原文和參考各家之説的基礎上,慎重地加一"是"字表明我們的取捨和判斷。例如太陽上篇桂枝加葛根湯方有"麻黄",但是根據方意和前人的意見,本方是不當有麻黄的,於是我們在"麻黄"條下寫道:"《玉函》卷七無。是。"又比如太陽上篇芍藥甘草湯方作"白芍藥",但是在張仲景時代,芍藥入藥,尚未區分赤白,因此我們考慮"白"字可能出於後人增益,所以在"白"

字條下寫了如下校語"《千金翼》卷九、《玉函》卷七無。是。"

5. 北宋林億、孫奇等人對《傷寒論》的校勘,作了許多工作,但限於當時的校勘體例,校語多寫作"一作某"、"一云某",而不寫出自何書。本次校勘對宋臣所出校語一一加以核對,并大都找出宋臣引文出處。如卷一辨脈法:"脈縈縈如蜘蛛絲者,陽氣衰也。"林億等在"陽氣衰也"下加注説:"一云陰氣。"究竟哪一校本寫作"陰氣",他没有説,我們在《千金》和《太平聖惠方》裏找到了"陰氣"的出處,并寫了如下校語:"《千金要方》卷二十八、《太平聖惠方》卷八作'陰氣'。是。"考察宋臣校勘用書,對於研究《傷寒論》的不同傳本和它在歷史上發生的影響,以及對我們這次校勘工作,都有許多啓發。

6. 明趙開美摹刻宋本《傷寒論》時,把不少俗體字也沿襲下來。如陰作隂、怪作恠、微作㣲等,當然書中的俗體字不止以上這幾個。我們把書中的俗體字都改成現在通行的規範繁體字,未出注説明,以免繁冗。

7. 本書中"鞕"字,《脉經》、《千金翼方》、《玉函》、《敦煌殘卷》均作"堅",因"鞕"字出現頻率甚高,校不勝校,故僅在本書首見處辨脈法出注説明"下同",後見則略之。

8. 校勘與標點有密切關係。《仲景全書·傷寒論》採用的是圈點斷句法,即古人在自己誦讀的時候,在他認爲需要略作語氣停頓的地方加上一個"○"。這種方法很容易把句子弄得支離破碎,而且帶有斷句者個人的主觀隨意性,我們認爲給《傷寒論》加上準確的標點符號,改變目前《傷寒論》標點混亂的情況,是有重要意義的。我們這次在給《傷寒論》加標點時,曾參考了前人的圈點法,也參考了當代許多使用新式標點的著作,在此基礎上,重新加了標點符號。但有的句子倒底應該加什麼標點才合適,學術界一直存在分歧。如太陽上篇:"若被火者,微發黃色;劇則如驚癇,時瘛瘲,若火熏之。一逆尚引日,再逆促命期。""若火熏之"後面是加句號好,還是加逗號好,或是加句號逗號都可以,歷來都存在分歧。我們把"若火熏之"一句看作是對症狀的描寫,句意到此已告一小段落,所以加了句號。有的學者認爲"若火熏之"說的是誤治之法,所以這句話的後面應該用逗號。現在把這個問題提出來,以引起讀者的注意。

9. 底本目錄各篇末無"第一、第二……第二十二"序數,今據正文補,不另出校注記。

注釋。注釋以解釋詞義爲主,同時給較冷僻的字或容易讀錯的字加注漢語拼音和同音字。解釋詞義力求簡明,適當舉出書證以證明我們所作出的詞義訓詁是有根據的。書證都核對了原書,使用的都是第一手資料。

校注後記。我們原寫了近六萬字校注後記,分八個專題較系統地考證《傷寒論》。這八個專題的題目是:(1)宋臣校定《傷寒論》等重要醫籍之鳥瞰;(2)北宋校定《傷寒論》所據底本考;(3)北宋校定本《傷寒論》從宋至今流傳簡史考;(4)《金匱玉函經》源流四考;

(5)《傷寒論》小目考;(6)序例及諸可諸不可概説;
(7)《傷寒條辨》《尚論》未復仲景原書概説;(8)《傷寒
論》校勘訓詁史略。由於文字較長,今只保留(5)(6)兩
部分,以從簡約。另撰寫"底本與校本"、"校勘與注釋"
兩節。校注後記與校注説明兩部分前後呼應,詳略互
補,讀者可結合參閲。

　　我們的校注工作,從始至終都得到了國家中醫藥管
理局科技司、中醫古籍整理出版辦公室、人民衛生出版
社、北京中醫學院等各級領導的大力支持與關懷,也得
到了全國許多專家學者的指導與幫助。這部著作也同
樣凝聚着他們的大量心血。我們謹向這些支持、指導和
幫助我們的同志致以最誠摯的謝意。

　　校注小組的全體同志,爲整理這部不朽的古典醫籍,
曾對撰寫的初稿逐篇討論,反復修改,真可以説是克盡職
守,竭盡努力了。但由於水平所限,缺點不足之處,以及
見仁見智之處,肯定是存在的。爲了實現"振興中醫"這
個共同目標,我們衷心地希望廣大讀者提出寶貴意見。

校注者　劉渡舟　錢超塵
　　　　毛雨澤　郝萬山
　　　　孫志潔　裴永清
一九八九年二月二十五日

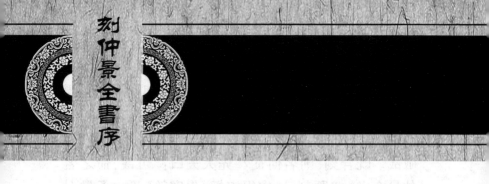

　　歲乙未[1]，吾邑疫厲大作，予家臧獲[2]率六七就枕
席。吾吳和緩明卿沈君南昉在海虞[3]，藉其力而起死亡
殆徧，予家得大造[4]于沈君矣。不知沈君操何術而若斯
之神，因詢之。君曰："予豈探龍藏秘典，剖青囊奧旨而神
斯也哉？特于仲景之《傷寒論》窺一斑兩斑耳！"予曰："吾
聞是書于家大夫之日久矣，而書肆間絕不可得。"君曰："予
誠有之。"予讀而知其為成無己所解之書也。然而魚亥[5]
不可正，句讀不可離矣。已而購得數本，字為之正，句為

注〔1〕歲乙未　明萬曆二十三年，公元一五九五年。
　〔2〕臧獲　奴婢的賤稱。《方言》卷三："臧、甬、侮、獲，奴婢賤稱也。
　　　　荊淮海岱雜齊之間，罵奴曰臧，罵婢曰獲。燕之北鄙凡民男而
　　　　智婢謂之臧，女而婦奴謂之獲，亡奴謂之臧，亡婢謂之獲。皆異
　　　　方罵奴婢之醜稱也。"
　〔3〕海虞　地名，故城在今江蘇常熟縣東，晉置，隋併入常熟縣。趙
　　　　開美故籍。
　〔4〕大造　大功，大成就，後亦稱極大關懷、大恩大惠為大造。《南
　　　　史·袁湛傳》附馬仙琕："蒙大造之恩，未獲上報。"
　〔5〕魚亥　魯魚亥豕的省稱，指文字形近而傳寫訛誤。《抱樸子·
　　　　遐覽》："諺曰，書三寫，魚成魯，虛成虎。"

之離,補其脱略,訂其舛錯。沈君曰:"是可謂完書,仲景之忠臣也。"予謝不敏。先大夫命之:"爾其板行,斯以惠厥同胞。"不肖孤曰:"唯唯。"沈君曰:"《金匱要略》,仲景治雜證之秘也,盍并刻之,以見古人攻擊補瀉緩急調停之心法。"先大夫曰:"小子識之!"不肖孤曰:"敬哉。既合刻,則名何從?"先大夫曰:"可哉,命之名《仲景全書》。"既刻已,復得宋板《傷寒論》焉。予曩[1]固知成注非全文,及得是書,不啻拱璧,轉卷間而後知成之荒也,因復并刻之,所以承先大夫之志歟。又故紙中檢得《傷寒類證》三卷,所以櫽括[2]仲景之書,去其煩而歸之簡,聚其散而彙之一。其于病證脈方,若標月指之明且盡,仲景之法,于是粲然無遺矣,乃并附於後。予因是哀夫世之人,向故不得盡命而死也。夫仲景殫心思於軒岐,辨證候於絲髮,著爲百十二方,以全民命。斯何其仁且愛,而躋一世於仁壽之域也!乃今之業醫者,舍本逐末,超者曰東垣,局者曰丹溪已矣;而最稱高識者,則《玉機微義》是宗,若《素問》、若《靈樞》、若《玄珠密語》,則嗒焉茫乎而不知旨歸。而語之以張仲景、劉河間,幾不能知其人與世代,猶覥然曰:"吾能已病足矣,奚高遠之是務?"且於今之讀軒岐書者必加誚曰:"是夫也,徒讀父書耳,不知兵變已。"夫不知變者,世誠有

注[1] 曩(nǎng 攮) 從前。

[2] 櫽括 就原有文章的内容、情節,加以剪裁或概括。劉勰《文心雕龍·鎔裁》:"蹊要所司,職在鎔裁,櫽括情理,矯揉文采也。"

之,以其變之難通而遂棄之者,是猶食而咽也,去食以求
養生者哉,必且不然矣。則今日是書之刻,烏知不爲肉
食者大噓乎!説者謂:"陸宣公達而以奏疏醫天下,窮
而聚方書以醫萬民,吾子固悠然有世思哉。"予曰:"不,
不! 是先大夫之志也! 先大夫固嘗以奏疏醫父子之倫,
醫朋黨之漸,醫東南之民瘼[1];以直言敢諫,醫諂諛者
之膏肓,故躓之日多,達之日少。而是書之刻也,其先大
夫宣公之志與? 今先大夫歿,垂四年而書成,先大夫處
江湖退憂之心,蓋與居廟堂進憂之心同一無窮矣。"客
曰:"子實爲之,而以爲先公之志,殆所謂善則稱親與?"
不肖孤曰:"不,不! 是先大夫之志也!"

萬曆己亥三月穀旦海虞清常道人趙開美[2]序

注〔1〕民瘼　民間疾苦。"瘼"(mò 莫),病也,此引申爲疾苦。《後漢
書·循史傳》:"廣求民瘼,觀納風謡,故能内外匪懈,百姓
寬息。"
　〔2〕趙開美(1563—1624)　明常熟人,號清常道人。著名藏書家。
錢謙益《牧齋初學集》有傳。

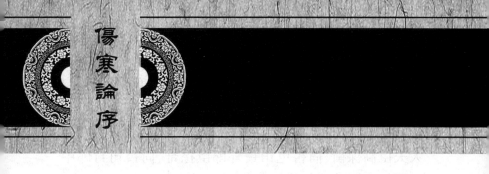

傷寒論序

　　夫《傷寒論》，蓋祖述大聖人之意，諸家莫其倫擬。
故晉皇甫謐序《甲乙鍼經》云：伊尹以元聖之才，撰用
《神農本草》以爲《湯液》，漢張仲景論廣《湯液》爲十數
卷，用之多驗。近世太醫令王叔和，撰次仲景遺論甚精，
皆可施用。是仲景本伊尹之法，伊尹本神農之經，得不
謂祖述大聖人之意乎？

　　張仲景《漢書》無傳，見《名醫錄》，云：南陽人，名
機，仲景乃其字也。舉孝廉，官至長沙太守，始受術於同
郡張伯祖，時人言，識用精微過其師。所著"論"，其言
精而奧，其法簡而詳，非淺聞寡見者所能及。自仲景于
今八百餘年，惟王叔和能學之。其間如葛洪、陶景[1]、
胡洽、徐之才、孫思邈輩，非不才也，但各自名家，而不
能修明之。開寶[2]中，節度使高繼沖曾編錄進上，其

　　注[1] 陶景　即陶弘景，爲與葛洪、胡洽對文，略去"弘"字。陶弘景，
　　　　　　南朝人，字通明，著《本草經集注》、《肘後百一方》等。《梁書》、
　　　　　　《南史》有傳。
　　　　[2] 開寶　宋趙匡胤（太祖）年號。公元九六八年至九七六年。

文理舛錯，未嘗考正。歷代雖藏之書府，亦闕於讐校，是使治病之流，舉天下無或知者。國家詔儒臣校正醫書，臣奇續被其選。以爲百病之急，無急於傷寒，今先校定《張仲景傷寒論》十卷，總二十二篇，證外合三百九十七法，除複重定有一百一十二方。今請頒行。太子右贊善大夫臣高保衡、尚書屯田員外郎臣孫奇、尚書司封郎中祕閣校理臣林億等謹上

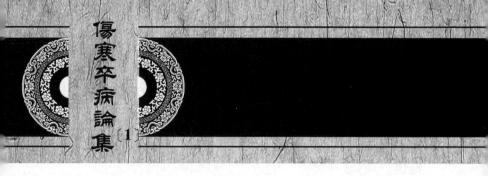

論曰:余每覽越人入虢之診,望齊侯之色[2],未嘗不慨然歎其才秀也。怪當今居世之士,曾不留神醫藥,精究方術,上以療君親之疾,下以救貧賤之厄,中以保身長全,以養其生,但競逐榮勢,企踵權豪,孜孜汲汲,惟名利是務;崇飾其末,忽棄其本,華其外而悴其內。皮之不存,毛將安附焉[3]?卒然遭邪風之氣,嬰[4]非常之疾,患及禍至,而方震慄,降志屈節,欽望巫祝,告窮歸天,束手受敗。賷[5]百年之壽命,持至貴之重器,委付凡醫,恣其所措,咄嗟嗚呼! 厥[6]

注[1] 傷寒卒病論集 "卒"字誤,當作"雜"。見宋·郭雍《傷寒補亡論》卷一《傷寒名例十問》。

〔2〕越人入虢之診,望齊侯之色 指秦越人治虢太子尸厥和望齊桓侯之色診斷疾病事,見《史記·扁鵲倉公傳》。

〔3〕皮之不存,毛將安附焉 語出《左傳·僖公十四年》:"皮之不存,毛將安傅"。此謂人若不能保身全生,則雖逐名利,是猶無皮而冀毛之附,顯然是不能得到的。

〔4〕嬰 遭受。

〔5〕賷(ji基) 持。

〔6〕厥 其。

身已斃，神明消滅，變爲異物，幽潛重泉，徒爲啼泣。痛夫！舉世昏迷，莫能覺悟，不惜其命，若是輕生，彼何榮勢之云哉！而進不能愛人知人，退不能愛身知己，遇災值禍，身居厄地，蒙蒙昧昧，憃若遊魂。哀乎！趨世之士，馳競浮華，不固根本，忘軀徇物，危若冰谷，至於是也。

余宗族素多，向餘二百，建安[1]紀年以來，猶未十稔[2]，其死亡者三分有二，傷寒十居其七。感往昔之淪喪，傷橫夭之莫救，乃勤求古訓，博采衆方，撰用《素問》《九卷》《八十一難》《陰陽大論》《胎臚藥録》并《平脈辨證》，爲《傷寒雜病論》，合十六卷。雖未能盡愈諸病，庶可以見病知源。若能尋余所集，思禍半矣。

夫天布五行，以運萬類；人禀五常，以有五藏；經絡府俞，陰陽會通；玄冥幽微，變化難極。自非才高識妙，豈能探其理致哉！上古有神農、黄帝、岐伯、伯高、雷公、少俞、少師、仲文，中世有長桑、扁鵲，漢有公乘陽慶及倉公，下此以往，未之聞也。觀今之醫，不念思求經旨，以演其所知，各承家技，終始順舊，省疾問病，務在口給，相對斯須，便處湯藥。按寸不及尺，握手不及足；人迎趺陽，三部不參；動數發息，不滿五十。短期未知決診，九候曾無髣髴；明堂闕庭，盡不見察，所謂窺管而已。夫欲

注[1] 建安　東漢劉協（獻帝）年號，公元一九六年至二一六年。

　　[2] 稔（rěn 忍）　年。《左傳・襄公二十七年》：“不及五稔。”杜預注：“稔，而甚反，熟也，穀一熟，故爲一年。”

視死別生，實爲難矣！

孔子云：生而知之者上，學則亞之。多聞博識，知之次也。余宿尚方術，請事斯語。

國子監准尚書禮部元祐三年八月八日符元祐三年八月七日酉時，准都省送下，當月六日勑中書省勘會下項醫書，冊數重大，紙墨價高，民間難以買置，八月一日奉聖旨，令國子監別作小字雕印。內有浙路小字本者，令所屬官司校對，別無差錯，即摹印雕版，並候了日，廣行印造，只收官紙工墨本價，許民間請買，仍送諸路出賣。

奉勑如右，牒到奉行，前批八月七日未時，付禮部施行。續准禮部符元祐三年九月二十日准都省送下，當月十七日勑中書省尚書省送到國子監狀，據書庫狀，准朝旨雕印小字《傷寒論》等醫書出賣，契勘工錢，約支用五千餘貫，未委於是何官錢支給，應副使用，本監比欲依雕四子等體例，於書庫賣書錢內借支，又緣所降朝旨，候雕造了日，令只收官紙工墨本價，即別不收息，慮日後難以撥還，欲乞朝廷特賜應副上件錢數，支使候指揮尚書省勘當，欲用本監見在賣書錢，候將來成書出賣、每部只收息壹分，餘依元降指揮，奉聖旨，依國子監主者，一依勑命指揮施行。

治平二年二月四日進呈，奉聖旨鏤版施行。

朝奉郎守太子右贊善大夫同校正醫書飛騎尉賜緋魚袋臣高保衡

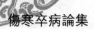

宣德郎守尚書都官員外郎同校正醫書騎都尉臣
孫奇

朝奉郎守尚書司封郎中充祕閣校理判登聞檢院護
軍賜緋魚袋臣林億

翰林學士朝散大夫給事中知制誥充史館修撰宗正
寺修玉牒官兼判太常寺兼禮儀事兼判祕閣祕書省同提
舉集禧觀公事兼提舉校正醫書所輕車都尉汝南郡開國
侯食邑一千三百戶賜紫金魚袋臣范鎮

推忠協謀佐理功臣金紫光禄大夫行尚書吏部侍郎
參知政事柱國天水郡開國公食邑三千戶食實封八百戶
臣趙概

推忠協謀佐理功臣金紫光禄大夫行尚書吏部侍郎
參知政事柱國樂安郡開國公食邑二千八百戶食實封八
百戶臣歐陽修

推忠協謀同德佐理功臣特進行中書侍郎兼戶部尚
書同中書門下平章事集賢殿大學士上柱國廬陵郡開國
公食邑七千一百戶食實封二千二百戶臣曾公亮

推忠協謀同德守正佐理功臣開府儀同三司行尚書
右僕射兼門下侍郎同中書門下平章事昭文館大學士監
修國史兼譯經潤文使上柱國衛國公食邑一萬七百戶食
實封三千八百戶臣韓琦

知兗州録事參軍監國子監書庫臣郭直卿

奉議郎國子監主簿雲騎尉臣孫準

朝奉郎行國子監丞上騎都尉賜緋魚袋臣何宗元

朝奉郎守國子司業輕車都尉賜緋魚袋臣豐稷

朝請郎守國子司業上輕車都尉賜緋魚袋臣盛僑

朝請大夫試國子祭酒直集賢院兼徐王府翊善護軍臣鄭穆

中大夫守尚書右丞上輕車都尉保定縣開國男食邑三百戶賜紫金魚袋臣胡宗愈

中大夫守尚書左丞上護軍太原郡開國侯食邑一千八百戶食實封二百戶賜紫金魚袋臣王存

中大夫守中書侍郎護軍彭城郡開國侯食邑一千一百戶食實封二百戶賜紫金魚袋臣劉摯

正議大夫守門下侍郎上柱國樂安郡開國公食邑四千戶食實封九百戶臣孫固

太中大夫守尚書右僕射兼中書侍郎上柱國高平郡開國侯食邑一千六百戶食實封五百戶臣范純仁

太中大夫守尚書左僕射兼門下侍郎上柱國汲郡開國公食邑二千九百戶食實封六百戶臣呂大防

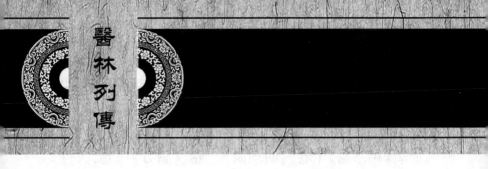

張機

張機字仲景，南陽人也，受業於同郡張伯祖，善於治療，尤精經方。舉孝廉，官至長沙太守，後在京師爲名醫，於當時爲上手。以宗族二百餘口，建安紀年以來，未及十稔，死者三之二，而傷寒居其七，乃著"論"二十二篇，証外合三百九十七法一百一十二方。其文辭簡古奧雅，古今治傷寒者，未有能出其外者也。其書爲諸方之祖，時人以爲扁鵲倉公無以加之，故後世稱爲醫聖。

王叔和

王叔和，高平人也，性度沉靜，博好經方，尤精診處，洞識養生之道，深曉療病之源，采摭群論，撰成《脉經》十卷。叙陰陽表裏，辨三部九候，分人迎氣口神門，條十二經二十四氣、奇經八脉、五臟六腑、三焦四時之痾，纤悉備具，咸可按用，凡九十七篇。又次《張仲景方論》爲三十六卷，大行於世。

成無己

成無己，聊摄人，家世儒醫，性識明敏，記向該博，撰述傷寒，義皆前人未經道者，指在定體、分形、析証。若

同而异者,明之;似是而非者,辨之。古今言傷寒者,祖
張仲景。但因其証而用之,初未有發明其意義。成無己
博極研精,深造自得,本《難》《素》《靈樞》諸書,以發明
其奧,因仲景方論,以辨析其理。極表裏虛實陰陽死生
之說,室藥病輕重去取加減之意,真得長沙公之旨趣。
所著《傷寒論》十卷、《明理論》三卷、《論方》一卷,大行
於世。

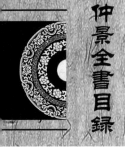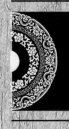

仲景全書目錄

翻刻宋版《傷寒論》全文

〔1〕第一　本書"第一"至"第二十二"序號爲校注者所加。

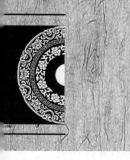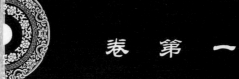

卷 第 一

漢　張仲景述　晉　王叔和撰次

宋　林　億校正

明　趙開美校刻

沈　琳仝校

辨脉法第一　平脉法第二

辨脉法第一

提要　本篇首先闡述了辨別脉象之大法:脉分陰陽。大、浮、數、動、滑,爲陽脉;沉、濇、弱、弦、微,爲陰脉,以此提出辨脉之綱。繼而列舉了陰結脉、陽結脉、浮脉、沉脉、促脉、結脉、動脉、弦脉、芤脉、革脉等諸多病脉之象及其所主之病:或在表、或在裏、或爲邪實、或爲正虛、或正虛與邪實相兼、或病在氣、或病在血、或病在藏、或病在府。並以寸口脉和趺陽脉相互對比,亦體現"握手必及足"的診脉方法及其臨證意義。

問曰:脉有陰陽,何謂也？答曰:凡脉[1]大、浮、數、動、滑,此名陽也;脉沉、濇、弱、弦、微[2],此名陰也。凡陰病見陽脉者生,陽病見陰脉者死。

〔1〕凡脉　《太平聖惠方》卷八下有"洪"字。

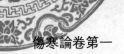

〔2〕微 《太平聖惠方》卷八下有"緊"字。

按語 《素問·陰陽應象大論》："善診者,察色按脉,先別陰陽。"本條即承《内經》之旨,以陰陽爲辨脉之綱。

問曰:脉有陽結、陰結者,何以別之?答曰:其脉浮而數,能食,不大便者,此爲實,名曰陽結也,期十七日當劇。其脉沉而遲,不能食,身體重,大便反鞕〔1〕,音硬下同。名曰陰結也,期十四日當劇。

〔1〕鞕 《玉函》卷二、《敦煌殘卷》并作"堅"。"鞕"(yìng 硬)同"硬",堅也。下同。高繼冲進獻本傳自隋,故避隋文帝楊堅名諱,以"鞕"字代之。

按語 "陽結"與"陰結",旣指脉,又指證。就脉而言,浮數皆爲陽脉,浮數相合爲陽結;沉遲皆爲陰脉,沉遲相合爲陰結。就證而言,陽結證與陰結證乃陰陽偏盛之證,陽結者,病在陽明,陰結者,病在太陰,所謂"實則陽明,虛則太陰"也。

問曰:病有洒淅〔1〕惡寒,而復〔2〕發熱者何?答曰:陰脉不足,陽往從〔3〕之,陽脉不足,陰往乘〔4〕之。曰:何謂陽不足?答曰:假令寸口脉微,名曰陽不足,陰氣上入陽中,則洒淅惡寒也。曰:何謂陰不足?答曰:尺脉弱,名曰陰不足,陽氣下陷入陰中,則發熱也。陽脉浮,一作微陰脉弱者,則血虛,血虛則筋急也。其脉沉者,榮〔5〕氣微也。其脉浮,而汗出如流珠者,衛氣衰也。榮氣微者,加燒針〔6〕,則血留不行,更〔7〕發熱而躁煩也。

〔1〕洒淅(xiǎn xī 顯吸) 寒慄貌。《素問·調經論》："邪客於形,洒淅起於毫毛",王冰注:"洒淅,寒貌也。"

〔2〕復 反也。

〔3〕從 隨。陽在上,陰在下,陰不足,陽氣下陷入陰中,以上就下,故曰從。

〔4〕乘　凌也。陽在上,陰在下,陽不足,陰氣上入陽中,以下凌上,故曰乘。

〔5〕榮　《玉函》卷二、《敦煌殘卷》并作"營"。

〔6〕燒針　即火針,燔針。

〔7〕更　再,又。

按語　上條言陽結、陰結邪實之脉證,本條則以寸尺之脉而論陰陽從乘之虛證。陰陽從乘之義所包甚廣,不可拘泥於句下。

脉藹藹[1]如車蓋者,名曰陽結也。一云秋脉。

〔1〕藹藹(ǎi 矮)　盛大之貌。《爾雅·釋訓》第三:"藹藹、濟濟,止也。"郭璞注:"皆賢士盛多之容止。"

脉累累[1]如循長竿者,名曰陰結也[2]。一云夏脉。

〔1〕累累　强直而連連不斷貌。

〔2〕陰結也　《玉函》卷二此條下有"脉累累如吹榆莢者,名曰散也。"

脉瞥瞥[1]如羹上肥[2]者,陽氣微也。

〔1〕瞥瞥(piē 撇)　瞥通瞥,虛浮貌。《太平聖惠方》卷八辨傷寒脉候作"潎潎"。

〔2〕羹上肥　肉汁上漂浮的脂沫。《爾雅·釋器》:"肉謂之羹"。郝懿行《義疏》:"古者名肉汁爲羹"。

脉縈縈[1]如蜘蛛絲者,陽氣[2]衰也。一云陰氣。

〔1〕縈縈(yíng 營)　纖細貌。

〔2〕陽氣　《千金要方》卷二十八、《太平聖惠方》卷八辨傷寒脉候皆作"陰氣"。

脉綿綿[1]如瀉漆之絕[2]者,亡其血也。

〔1〕綿綿　連綿柔軟貌。

〔2〕瀉漆之絕　謂脉來如漆汁下落的狀態,前大而後細,連綿柔軟之狀。《離騷》:"雖萎絕其何傷兮。"王逸注:"絕,落也。"

脉來緩,時一止復來者,名曰結。脉來數,時一止復來者,名曰促[1]。一作縱。脉陽盛則促,陰盛則結,此皆病脉。

〔1〕促 《太平聖惠方》卷八辨傷寒脉候作"縱"。

陰陽相摶[1]，名曰動。陽動則汗出，陰動則發熱。形冷惡寒者，此三焦傷也。若數脉見於關上，上下無頭尾，如豆大，厥厥[2]動搖者，名曰動也[3]。

〔1〕摶 趙開美翻刻宋版《傷寒論》今存五部皆作"摶"，與"搏"形近而訛爲"搏"，今正。

〔2〕厥厥 動搖不定貌。

〔3〕名曰動也 《敦煌殘卷》作"名爲動脉"。

陽脉浮大而濡，陰脉浮大而濡，陰脉與陽脉同等者，名曰緩也。

脉浮而緊者，名曰弦也。弦者，狀如弓弦，按之不移也。脉緊者，如轉索無常[1]也。

〔1〕轉索無常 謂脉來如正在絞動的繩索，緊而有力。《小爾雅·廣器》："大者謂之索，小者謂之繩。""常"，恒也。"無常"，謂轉動不定。

脉弦而大，弦則爲減[1]，大則爲芤[2]，減則爲寒，芤則爲虛，寒虛相摶[3]，此名[4]爲革[5]，婦人則半產漏下，男子則亡血失精。

〔1〕減 減少。弦爲陰，陰盛則陽虛。

〔2〕芤 芤脉。《本草綱目》卷二六《菜·葱》："芤者，草中有孔也，故字從孔，芤脉象之。"

〔3〕摶 宋版《傷寒論》作"搏"，後世訛爲"搏"，今正。

〔4〕此名 《玉函》卷二、《敦煌殘卷》并作"脉即"。

〔5〕革 革脉。弦而芤曰革。如按鼓皮，外堅而内空。《瀕湖脉訣》："革脉形如按鼓皮，芤弦相合脉寒虛。"

問曰：病有戰而汗出，因得解者，何也？答曰：脉浮而緊，按之反芤，此爲本虛，故當戰而汗出也。其人本虛，是以發戰，以脉浮，故當汗出而解也。若脉浮而數，按之不芤，此人本不虛，若欲自解，但汗出耳，不發

4

戰也。

按語 傷寒病解有"戰汗"和"汗出"兩種形式。戰汗而解者,爲正氣本虛;直接汗出而解者,則爲正氣不虛。根據臨床觀察,汗後病有解者,亦有不解者。戰而不解者,仍可再戰,汗而不解者亦同。

問曰:病有不戰而汗出解者,何也? 答曰:脉大而浮數,故知不戰汗出而解也。

問曰:病有不戰不汗出而解者,何也? 答曰:其脉自微,此以曾發汗、若[1]吐、若下、若亡血,以内無[2]津液,此陰陽自和,必自愈,故不戰不汗出而解也。

〔1〕若 或。

〔2〕無 通"亡"。

按語 承上條又論不戰、不汗而病解之理:待正氣恢復,陰陽自和而病解,即太陽病中篇所云"凡病,若發汗、若吐、若下、若亡血、亡津液,陰陽自和者,必自愈"之義。

問曰:傷寒三日,脉浮數而微,病人身[1]凉和者,何也? 答曰:此爲欲解也,解以夜半。脉浮而解者,濈然[2]汗出也;脉數而解者,必能食也;脉微而解者,必大汗出也。

〔1〕身 《玉函》卷二"身"下有"自"字。

〔2〕濈 (jí吉)然 方有執《傷寒論條辨》卷七:"和而汗出貌"。

問曰:脉[1]病欲知愈未愈者,何以別之? 答曰:寸口、關上、尺中三處,大小浮沉遲數同等,雖有寒熱不解者,此脉陰陽爲和平,雖劇當愈。

〔1〕脉 診也。

按語 寸、關、尺三部之脉大小、浮沉、遲數同等,反映陰陽已趨平和,故病雖劇而當愈。

師曰：立夏得洪[1]一作浮大脉，是其本位[2]，其人病身體苦疼重者，須[3]發其汗。若明日身不疼不重者，不須發汗。若汗濈濈[4]自出者，明日便解矣。何以言之？立夏脉洪大，是其時脉，故使然也。四時傚此。

〔1〕洪　《敦煌殘卷》作“浮”。

〔2〕本位　弦洪毛石之脉分別在春夏秋冬出現，即是本位脉象。因其爲四時所見的應時之脉，故其下亦稱“時脉”。

〔3〕須　《太平聖惠方》卷八“須”下有“大”。

〔4〕濈濈　汗出和緩暢快貌。

按語　病得“時脉”，謂時旺之候，正氣得助，故其病易解。

問曰：凡病欲知何時得，何時愈。答曰：假令夜半得病者，明日日中愈，日中得病者，夜半愈。何以言之？日中得病夜半愈者，以陽得陰則解也；夜半得病，明日日中愈者，以陰得陽則解也。

按語　由病何時得而推知病在何時愈，其理在於陰陽相得而自和。然臨床中，影響病愈與否的因素甚多，不可據此條刻舟求劍，當以四診合參爲貴。

寸口脉浮爲在表，沉爲在裏，數爲在府，遲爲在藏。假令脉遲，此爲在藏也。

趺陽脉浮而濇，少陰脉如經[1]者，其病在脾，法當下利。何以知之？若脉浮大者，氣實血虛也。今趺陽脉浮而濇，故知脾氣不足，胃氣虛也。以少陰脉弦而浮[2]一作沉。纔見，此爲調脉，故稱如經也。若反滑而數者，故知當屎[3]膿也。《玉函》作溺。

〔1〕如經　如常。

〔2〕浮　《太平聖惠方》卷八、《敦煌殘卷》作“沉”。是。

〔3〕屎　《玉函》卷二、《敦煌殘卷》、《太平聖惠方》卷八作“溺”。

按語 趺陽脉浮而濇,知下利緣于脾;太谿脉滑而數,知便膿血因于腎。此乃仲景握手必及足之诊法,以補"獨取寸口"之不逮。

寸口脉浮而緊,浮則爲風,緊則爲寒。風則傷衛,寒則傷榮[1],榮衛俱病,骨節煩疼[2],當發其汗也。

〔1〕榮 《玉函》卷二作"營"。

〔2〕煩疼 劇疼、甚疼。《周禮·司隸》:"則役其煩辱之事。"鄭玄注:"煩,猶劇也"。

按語 本條論風寒傷人之病理變化與脉證特點,後世"三綱"分類之説即源于此。

趺陽脉遲而緩,胃氣如經也。趺陽脉浮而數,浮則傷胃,數則動[1]脾,此非本病,醫特下之所爲也。榮[2]衛內陷,其數先微,脉反但浮,其人必大便鞕,氣噫而除[3]。何以言之[4]?本以[5]數脉動脾,其數先微,故知脾氣不治[6],大便鞕,氣噫而除。今脉反浮,其數改微,邪氣獨留,心中則飢,邪熱不殺穀[7],潮熱發渴,數脉當遲緩,脉因前後度數如法,病者則飢,數脉不時[8],則生惡瘡也。

〔1〕動 猶傷也。"傷"與"動"對舉,是"動"猶"傷"也。

〔2〕榮 《玉函》卷二作"營"。

〔3〕氣噫(ài 噯)而除 氣機因噫氣而暢通。

〔4〕何以言之 《玉函》卷二下有"脾脉本緩"四字。

〔5〕本以 《玉函》卷二作"今"。

〔6〕治 旺也。《素問·逆調論》:"少水不能滅盛火,而陽獨治。"王冰注:"治者,王也。""王"通"旺"。

〔7〕殺穀 消穀,消化飲食。《爾雅·釋詁上》:"殺,克也。"引申作消化。

〔8〕數脉不時 數脉始終不退。

按語 本條當着眼于"趺陽脈遲而緩,胃氣如經"之義,知趺陽脈之常,便可藉以衡其變也。

師曰:病人脈微而濇者,此爲醫所病也。大發其汗,又數大下之,其人亡血,病當惡寒,後乃發熱,無休止時,夏月盛熱,欲著複[1]衣;冬月盛寒,欲裸[2]其身。所以然者,陽微則惡寒,陰弱則發熱,此醫發其汗[3],使[4]陽氣微,又大下之,令陰氣弱。五月之時,陽氣在表,胃中虛冷,以陽氣內微,不能勝冷,故欲著複衣。十一月之時,陽氣在裏,胃中煩熱,以陰氣內弱,不能勝熱,故欲裸其身。又陰脈遲濇,故知亡血也。

〔1〕複 《太平聖惠方》卷八作"厚"。

〔2〕裸 原作"裸"。據《註解傷寒論》卷一改。露也。

〔3〕此醫發其汗 《敦煌殘卷》作"醫數發汗"。

〔4〕使 《註解傷寒論》卷一作"令"。

按語 本條論大汗傷陽,大下傷陰之脈證。文中"夏月盛熱,欲著複衣;冬月盛寒,欲裸其身"之說,應當活看。

脈浮而大,心下反鞕,有熱,屬藏者,攻之,不令發汗;屬府者,不令溲數,溲數則大便鞕。汗多則熱愈,汗少則便難,脈遲尚未可攻。

按語 文中的"府者"、"藏者",即表證、裏證之代言。表證當汗,發汗宜透,透則邪解而熱去;裏證當下,下之當慎。古人云:汗不厭早,下不厭遲,其斯之謂也。

脈浮而洪,身汗如油,喘而不休,水漿不下,形體不仁,乍靜乍亂[1],此爲命絕也。又未知何藏先受其災,若汗出髮潤,喘不休者,此爲肺先絕也。陽反獨留,形體如煙熏,直視搖頭者,此爲心絕也。唇吻反青,四肢縶習〔2〕者,此爲肝絕也。環口黧黑,柔汗〔3〕發黃者,此爲脾絕也。溲便遺失,狂言、目反直視者,此爲腎絕也。又未知何藏陰陽前絕,若陽氣前絕,陰氣後竭者,其人死,身色必青;陰氣前絕,陽氣後竭者,其人死,身色必赤,腋下溫,心下熱也。

〔1〕乍靜乍亂　忽而安靜,忽而煩躁。

〔2〕四肢縶習　四肢振顫搖動不休貌。

〔3〕柔汗　冷汗。

按語　五藏命絕之脈證,乃是決死生預後之方法,當結合臨床進一步研究。

寸口脈浮大,而醫反下之,此爲大逆〔1〕,浮則無血〔2〕,大則爲寒,寒氣相搏,則爲腸鳴。醫乃不知,而反飲冷水,令汗大出,水得寒氣,冷必相搏,其人即饐。音噎,下同。

〔1〕大逆　大錯。"逆",錯也,謂誤治。《廣雅疏證》卷五下:"逆,錯也。"王念孫疏:"卷三云,逆,亂也。亂亦錯也。"

〔2〕浮則無血　方有執《傷寒論條辨》卷七:"浮爲氣,故曰無血。""無血"猶言血分無病。

趺陽脈浮,浮則爲虛,浮虛相搏,故令氣饐,言胃氣虛竭也。脈滑則爲噦〔1〕,此爲醫咎,責虛取實,守空迫血〔2〕,脈浮,鼻中燥者,必衄也。

〔1〕噦(yuē)　呃逆。

〔2〕責虛取實,守空迫血　求病爲虛,反以治實證之法治之;對空虛之證,反更劫迫陰血。此泛言誤治。

諸脈浮數,當發熱而洒淅惡寒。若有痛處,飲食如常者,畜積有膿也。

脈浮而遲,面熱赤而戰惕〔1〕者,六七日當汗出而解,反發熱者,差遲[2]。遲爲無陽[3]不能作汗,其身必癢也。

〔1〕愓　趙開美本《傷寒論》、日本安政翻刻宋本《傷寒論》、《仲景全書·注解傷寒論》均作"愓"(dàng),動也。作"愓"義長。《註解傷寒論》卷一作"愓"。是。

〔2〕差(chāi)遲　病愈的時間延遲。"差"通"瘥"。《方言》卷三:"南楚病愈者謂之差。"

〔3〕無陽　猶言正氣虛。

寸口脉陰陽俱緊者,法當清邪中於上焦,濁邪中於下焦。清邪中上,名曰潔也;濁邪中下,名曰渾也。陰中於邪,必内慄[1]也。表氣微虛,裏氣不守,故使邪中於陰也。陽中於邪,必發熱頭痛,項强頸攣,腰痛脛酸,所爲陽中霧露之氣。故曰清邪中上,濁邪中下。陰氣爲慄,足膝逆冷,便溺妄出。表氣微虛,裏氣微急,三焦相溷[2],内外不通。上焦怫音佛下同。鬱,藏氣相熏,口爛食齗[3]也。中焦不治,胃氣上衝,脾氣不轉,胃中爲濁,榮衛不通,血凝不流。若衛氣前通者,小便赤黄,與熱相搏,因熱作使,遊於經絡,出入藏府,熱氣所過,則爲癰膿。若陰氣前通者,陽氣厥[4]微,陰無所使,客氣内入,嚏而出之,聲嗢[5]乙骨切。咽塞。寒厥相追[6],爲熱所擁,血凝自下,狀如豚肝。陰陽俱厥[7],脾氣孤弱,五液注下。下焦不盍[8],一作闔。清便下重[9],令便數難,齊築湫痛[10],命將難全。

〔1〕内慄　内心感到寒慄。成無己《傷寒明理論》:"慄者,心戰是也。"

〔2〕溷(hǔn 混)　混亂也。《説文·水部》:"亂也。一曰水濁。"

〔3〕食齗(shí yín 蝕齦)　牙齦糜爛。"食"通"蝕"。"齗"同"齦"。

〔4〕厥　乃。《史記·太史公自序》:"左丘失明,厥有《國語》"。

〔5〕聲噎(wā 襪)　出聲不利。亦作"喎"。《説文·口部》"歍"字下段玉裁注:"歍,咽中息不利也。與嗢音義同。"

〔6〕相追　《註解傷寒論》卷一作"相逐"。

〔7〕厥　盡也,竭也。

〔8〕盍　《玉函》卷二、《註解傷寒論》卷一并作"闔"。

〔9〕清便下重　大便有後重感。"清"即"圊"用如動詞。"清便"即解大便。本論"清血""清膿血"之"清",義皆同此。

〔10〕齊築湫痛　《註解傷寒論》卷一"齊"作"臍"。寒氣壅聚而致臍腹疼痛如擣。"築",擣也,此謂疼痛如杵擣之狀。"湫"(qiū 秋),《左傳·昭公元年》:"勿使有所壅閉湫底。"杜預注:"湫,集也。"此指寒氣壅聚。

按語　本條論清邪中上,濁邪中下之脉證,以及三焦之邪相混而使表裏不通之病變。重點指出中焦不治與邪氣內陷之病機,從而説明脾胃之氣對疾病傳變和預後的重要意義。

脉陰陽俱緊者,口中氣出,脣口乾燥,蜷卧足冷,鼻中涕出,舌上胎滑,勿妄治也。到七日以來[1],其人微發熱,手足溫者,此爲欲解;或到八日以上,反大發熱者,此爲難治。設使惡寒者,必欲嘔也;腹內痛者,必欲利也。

〔1〕以來　《註解傷寒論》作"已"。

按語　脉陰陽俱緊,伴見足冷涕出,爲表裏俱寒,陽氣衰微之徵。如見陽氣復的"手足溫"爲欲解,若"反大熱者",乃真寒假熱也,故難治。

脉陰陽俱緊,至於吐利,其脉獨不解;緊去入[1]安,此爲欲解。若脉遲,至六七日不欲食,此爲晚發,水停故也,爲未解;食自可者,爲欲解。病六七日,手足三部脉皆至,大煩而口噤不能言,其人躁擾者,必欲解也。若脉和,其人大煩,目重瞼[2]內際黃者,此欲解也。

〔1〕入　《玉函》卷二、《敦煌殘卷》皆作"人"。

〔2〕瞼　《傷寒論條辨》卷七作"瞼"。是。

脉浮而數,浮爲風,數爲虛,風爲熱,虛爲寒,風虛相搏,則洒淅惡寒也。

脉浮而滑,浮爲陽,滑爲實,陽實相搏[1],其脉數疾,衛氣失度。浮滑之脉數疾,發熱汗出者,此爲不治。

〔1〕陽實相搏　《太平聖惠方》卷八作"浮滑相搏"。

按語　脉浮滑而數疾,症見發熱汗出,此即《素問·評熱論》所言:"有病溫者……而脉躁疾不爲汗衰……病名陰陽交,交者死也。"故謂不治。

傷寒欬逆上氣,其脉散者死,謂其形損故也。

按語　傷寒欬逆上氣,邪氣實也;脉散,正氣衰也。邪盛正衰,形氣已損,故主死。

平脉法第二

提要　本篇論述平人之脉、四時平脉、陰陽相等之平脉等。"平脉"亦有辨脉之義,故篇中也闡述了多種病脉,如四時太過與不及之脉,藏府陰陽乘侮之脉,百病錯雜之脉等。

辨脉篇以陰陽爲辨脉之綱,本篇則用五行生克理論以分析疾病縱橫順逆及生死預後之法,兩篇合觀,脉法備焉。

問曰:脉有三部,陰陽相乘[1],榮衛血氣,在人體躬。呼吸出入,上下於中,因息遊布,津液流通。隨時動作,效象形容,春弦秋浮,冬沉夏洪。察色觀脉,大小不同,一時之間,變無經常[2],尺寸參差,或短或長,上下乖錯,或存或亡。病輒改易,進退低昂,心迷意惑,動失

紀綱。願爲具陳,令得分明。師曰:子之所問,道之根
源。脉有三部,尺寸及關,榮衛流行,不失衡銓。腎沉心
洪,肺浮肝弦,此自經常,不失銖分。出入升降,漏刻[3]
周旋,水下百刻[4],一周循環[5]。當復[6]寸口,虛實見
焉,變化相乘,陰陽相干。風則浮虛,寒則牢堅[7],沉潛
水滀[8],支飲急弦。動則爲痛,數則熱煩,設有不應,知
變所緣。三部不同,病各異端,大過可怪,不及亦然。邪
不空見,終必[9]有奸,審察表裏,三焦別焉。知其[10]所
舍,消息[11]診看,料度府藏,獨見若神。爲子條記,傳與
賢人。

　〔1〕陰陽相乘　即陰陽相依,陰陽互根之意。"乘",因也。
　〔2〕經常　"經"、"常"同義,規律。
　〔3〕漏刻　古計時器,亦稱"刻漏"、"壺漏"。
　〔4〕百刻　《脉經》卷五作"二刻",小注云:"臣億等詳水下二刻,
疑,檢舊本爲此"。《註解傷寒論》卷一亦作"二刻"。
　〔5〕一周循環　《脉經》卷五作"脉一周身"。
　〔6〕當復　《脉經》卷五作"旋覆"。
　〔7〕牢堅　《脉經》卷五作"緊弦"。
　〔8〕水滀(chù 搐)　水停聚。又讀爲(xù 旭),義同。
　〔9〕終必　《註解傷寒論》作"中必"。
　〔10〕知其　《脉經》卷五作"知邪"。
　〔11〕消息　謂進退、斟酌。"消",消減。"息",增長。

按語　本條爲平脉法之綱領。指出脉會寸口,隨呼吸而往
來;脉應四時,隨時氣而改變。並闡述了五藏之平脉與病脉,對
照合參,使人知常以達變。

　師曰:呼吸者,脉之頭[1]也。初持脉,來疾去遲,此
出疾入遲,名曰內虛外實也。初持脉,來遲去疾,此出遲
入疾,名曰內實外虛也。

〔1〕頭　源頭。《難經》有人一呼脉行三寸,一吸脉行三寸之説。脉隨氣之出入而行,故言"呼吸者,脉之頭也"。

　　按語　氣爲血帥,脉隨呼吸而行。《内經》言:來者爲陽,去者爲陰。出以候外,入以候内。故可據脉來去之疾遲,以測内外虛實之病變。

　　問曰:上工望而知之,中工問而知之,下工脉而知之,願聞其説。師曰:病家人請云,病人苦發熱,身體疼,病人自卧,師到診其脉,沉而遲者,知其差也。何以知之?若表有病者,脉當浮大,今脉反沉遲,故知愈也。假令病人云腹内卒痛,病人自坐,師到脉之,浮而大者,知其差也。何以知之?若裏有病者,脉當沉而細,今脉浮大,故知愈也。

　　師曰:病家人來請云,病人發熱煩極。明日師到,病人向壁卧,此熱已去也。設令脉不和,處言[1]已愈。設令向壁卧,聞師到,不驚起而盻[2]視,若三言三止,脉之嚥唾者,此詐病也。設令脉自和,處言此病大重,當須服吐下藥,針灸數十百處乃愈。

〔1〕處言　斷言。《漢書·谷永傳》:"臣愚不能處也"。顔師古注:"處謂斷決也"。

〔2〕盻(xì細)　《説文·目部》:"恨視也"。按,作"盻"疑誤。古書"盻"與"眄"(miǎn)常混。"眄"謂斜眼看。此句作"眄"爲是。

　　師持脉,病人欠者,無病也。脉之呻者,病也。言遲者,風也。摇頭言者,裏痛也。行遲者,表強也。坐[1]而伏者,短氣也。坐而下一脚[2]者,腰痛也。裏實護腹,如懷卵物[3]者,心痛也。

〔1〕坐　古人坐狀,兩膝着地,臀着於足跟。

〔2〕脚　《脉經》卷一作"膝"。"脚",小腿。《説文·肉部》:"脚,

脛也"。

〔3〕如懷卵物　謂雙手護腹懼人觸碰之狀。

按語　欠者、呻者、言遲者,是聞診以審病;搖頭者、行遲者、坐而伏者等,是望診以察病。藉此以明望、聞之診的臨床意義。

師曰:伏氣〔1〕之病,以意候之,今月之內,欲有伏氣。假令舊有伏氣,當須脉之。若脉微弱者,當喉中痛似傷,非喉痹也。病人云,實咽中痛。雖爾,今復欲下利。

〔1〕伏氣　伏藏於體內的邪氣。

按語　本條論伏氣爲病。文中所舉脉證,成無己認作是少陰伏氣,學者當舉一反三,而窮各藏伏氣之爲病。

問曰:人〔1〕恐怖者,其脉何狀? 師曰:脉形如循絲累累然,其面白脫色也。

〔1〕人　《脉經》卷一、《註解傷寒論》卷一下有"病"字。是。

問曰:人不飲,其脉何類? 師曰:脉自濇〔1〕,唇口乾燥也。

〔1〕脉自濇　《註解傷寒論》卷一作"其脉自濇"。

問曰:人愧者,其脉何類? 師曰:脉浮而面色乍白乍赤。

問曰:經說脉有三菽六菽重者,何謂也? 師曰:脉人以指按之,如三菽之重者,肺氣也;如六菽之重者,心氣也;如九菽之重者,脾氣也;如十二菽之重者,肝氣也;按之至骨者,腎氣也。菽者,小豆。假令下利,寸口、關上、尺中,悉不見脉,然尺中時一小見,脉再舉頭一云按投。者,腎氣也;若見損脉來至,爲難治。腎爲脾所勝,脾勝不應時。

按語 以菽豆多少來比喻切脉之輕重,其説始於《難經》,乃爲約畧之義,旨在言診脉有舉按之法,以察五藏之病。

問曰:脉有相乘[1],有縱有橫,有逆有順,何謂也? 師曰:水行乘火,金行乘木,名曰縱;火行乘水,木行乘金,名曰橫;水行乘金,火行乘木,名曰逆;金行乘水,木行乘火,名曰順也。

〔1〕乘 凌也,謂欺凌、剋伐。《漢書·杜欽傳》:"婦乘夫。"顔師古注:"乘,凌也。"

按語 本條運用五行生克乘侮之理,以決脉之相乘順逆之變。張隱庵認爲可用"相乘而當"與"相乘不當"兩類解釋,允稱言簡意賅。

問曰:脉有殘賊[1],何謂也? 師曰:脉有弦、緊、浮、滑、沉、濇,此六脉名曰殘賊,能爲諸脉作病也。

〔1〕殘賊 傷害。"殘",傷也。"賊",害也。此謂邪氣傷人所見之脉。

問曰:脉有災怪,何謂也? 師曰:假令人病,脉得太陽,與形證相應,因爲作湯,比還送湯[1],如食頃,病人乃大吐,若下利,腹中痛。師曰:我前來[2]不見此證,今乃變異,是名災怪[3]。又問曰:何緣作此吐利? 答曰:或有舊時服藥,今乃發作,故爲災怪耳。

〔1〕送湯 《脉經》卷一"湯"下有"之時"二字,是。無"如食頃"。
〔2〕前來 《脉經》卷一"來"下有"脉時"二字。是。
〔3〕災怪 出於意料的變化。

問曰:東方肝脉,其形何似? 師曰:肝者,木也,名厥陰,其脉微弦濡[1]弱而長,是肝脉也。肝病自得濡弱者,愈也。假令得純弦脉者,死。何以知之? 以其脉如弦直,此是肝藏傷,故知死也。

〔1〕濡(ruǎn 輭) 通"輭"。方有執《傷寒論條辨》卷七:"凡脉言濡,皆讀輭。"

按語 本條以肝藏平脉爲標準,推論肝病邪退病愈之生脉與藏真無胃氣之死脉。《内經》云:脉以胃氣爲本,有胃氣者生,無胃氣者死。即此之謂。

南方心脉,其形何似?師曰:心者,火也,名少陰,其脉洪大而長,是心脉也。心病自得洪大者,愈也。假令脉來微去大,故名反,病在裏也。脉來頭小本大[1],故名覆,病在表也。上微頭小者,則汗出。下微本大者,則爲關格不通,不得尿;頭無汗者,可治,有汗者死。

〔1〕大 《註解傷寒論》卷一"大"下有"者"字。

西方肺脉,其形何似?師曰:肺者,金也,名太陰,其脉毛浮也。肺病自得此脉,若得緩遲者,皆愈。若得數者則劇。何以知之?數者,南方火,火剋西方金,法當癰腫,爲難治也。

按語 辨脉法篇以陰陽爲辨脉之綱,此則以五行生克之理推其疾病預後之順逆。《素問·脉要精微論》:"微妙在脉,不可不察,察之有紀,從陰陽始。始之有經,從五行生"。

問曰:二月得毛浮脉,何以處言至秋當死?師曰:二月之時,脉當濡弱,反得毛浮者,故知至秋死。二月肝用事,肝屬木,脉應濡弱,反得毛浮脉者,是肺脉也。肺屬金,金來剋木,故知至秋死。他皆倣此。

按語 脉與四時相應,春弦、夏洪、秋毛、冬石也。如二月得毛浮脉,乃春見秋脉,爲金剋木,脉時相逆,故至秋死。舉此以例其餘。

師曰：脉肥人責[1]浮，瘦人責沉。肥人當沉，今反浮，瘦人當浮，今反沉，故責之。

〔1〕責　求也。此謂求其病因。

按語　此以"肥人當沉……瘦人當浮"爲例，説明診脉之法不僅僅有陰陽、五行之理，還應結合病人之體质和禀賦，方不致誤。

師曰：寸脉下不至關，爲陽絶；尺脉上不至關，爲陰絶，此皆不治，决死也。若計其餘命生死之期，期以月節剋之[1]也。

〔1〕月節剋之　謂與病證相剋之月令節氣。如前述二月得毛浮脉，是肝病得肺脉，金來剋木，從而推知至秋金旺時則死，即爲"月節剋之"之義。

按語　經言：陰平陽秘，精神乃治，陰陽離决，精氣乃竭，寸脉不下至關，尺脉上不逹關，是爲陰陽之氣離决之兆，故主死。

師曰：脉病人不病，名曰行尸，以無王氣[1]，卒眩仆不識人者，短命則死。人病脉不病，名曰内虚，以無穀神[2]，雖困無苦。

〔1〕王氣　藏府的生氣，"王"通"旺"。

〔2〕穀神　水穀精微之氣。

按語　所言脉病而人不病，是指真藏脉見，而病證尚未顯露，非真無病。名曰行屍者，指生氣已絶，將短期而死之謂。

問曰：翕奄沉[1]，名曰滑，何謂也？師曰：沉爲純陰，翕爲正陽，陰陽和合，故令脉滑，關尺自平。陽明脉微沉，食飲自可。少陰脉微滑，滑者，緊之浮[2]名也，此爲陰實，其人必股内汗出，陰下濕也。

〔1〕翕奄沉　脉大而盛，又忽而沉，亦即來盛去衰之意，故名曰滑。方有執《傷寒論條辨》卷七："翕，起而盛動於上，旋復叢聚而合也。""翕，

忽然覆也。沉没於下也。"

〔2〕緊之浮　浮而有力。"緊",謂脉有力。"之"猶"而"。

問曰:曾爲人所難,緊脉從何而來?師曰:假令亡汗,若吐,以肺裹寒,故令脉緊也。假令欬者,坐[1]飲冷水,故令脉緊也。假令下利以胃[2]虛冷,故令脉緊也。

〔1〕坐　因也。《樂府·陌上桑》:"來歸相怒怨,但坐觀羅敷。"

〔2〕胃　《註解傷寒論》卷一下有"中"。

寸口衛氣盛,名曰高,高者暴狂而肥。榮氣盛,名曰章。章者暴澤而光。高章相搏,名曰綱。綱者,身筋急,脉强直故也。衛氣弱,名曰惵。惵者,心中氣動迫怯。榮氣弱,名曰卑。卑者,心中常自羞愧。惵卑相搏,名曰損。損者,五藏六府俱乏氣虛惙故也。衛氣和,名曰緩。緩者,四肢不能自收。榮氣和,名曰遲。遲者,身體俱重,但欲眠也。緩遲相搏,名曰沉。沉者,腰中直,腹内急痛,但欲臥,不欲行。

按語　榮衛之氣會見於寸口,故寸口之脉以測榮衛。文中高、章、綱,乃指邪氣之有餘;"名曰緩,榮氣和,名曰遲,緩遲相搏,名曰沉",論陰陽平和之象也,觀下條可證。

寸口脉緩而遲,緩則陽氣長[1],其色[2]鮮,其顏[3]光,其聲商[4],毛髮長。遲則陰氣盛,骨髓生,血滿,肌肉緊薄鮮鞕,陰陽相抱,榮衛俱行,剛柔相得[5],名曰强也。

〔1〕長(zhǎng掌)　生長。

〔2〕色　《説文·色部》:"顏氣也。"

〔3〕顏　《説文·頁部》:"眉之間也。"

〔4〕商　五音之一,屬金,合之於肺。

〔5〕得　《註解傷寒論》卷一作"搏"。

趺陽脉滑而緊,滑者胃氣實,緊者脾氣强,持實擊强,痛[1]還自傷,以手把刃,坐作瘡[2]也。

〔1〕痛　病也。《説文・疒部》:"痛,病也。"

〔2〕坐作瘡　乃産生創傷。"作",産生。"瘡"同"創"。

按語　"胃氣實"、"脾氣强",言邪氣之盛,非正氣强也。脾胃邪氣相搏,故令腹痛,譬若以手把刃,豈非自貽其害。

寸口脉浮而大,浮爲虚,大爲實,在尺爲關,在寸爲格,關則不得小便,格則吐逆。

趺陽脉伏而濇,伏則吐逆,水穀不化,濇則食不得入,名曰關格。

按語　上條論浮大而虚之脉,主正虚邪實。見于寸則飲食不入爲之"格";見于尺則二便不出爲之"關"。本條又從趺陽脉見伏濇,主中州脾胃氣機鬱而不暢,故亦可出現"關格"之證。一在于陰陽之不濟,一在于升降之乖戾。

脉浮而大,浮爲風虚[1],大爲氣强[2],風氣相搏,必成隱瘮,身體爲痒。痒者,名泄風,久久爲痂癩。眉少髮稀,身有乾瘡而腥臭也。

〔1〕風虚　即虚風,指八方不正之氣。

〔2〕氣强　謂邪氣强。

寸口脉弱而遲,弱者衛氣微,遲者榮中寒。榮爲血,血寒則發熱。衛爲氣,氣微者心内飢,飢而虚滿,不能食也。

按語　寸口可候榮衛之虚實。榮衛亦即氣血之義,淺而言之謂榮衛,深而言之則謂氣血,故曰"衛爲氣"、"榮爲血"。葉天士所云"衛之後方言氣,營之後方言血",則從温病角度闡述了衛氣榮血深淺層次及發病的相互關係。

趺陽脉大而緊者,當即下利,爲難治。

寸口脉弱而緩,弱者陽氣不足,緩者胃氣有餘,噫而吞酸,食卒不下,氣填於膈上也。一作下。

趺陽脉緊而浮,浮爲氣,緊爲寒,浮爲腹滿,緊爲絞痛,浮緊相搏,腸鳴而轉,轉即氣動,膈氣乃下,少陰脉不出,其陰腫大而虛也。

寸口脉微而濇,微者衞氣不行,濇者榮氣不逮[1],榮衞不能相將[2],三焦無所仰[3],身體痺不仁。榮氣不足,則煩疼口難言。衞氣虛者,則惡寒數欠。三焦不歸其部,上焦不歸者,噫而酢吞[4];中焦不歸者,不能消穀引食;下焦不歸者,則遺溲。

〔1〕逮 《註解傷寒論》卷一作"足"。"不逮",猶不及,不足。

〔2〕相將 相協調。

〔3〕仰 依賴,仰給。

〔4〕酢吞 吞酸。"酢"(cù 醋),後作"醋"。

按語 寸口脉微而濇,知榮衞兩虛。而榮衞不能相將,又使三焦之氣無所仰賴,則可發生既有榮衞兩虛之證,又有上、中、下三焦之氣不歸其部的各自病證,這是繼《內經》之後對榮衞生理方面又一新的認識。

趺陽脉沉而數,沉爲實,數消穀,緊者病難治。

寸口脉微而濇,微者衞氣衰,濇者榮氣不足。衞氣衰,面色黃;榮氣不足,面色青。榮爲根,衞爲葉,榮衞俱微,則根葉枯槁而寒慄、欬逆、唾腥、吐涎沫也。

趺陽脉浮而芤,浮者衞氣虛[1],芤者榮氣傷,其身體瘦,肌肉甲錯,浮芤相搏,宗氣微衰[2],四屬斷絕。四屬者,謂皮、肉、脂、髓。俱竭,宗氣則衰矣。

〔1〕虛 《註解傷寒論》卷一作"衰"。

〔2〕微衰 《註解傷寒論》卷一作"衰微"。

寸口脉微而緩,微者衞氣疏,疏則其膚空;緩者胃氣實,實則穀消而水化也。穀入於胃,脉道乃行,水入於經,其血乃成。榮盛則其膚必疎,三焦絕經,名曰血崩。

按語 "寸口脉微而緩,微者衛氣疎,疎則其膚空",這是本條主筆;"緩者胃氣實,實則穀消而水化也",乃是賓筆。今衛疎而榮盛,外不能固密皮膚而氣疎,內不能衛固其血而血崩。衛虛而失度,則三焦絕經,無氣以溫。由此可見榮衛貴在相將而最忌相離。

趺陽脉微而緊,緊則爲寒,微則爲虛,微緊相搏,則爲短氣。

少陰脉弱而濇,弱者微煩,濇者厥逆。

趺陽脉不出,脾不上下[1],身冷膚鞕。

[1] 脾不上下　指升降失司。方有執《傷寒論條辨》卷七:"言其不能灌輸水穀之精氣以榮養於周身之上下也。"

少陰脉不至,腎氣微,少精血,奔氣促迫上入胸膈,宗氣反聚,血結心下,陽氣退下,熱歸陰股,與陰相動,令身不仁,此爲尸厥,當刺期門、巨闕。宗氣者,三焦歸氣也,有名無形,氣之神使也。下榮玉莖,故宗筋聚縮之也。

寸口脉微,尺脉緊,其人虛損多汗,知陰常在,絕不見陽也。

寸口諸微亡陽,諸濡亡血,諸弱發熱,諸緊爲寒。諸乘寒[1]者,則爲厥,鬱冒不仁,以胃無穀氣,脾濇不通,口急不能言,戰而慄也。

[1] 乘寒　被寒邪所傷害。

按語 本條近於篇末,舉"寸口諸微亡陽……諸緊爲寒",對陰陽氣血,虛實寒熱的脉證畧加概括,具有總結之義。更以"胃無穀氣,脾濇不通"而寒邪上乘致厥、冒等證,加深對脾胃中氣重要作用的認識。

問曰:濡弱何以反適[1]十一頭[2]？ 師曰:五藏六府相乘[3],故令十一。

〔1〕反適　反而適合。

〔2〕十一頭　十一種,此指五藏六府之脉象。

〔3〕相乘　相加。

按語　脉以胃氣爲本,濡弱之脉主有胃氣,故内寓於五藏六腑之脉中。如肝脉有胃氣,則弦而濡弱。凡弦、鈎、毛、石諸脉無一例外,此"適十一頭"之大意。

問曰:何以知乘府？ 何以知乘藏？ 師曰:諸陽浮數爲乘府。諸陰遲濇爲乘藏也。

按語　脉分陰陽、内應於藏府。六府爲陽,泄而不藏;五藏爲陰,藏而不泄。因而府病多實而藏病多虛,故云"諸陽浮數爲乘府,諸陰遲濇爲乘藏也"。

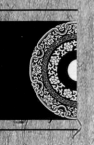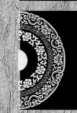

卷 第 二

漢　張仲景述　晉　王叔和撰次
宋　林　億校正
明　趙開美校刻
沈　琳仝校

傷寒例第三　辨痓濕暍脉證第四
辨太陽病脉證并治上第五

傷寒例第三

提要　本篇可視爲外感熱病學的概論，傷寒辨證之規範。內容包括四時正氣之序、預防傷寒之法、感而即病之傷寒、伏氣所發之温病與暑病、時行疫氣之寒疫與冬温、新感激發伏邪的温瘧、風温、温毒與温疫、六經傷寒與兩感爲病等，并以斗曆候氣法占測正令，以驗太過與不及，還對外感病的治療、護理及預後作了原則性的論述。

四時八節二十四氣七十二候決病法

立春正月節斗指艮　雨水正月中指寅

驚蟄二月節指甲　春分二月中指卯

清明三月節指乙　穀雨三月中指辰

立夏四月節指巽　小滿四月中指巳

芒種五月節指丙　夏至五月中指午

小暑六月節指丁　大暑六月中指未

立秋七月節指坤　處暑七月中指申

白露八月節指庚　秋分八月中指酉

寒露九月節指辛　霜降九月中指戌

立冬十月節指乾　小雪十月中指亥

大雪十一月節指壬　冬至十一月中指子

小寒十二月節指癸　大寒十二月中指丑

二十四氣,節有十二,中氣有十二,五日爲一候,氣亦同,合有七十二候,決病生死。此須洞解之也。

《陰陽大論》[1]云:春氣溫和,夏氣暑熱,秋氣清涼,冬氣冰列[2],此則四時正氣之序也。冬時嚴寒,萬類深藏,君子固密,則不傷於寒,觸冒之者,乃名傷寒耳。其傷於四時之氣,皆能爲病,以傷寒爲毒者,以其最成殺厲之氣也。中而即病者,名曰傷寒。不即病者,寒毒藏於肌膚,至春變爲溫病,至夏變爲暑病。暑病者,熱極重於溫也。是以辛苦之人,春夏多溫熱病者,皆由冬時觸寒所致[3],非時行[4]之氣也。凡時行者,春時應暖而反大寒[5],夏時應熱[6]而反大涼[7],秋時應涼而反大熱,冬時應寒而反大溫,此非其時而有其氣,是以一歲之中,長幼之病多相似者,此則時行之氣也。夫欲候知四時正氣爲病及時行疫氣之法,皆當按斗曆[8]占[9]之。九月霜降節後宜漸寒,向冬大寒,至正月雨水節後宜解也。所以謂之雨水者，以冰雪解而爲雨水故也。至驚蟄二月節後，氣漸和暖，向夏大熱，至秋便涼。從霜降以後至春分以前，凡有觸冒霜露，體中寒即病者，謂之傷寒也。九月十月寒氣尚微，爲病則輕，十一月十二月寒冽已嚴，爲病則重。正月二月寒漸將解，爲病亦輕。此以冬時不調，適有傷寒之人，即爲病也[10]。其冬有非節之暖者，名爲[11]冬溫。冬溫之毒與傷寒大異，冬溫復有先後，更相重沓[12]，亦有輕重，爲治不同，證如後章。從立春節後，其中無暴大寒又不冰雪，而有人壯熱爲病者，此屬春時陽氣發於冬時伏寒，變爲溫病。從春分以後至秋分節前，天有暴寒者，皆爲時行寒疫也。三月四月或有暴寒，其時陽氣尚弱，爲寒所折，病熱猶輕。五月六月陽氣已盛，爲寒所折，病熱則重。七月八月陽氣已衰，爲寒所折，病熱亦微，其病與溫及暑病相似，但治有殊耳。十五日得一氣，於四時之中，一時有六氣，四六名爲二十四氣[13]。然氣候亦有應至仍[14]不至，或有未應至而至者，或有至而太過者，皆成病氣也。但天地動靜，陰陽鼓擊[15]者，各正一氣耳。是以彼春之暖，爲夏之暑；彼秋之忿，爲冬之怒。是故冬至之後，一陽爻升，一陰爻降[16]也；夏至之後，一陽氣下，一陰氣上也。斯則冬夏二至，陰陽合也；春秋二分，陰陽離也。陰陽交易，人變病焉。此君子春夏養陽、秋冬養陰，順天地之剛柔也。小人觸冒，必嬰[17]暴疹[18]。須知毒烈之氣，留在何經，而發何病，詳而取之。是以春傷於風，夏必飧泄；夏傷於暑，秋必病瘧；秋傷於濕，冬必咳嗽；冬傷於寒，春必病溫。此必然之道,可不審明之。傷寒之病,逐日淺深,以施方治。今世人[19]傷寒,或始不早治,或治不對病,或日數久淹,困乃告醫。醫人[20]又不依次第而治之,則不中病,皆宜[21]臨時消息制方,無不效也。今搜採仲景舊論,錄其證候、診脉聲色、對病真方有神驗者,擬防世急也。

〔1〕陰陽大論 漢以前醫籍,今佚。

〔2〕冰列 《註解傷寒論》卷二作"泠冽",《外臺秘要》卷一作"凜冽"。

〔3〕觸寒所致 《外臺秘要》卷一作"觸冒寒冷之所致"。

〔4〕時行 《太平聖惠方》卷八"時"作"天"。

〔5〕而反大寒 《註解傷寒論》卷二"反"作"復"。

〔6〕應熱 《註解傷寒論》卷二"熱"上有"大"字。

〔7〕大涼 《外臺秘要》卷一作"大冷"。

〔8〕斗曆 根據北斗七星斗柄所指方位的變化,來確定季節和節氣的一種方法。

〔9〕占 測候。

〔10〕九月十月……即爲病也 此五十四字,《註解傷寒論》卷二爲注文。

〔11〕爲 《註解傷寒論》卷二作"曰"。是。

〔12〕重沓(chóng tà 蟲踏) 重疊。此指冬溫發病有先後參差不齊、重疊交叉的現象。

〔13〕氣 《註解傷寒論》卷二下有"也"。是。

〔14〕仍 《註解傷寒論》卷二作"而"。是。

〔15〕陰陽鼓擊 陰陽相互鼓動、推進。

〔16〕一陽爻升,一陰爻降 喻一分陽氣長,一分陰氣消。"爻"(yáo 搖),本爲交錯變化之義,《易》把組成卦的基本符號亦稱作爻。一爲陽爻,一爲陰爻。十月爲冬之始,陰氣最盛,用六陰爻來表示,而爲☷(坤)卦。陰極則陽生,到十一月中冬至節後,陽氣漸長,陰氣始消,故十一月的

卦象則增一陽爻,減一陰爻,而爲䷗(復)卦,此即謂"一陽爻升,一陰爻降。"

〔17〕嬰　纏染,遭受。

〔18〕暴疹　暴病。"暴"(pù),"曝"本字,此通"暴"(bào),謂急疾猛烈。"暴"原作"曝"後隸書變爲一字。"疹"(chèn 衬),病。

〔19〕人　《外臺秘要》卷一下有"得"。是。

〔20〕醫人　《外臺秘要》卷一無"人"。

〔21〕宜　《外臺秘要》卷一作"以"。

按語　所言感而即病者爲傷寒,感而不即病,至時而發者爲溫病,實爲後世伏氣溫病説之淵源。觀文中"傷寒爲病,逐日淺深"、"醫人不依次第治之,則不中病",審知傷寒病的傳經之説確有所本。

又土地溫凉,高下不同[1];物性剛柔,飱居[2]亦異。是故黃帝興四方之問[3],岐伯舉四治之能[4],以訓後賢,開其未悟者。臨病之工,宜須兩審也。

〔1〕土地溫凉,高下不同　《外臺秘要》卷一作"土地高下,寒溫不同。"

〔2〕飱居　飲食居處。"飱",《太平聖惠方》卷八作"餐"。"飱"爲"餐"或字。

〔3〕四方之問　指《素問·異法方宜論》中關於四方地域、風土習俗的差異,對疾病之影響與治法之不同的討論。

〔4〕四治之能　指《素問·異法方宜論》中所言砭石、毒藥、微針、灸焫等四種療法的作用。

按語　學習本條,當結合《素問·異法方宜論》。方土、氣候、飲食、體質各有所異,病證與治法也有相應的不同,故有"四方之問"和"四治之能"。這既是中醫學整體觀的體現,也是中醫學因地治宜、因人治宜原則的體現。

凡傷於寒,則爲病熱,熱雖甚不死。若兩感於寒而病者,必死。

按語　此條源於《素問·熱論》。

尺寸俱浮者,太陽受病也,當一二日發。以其脉上連風府,故頭項痛,腰脊强[1]。

〔1〕强(jiàng犟)　不柔和。

尺寸俱長者,陽明受病也,當二三日發。以其脉夾鼻絡於目,故身熱目痛鼻乾,不得臥。

尺寸俱弦者,少陽受病也,當三四日發。以其脉循脇絡於耳,故胸脇痛而耳聾。此三經皆受病,未入於府者,可汗而已[1]。

〔1〕已　病愈。《廣雅·釋詁》卷一下:"已,瘉也。"

尺寸俱沉細者,太陰受病也,當四五日發。以其脉布胃中、絡於嗌,故腹滿而嗌乾。

尺寸俱沉者,少陰受病也,當五六日發。以其脉貫腎絡於肺,繫舌本,故口燥舌乾而渴。

尺寸俱微緩者,厥陰受病也,當六七日發。以其脉循陰器絡於肝,故煩滿[1]而囊縮。此三經皆受病,已入於府,可下而已。

〔1〕煩滿　即煩悶。"滿"(mèn悶),胸中氣悶,此義後作"懣",亦作"悶"。本論凡"胸滿"、"脇下滿"、"喘滿"之"滿",音義皆同此。

按語　以上六條,本《素問·熱論》而論六經病證特點,證皆屬實熱,無虛寒之情,故以汗下兩法爲治。

若兩感於寒者,一日太陽受之,即與少陰俱病,則頭痛口乾、煩滿而渴。二日陽明受之,即與太陰俱病,則腹滿身熱,不欲食,讝之廉切,又女監切,下同。語。三日少陽受之,即與厥陰俱病,則耳聾、囊縮而厥,水漿[1]不入,不知人者,六日死。若三陰三陽、五藏六府皆受病,則榮衛不行,藏府不通,則死矣。

其不兩感於寒,更不傳經,不加異氣者,至七日太陽病衰,頭痛少愈也。八日陽明病衰,身熱少歇也。九日少陽病衰,耳聾微聞也。十日太陰病衰,腹減如故,則思飲食。十一日少陰病衰,渴止舌乾,已而嚏也。十二日厥陰病衰,囊縱,少腹微下[2],大氣[3]皆去,病人精神爽慧也。

若過十三日以上不間[4],寸尺陷者,大危。若更感異氣,變爲他病者,當依後壞病證[5]而治之。若脈陰陽俱盛,重感於寒者,變成温瘧。陽脈浮滑,陰脈濡弱者,更遇於風,變爲風温。陽脈洪數,陰脈實大者,更遇温熱,變爲温毒,温毒爲病最重也。陽脈濡弱,陰脈弦緊者,更遇温氣,變爲温疫。一本作瘧。以此冬傷於寒,發爲温病。脈之變證,方治如説。

〔1〕漿 泛指湯水。《素問・上古天真論》:"以酒爲漿",吳昆注:"古人每食,必歠湯飲,謂之水漿。"

〔2〕少腹微下 言少腹拘攣之證微有緩解。

〔3〕大氣 此言邪氣。

〔4〕間 病愈。《方言》卷三:"南楚病愈者謂之差,或謂之間。"

〔5〕壞病證 因誤治而使病證惡化,謂之壞病或壞證。

按語 本條闡述了三個問題:一、論六經兩感證,并以"藏府不通,榮衛不行"以釋"其兩感於寒而病者,必死"之機理。二、證非兩感,邪氣又不傳經,更無異氣所傷者,可俟正復邪衰而病少愈,以示陰陽有自和之機。三、舉温瘧、風温、温毒、温疫爲例,以詳冬傷於寒,發爲温病之變。

凡人有疾,不時即治,隱忍冀差,以成痼疾。小兒女子,益以滋甚。時氣不和,便當早言。尋其邪由,及在腠理,以時治之,罕有不愈者。患人忍之,數日乃說,邪氣入藏,則難可制。此爲家有患,備慮之要。凡作湯藥,不可避晨夜,覺病須臾,即宜便治,不等早晚,則易愈矣。如或[1]差遲,病即傳變,雖欲除治,必難爲力。服藥不如方法,縱意違師,不須治之。

〔1〕如或　《註解傷寒論》卷二作"若或"。

凡傷寒之病,多從風寒得之。始表中風寒,入裏則不消矣,未有溫覆而當不消散者。不在[1]證治,擬欲攻之,猶當先解表,乃可下之。若表已解,而內不消,非大滿,猶生寒熱,則病不除。若表已解,而內不消,大滿大實堅有燥屎,自可除[2]下之,雖四五日,不能爲禍也。若不宜下,而便攻之,內虛熱入,協熱遂利,煩躁諸變,不可勝數,輕者困篤,重者必死矣。

〔1〕在　《爾雅·釋詁》下:"察也。"

〔2〕除　敦煌 P. 3287 作"徐徐"。

按語　本條論表裏同病而裏不虛的治療次第——必遵先表後裏之序。不爾則內虛而邪入,變證百出。

夫陽盛陰虛,汗之則死,下之則愈。陽虛陰盛,汗之則愈,下之則死。夫如是,則神丹安可以誤發,甘遂何可以妄攻?虛盛之治,相背千里,吉凶之機,應若影響,豈容易哉!況桂枝下咽,陽盛即斃;承氣入胃,陰盛以亡。死生之要,在乎須臾,視身之盡,不暇計日,此陰陽虛實之交錯,其候至微,發汗吐下之相反,其禍至速。而醫術淺狹,懵然不知病源,爲治乃誤,使病者殞沒,自謂其分。至令冤魂塞於冥路,死屍盈於曠野,仁者鑒此,豈不痛歟!

凡兩感病俱作,治有先後,發表攻裏,本自不同。而執迷用意[1]者,乃云神丹甘遂合而飲之,且解其表,又除其裏。言巧似是,其理實違。夫智者之舉錯[2]也,常審以慎;愚者之動作也,必果而速。安危之變,豈可詭[3]哉!世上之士,但務彼翕習[4]之榮,而莫見此傾危之敗,惟明者居然能護其本,近取諸身[5],夫何遠之有焉?

〔1〕用意 《註解傷寒論》卷二作"妄意"。

〔2〕舉錯 舉措,舉動。"錯"通"措"。《論語·子路》:"刑罰不中,則民無所錯手足。"阮元《論語注疏校勘記》云:"毛本錯作措,疏仍作錯。"

〔3〕詭 欺罔,強辯。

〔4〕翕習 盛貌,此喻顯赫的榮華。《後漢書·蔡邕傳》:"隆貴翕習,積富無崖。"

〔5〕近取諸身 語出《易·繫辭下》,孔穎達《正義》:"近取諸身者,若耳目鼻口之屬是也。"此言從身邊的事物中受到啓發。

按語 本條指出對"兩感"之治,應有先後之分。若混而不分,表裏同治,逆其病機,必致變證百出。

凡發汗溫煖[1]湯藥,其方雖言日三服,若病劇不解,當促其間,可半日中盡三服。若與病相阻,即便有所覺。病重者,一日一夜當晬時[2]觀之,如服一劑,病證猶在,故當復作本湯服之。至有不肯汗出,服三劑乃解。若汗不出者,死病也。

〔1〕溫煖 《註解傷寒論》卷二作"溫服"。是。

〔2〕晬時 謂一日一夜十二時辰已盡。"晬"(zuì 醉),終也。

按語 讀本條當詳參太陽病上篇桂枝湯方後注,以明發汗之法度和規矩。

凡得時氣病,至五六日而渴欲飲水,飲不能多,不當與也。何者？以腹中熱尚少，不能消之，便更與人作病也。至七八日，大渴欲飲水者，猶當依證而與之。與之常令不足，勿極意也，言能飲一斗，與五升。若飲而腹滿，小便不利，若喘若噦，不可與之也。忽然大汗出，是爲自愈也。

凡得病，反能飲水，此爲欲愈之病。其不曉病者，但聞病飲水自愈，小渴者乃强與飲之，因成其禍，不可復數也。

凡得病，厥[1]脉動數，服湯藥更遲，脉浮大減小，初躁後静，此皆愈證也。

〔1〕厥　其。

凡治温病，可刺五十九穴[1]。又身之穴三百六十有五，其三十穴[2]灸之有害，七十九穴刺之爲災，并中髓也。

〔1〕五十九穴　指《素問·水熱穴論》《刺熱論》《靈樞·熱病》等提到的用於治療温熱病的五十九個穴位。

〔2〕三十穴　《註解傷寒論》卷二作"三十九穴"。

脉四損，三日死。平人四息，病人脉一至，名曰四損。

脉五損，一日死。平人五息，病人脉一至，名曰五損。

脉六損，一時死。平人六息，病人脉一至，名曰六損。

脉盛身寒，得之傷寒；脉虛身熱，得之傷暑。脉陰陽俱盛，大汗出不解者死；脉陰陽俱虛，熱不止者死。脉至乍數乍疎者死。脉至如轉索，其日死。讝言妄語，身微熱,脉浮大,手足溫者生;逆冷,脉沉細者,不過一日死矣。此以前是傷寒熱病證候也。

辨痙濕暍脉證第四痙音熾,又作痓,巨郢切,下同。

提要 本篇所論痙、濕、暍三病,皆與外邪有關,也皆從太陽經開始,故合爲一篇討論並與傷寒互相鑑別。

痙病,外感內傷均可引起。本篇主要論述了外邪所致的"剛痙"和"柔痙"之脉證特點。

濕病,有內濕與外濕之分。本篇所論之濕病,主要是濕著關節或濕留肌腠的外濕爲患,即風濕證和濕痹證。

暍即暑病。本篇所論暍病,有暑病挾虛、挾濕、及暑熱盛實三種情況,大體上概括了暑病的主要證候。

傷寒所致[1] 太陽病痙[2] 濕暍[3] 此[4] 三種,宜應別論,以爲與傷寒相似,故此見之。

〔1〕傷寒所致 《玉函》卷二無。

〔2〕痙 《玉函》卷二作"痓"。是。"痙"(jìng 敬),風强病也。《説文·疒部》:"痙,强急也。"成無己《註解傷寒論》卷二注云:"痙,當作痓,傳寫之誤也。痙者,惡也,非强也……痓者,强也。"

〔3〕暍(ye 噎) 中暑。《説文·日部》:"暍,傷暑也。"

〔4〕此 《註解傷寒論》卷二、《玉函》卷二均無。

太陽病,發熱無汗,反惡寒者,名曰剛痙[1]。

〔1〕痙 《玉函》卷二作"痓"。是。

太陽病,發熱汗出而不惡寒[1],《病源》云惡寒。名曰柔痙[2]。

〔1〕而不惡寒 《註解傷寒論》卷二無"而"字,"寒"下有"者"字。

〔2〕痙 《玉函》卷二作"痓"。是。

按語 上兩條論柔痙與剛痙。既稱爲痙,自當見項背强直、口噤不開、甚至角弓反張等痓病的主證。

太陽病,發熱,脉沉而細者,名曰痓[1]。

〔1〕痓 《玉函》卷二作"痙"。是。《金匱要略》卷上"痓"下有"爲難治"三字。

按語 證屬陽病見陰脉,邪實而正虛,故《金匱要略》言"爲難治"。

太陽病,發汗太多,因致痓[1]。

〔1〕痓 《玉函》卷二作"痙"。是。

病[1]身熱足寒,頸項强急,惡寒,時頭熱面赤,目脉赤[2],獨頭面[3]搖,卒口噤,背反張者,痓病也[4]。

〔1〕病 《玉函》卷二、《金匱要略》卷上下均有"者"。

〔2〕目脉赤 《金匱要略》卷上作"目赤"。

〔3〕面 《金匱要略》卷上作"動"。

〔4〕痓病也 《玉函》卷二作"爲痙"。是。《金匱要略》卷上下有"若發其汗者,寒濕相得,其表益虛,即惡寒甚。發其汗已,其脉如蛇。"

按語 本條論傷於風陽之邪而成痓病。

概而論之,痓病或因風寒、風熱、風濕之外邪客於經脉所致。或緣發汗太過、新産、金創、出血太多、陰虛血少、經筋失濡而成。

太陽病,關節疼痛而煩,脉沉而細[1]一作緩者,此名濕痹[2]。一云中濕。濕痹之候,其人小便不利,大便反快,但當利其小便。濕家之爲病,一身盡疼,發熱,身色如似[3]熏黃。濕家,其人但頭汗出,背强,欲得被覆向火,若下之早則噦,胸滿,小便不利[4],舌上如胎者,以丹田[5]有熱,胸中有寒,渴欲得水[6],而不能飲,口燥煩也。

〔1〕脉沉而細 《玉函》卷二作"其脉沉緩",《脉經》卷八作"脉沉

而緩"。

〔2〕濕痺 《玉函》卷二作"中濕"。

〔3〕似 《金匱要略》卷上無。

〔4〕小便不利 《脉經》卷八作"小便利",下有小注"一云不利"。

〔5〕丹田 方有執《傷寒論條辨》卷七注:"下焦也。"

〔6〕得水 《玉函》卷二作"飲"。

按語 本條論濕痺脉證與治法,兼論濕家之證候特點,以及濕家忌下的原則。

濕家下之,額上汗出,微喘,小便利一云不利。者死,若下利不止者亦死。

按語 上條論治濕當利小便,本條則言治濕禁攻大便,是知凡病有其治,亦必有其禁,非獨濕病爲然也。

問曰[1]:風濕相搏,一身盡疼痛,法當汗出而解。值天陰雨不止,醫[2]云此可發汗,汗之病不愈者,何也?答曰:發其汗,汗大出者,但風氣去,濕氣在[3],是故不愈也。若治風濕者,發其汗,但微微似欲出汗[4]者,風濕俱去也。

〔1〕問曰 《金匱要略》卷上無。

〔2〕醫 《玉函》卷二、《脉經》卷八作"師"。是。

〔3〕濕氣在 《玉函》卷二作"濕氣仍在",《脉經》卷八作"濕氣續在"。

〔4〕出汗 《註解傷寒論》卷二、《金匱要略》卷上作"汗出"。

按語 濕家禁汗。今又論風濕相搏之可汗,乃治濕之變法也。然必以微似汗出者爲佳,擇風和日麗天氣行之,則風濕之邪一汗而蠲,方不遺風去濕留之弊。

濕家病,身上疼痛,發熱面黃而喘,頭痛鼻塞[1]而煩,其脉大,自能飲食,腹中和無病,病在頭中寒濕,故鼻塞。內[2]藥鼻中則愈。

〔1〕塞　《千金翼》卷九作“窒”。

〔2〕内(nà 納)　加入、塞入,此義後作“納”。

按語　納藥鼻中,乃因勢利導之法,注家多主張用瓜蒂散。瓜蒂散力偏苦寒,而病狀中又見“發熱面黄而喘,頭痛鼻塞而煩,其脉大”,可見本證當屬濕熱之邪閉鬱於上所致。故對文中“病在頭中寒濕”之“寒”字,當作“邪”字解。太陽病下篇有“病如桂枝證……氣上衝喉咽不得息者,此爲胸有寒也,當吐之,宜瓜蒂散”,其“寒”字亦是“邪”字之義。

病者一身盡疼,發熱日晡所[1]劇者,此名風濕。此病傷於汗出當風,或久傷取冷所致也[2]。

〔1〕日晡所　申時前後,即下午三時至五時前後。“日晡”爲申時别稱。“所”,不定之詞,表約數。

〔2〕也　《金匱要略》卷上,下有“可與麻黄杏仁薏苡甘草湯”。

按語　本條言風濕病之成因及證候特點,《金匱要略》言用麻黄杏仁薏苡甘草湯。

太陽中熱者,暍是也。其人汗出惡寒,身熱而渴也[1]。

〔1〕渴也　《玉函》卷二、《脉經》卷八下有“白虎湯主之”,《金匱要略》卷上無“也”字,下有“白虎加人參湯主之”。

太陽中暍者,身熱疼重而脉微弱,此以夏月傷冷水,水行皮中所致也[1]。

〔1〕所致也　《玉函》卷二下有“瓜蒂散主之”,《金匱要略》卷上下有“一物瓜蒂湯主之”。

按語　上條論太陽中熱,爲暑熱傷氣;本條論太陽中暍又復傷冷水,爲暑濕傷形。《金匱要略》前證治宜白虎加人參湯,後證治以一物瓜蒂湯。

太陽中暍者,發熱,惡寒,身重而疼痛,其脉弦細芤遲,小便已,洒洒然[1]毛聳,手足逆冷,小有勞身即熱,口開,前板齒燥。若發汗則惡寒甚,加溫針[2]則發熱甚,數下之則淋甚。

〔1〕洒洒(xiǎn 顯)然　寒貌。

〔2〕溫針　與燒針同類,詳法待考。

按語　本條論中暍挾濕之脉證,治當清暑益氣兼以化濕。發汗、溫針、攻下諸法皆當禁用。

辨太陽病脉證并治上第五合一十六法。方一十四首。

提要　本篇共三十條。前十一條主要論述了太陽病提綱證,太陽病分類,辨傳與不傳,以及病發陰陽與真假寒熱。後十九條則闡述了太陽中風證,桂枝湯加減證及其禁忌證,并舉若干誤治救逆之方法。

太陽中風,陽浮陰弱。熱發汗出惡寒,鼻鳴乾嘔者,桂枝湯主之。第一。五味。前有太陽病一十一證。

太陽病,頭痛發熱,汗出惡風者,桂枝湯主之。第二。用前第一方。

太陽病,項背强几几,反汗出惡風者,桂枝加葛根湯主之。第三。七味。

太陽病下之後,其氣上衝者,桂枝湯主之。第四。用前第一方。下有太陽壞病一證。

桂枝本爲解肌,若脉浮緊,發熱汗不出者,不可與之。第五。下有酒客不可與桂枝一證。

喘家,作桂枝湯,加厚朴杏子。第六。下有服湯吐膿血一證。

太陽病,發汗,遂漏不止,惡風小便難,四肢急,難以屈伸,桂枝加附子湯主之。第七。六味。

太陽病,下之後,脉促胸滿者,桂枝去芍藥湯主之。第八。四味。

若微寒者,桂枝去芍藥加附子湯主之。第九。五味。

太陽病,八九日如瘧狀,熱多寒少,不嘔,清便自可,宜桂枝麻黄各半湯。第十。七味。

太陽病,服桂枝湯,煩不解,先刺風池、風府,却與桂枝湯。第十一。用前第一方。

服桂枝湯,大汗出,脉洪大者,與桂枝湯。若形似瘧,一日再發者,宜桂枝二麻黄一湯。第十二。七味。

服桂枝湯,大汗出,大煩渴不解,脉洪大者,白虎加人參湯主之。第十三。五味。

太陽病,發熱惡寒,熱多寒少,脉微弱者,宜桂枝二越婢一湯。第十四。七味。

服桂枝,或下之,頭項强痛,發熱無汗,心下滿痛,小便不利者,桂枝去桂加茯苓白术湯主之。第十五。六味。

傷寒脉浮,自汗出,小便數,心煩,微惡寒,脚攣急,與桂枝,得之便厥,咽乾,煩躁,吐逆,作甘草乾薑湯與之。厥愈,更作芍藥甘草湯與之,其脚伸。若胃氣不和,與調胃承氣湯。若重發汗,加燒針者,四逆湯主之。第十六。甘草乾薑湯、芍藥甘草湯并二味。謂胃承氣湯、四逆湯并三味。

太陽之爲病,脉浮,頭項强痛而惡寒。

按語 本條可視爲太陽表病提綱,因爲它概述了太陽表病所共有的脉證特點。從中還可體現出太陽表證與太陽經脉的走行有着直接關係。

太陽病,發熱,汗出,惡風,脉緩者,名爲中風。

按語 太陽中風證爲太陽病表證之一,故脉緩當兼浮象,證尚可見頭項强痛。

太陽病,或已發熱,或未發熱,必惡寒,體痛,嘔逆,脉陰陽俱緊者,名爲傷寒。

按語 太陽傷寒證,亦爲太陽表證之一,故脉當浮緊,並見頭項强痛。中風與傷寒屬太陽表病中虛實兩類不同證候,風寒之辨,在於脉之浮緩與浮緊、證之有汗與無汗。對"脉陰陽俱緊",注家有以尺寸釋陰陽者,有以浮沉釋陰陽者。《難經》云:"關前爲陽,關後爲陰",故此處之陰陽,似以前説爲允。

傷寒一日,太陽受之,脉若靜者,爲不傳;頗欲吐,若躁煩,脉數急者,爲傳也。

傷寒二三日,陽明、少陽證不見者,爲不傳也。

按語 以上兩條,據脉證之變化以詳病傳與否,足見脉證是診斷疾病最重要的依據。《素問·熱論》云:"傷寒一日,巨陽受之……二日陽明受之……"然本論中有傷寒一日而傳者,有傷寒二三日而不傳者,亦有太陽病得之八九日仍在表者,説明傳與不傳,不在日數之多寡,而在脉證之變化。

太陽病,發熱而渴,不惡寒者爲溫病。若發汗已[1],身灼熱者,名風溫。風溫爲病,脉陰陽俱浮,自汗出,身重,多眠睡,鼻息必鼾,語言難出。若被下者,小便不利,直視失溲。若被火者,微發黃色,劇則如驚癇,時瘈瘲[2],若[3]火熏之。一逆尚引日,再逆促命期。

〔1〕若發汗已……再逆促命期 此七十八字,《註解傷寒論》卷二另作一條。

〔2〕瘈瘲(chì zòng 翅縱) 抽搐。"瘈"同"瘛"。《説文·疒部》"瘛"字,段玉裁注:"瘛之言掣也,瘲之言縱也。"縮伸抽動不已,故曰"瘛瘲"。

〔3〕若 《玉函》卷二作"復以"。

按語 中風、傷寒、溫病、風溫,皆有發熱一證,惟汗出而惡風者爲中風、無汗而惡寒者爲傷寒、不惡寒而口渴者爲溫病、汗出與口渴並見而一身灼熱者名風溫。注家有將"風溫"解作誤

治之壞病者,然本條有"風溫爲病"之語,傷寒例中風溫與溫瘧、
溫毒等又相提並論,故將其作爲獨立病名看待似合仲景原意。
"溫病"與"風溫"邪氣久伏,最易傷陰竭液;"中風"與"傷寒"中
邪即病,最易耗傷陽氣,兩類病證治法大異,故此條實有與前述
中風、傷寒相鑑別之意。

對"若火熏之",注家有作證狀解者,亦有作誤治方法解者,
二說可並存,本書從前說。

病[1]有發熱惡寒者,發於陽也;無熱惡寒者,發於
陰也。發於陽[2],七日愈。發於陰[3],六日愈。以陽數
七、陰數六[4]故也。

〔1〕病 《千金翼》卷九、《玉函》卷二上均有"夫"字。

〔2〕發於陽 《千金翼》卷九、《玉函》卷二、《註解傷寒論》卷二此下
有"者"字。

〔3〕發於陰 《千金翼》卷九、《玉函》卷二、《註解傷寒論》卷二此下
有"者"字。

〔4〕陽數七,陰數六 七爲火的成數,屬天屬陽,故曰"陽數七";六
爲水的成數,屬地屬陰,故曰"陰數六"。《尚書·洪範》:"一曰水,二曰
火,三曰木,四曰金,五曰土。"孔穎達疏:"《易·繫辭》曰天一、地二、天三、
地四、天五、地六、天七、地八、天九、地十。此即是五行生成之數。天一生
水,地二生火,天三生木,地四生金,天五生土,此其生數也。地六成水,天
七成火,地八成木,天九成金,地十成土,於是陰陽各有匹偶,而物得成焉,
故謂之成數也。"

按語 陰陽總統六經而驗之於寒熱:有發熱則知病發於
陽,無發熱則知病發於陰。從陰陽之本入手,並作爲辨證論治的
總綱,乃提綱挈領之法。《玉函》將本條置於六經病之首,其意
可鑑。

太陽病,頭痛至七日以上自愈者,以行其經盡故也。
若欲作再經者,針足陽明[1],使經不傳則愈。

〔1〕針足陽明　針刺足陽明經的穴位。周禹載《傷寒論三注》:"於跗陽脉穴針之。"陳修園《傷寒論淺注》:"宜針足陽明三里穴。"

按語　"行其經",指邪在太陽本經。"欲作再經",謂邪氣欲傳他經。"針足陽明",乃是迎頭先瀉其邪,而使其不傳。此所言"行其經"、"再經"、"使經不傳",已明明道出了傷寒之邪有經之可居,亦有經之可傳。

太陽病欲解時,從巳至未上〔1〕。

〔1〕從巳至未上　從上午九時至下午三時以前。"上"猶前也。《呂氏春秋·安死》:"自此以上者",高誘注:"上猶前也。"《千金翼》卷九、《玉函》卷二無"上"字。

按語　"從巳至未上",爲太陽經氣自旺之時,此時抗拒邪氣之力最爲充盛,故爲欲解之時。六經病各有欲解時,它反映了疾病與時間的關係,值得進一步探討。

風家,表解而不了了者,十二日愈。

按語　吳人駒曰:"經中凡勿藥而俟其自愈之條甚多。今人凡有診視,無不與藥,致自愈之證反多不愈矣。"《素問·熱論》云:"今夫熱病者,皆傷寒之類也……其愈皆以十日以上",是大邪已去而正氣漸復也。

病人身太〔1〕熱,反欲得〔2〕衣者,熱在皮膚,寒在骨髓也;身大寒,反不欲近衣者,寒在皮膚,熱在骨髓也。

〔1〕太　通"大"。《廣雅疏證》卷一上:"太亦大也。"《註解傷寒論》卷二"太"作"大"。是。

〔2〕得　《註解傷寒論》卷二下有"近"字。

太陽中風〔1〕,陽浮而陰弱,陽浮者,熱自發,陰弱者,汗自出,嗇嗇惡寒,淅淅惡風〔2〕,翕翕〔3〕發熱,鼻鳴乾嘔者,**桂枝湯**主之。方一。

桂枝三兩,去皮〔4〕　芍藥三兩　甘草二兩,炙　生薑三兩,

切　大棗十二枚,擘[5]

右五味,㕮咀[6]三味,以水七升,微火煮取三升,去滓,適寒温,服一升。服已須臾,歠[7]熱稀粥一升餘,以助藥力。温覆令一時許,遍身漐漐[8]微似有汗者益佳,不可令如水流漓,病必不除。若一服汗出病差,停後服,不必盡劑。若不汗,更服依前法。又不汗,後服小促其間。半日許,令三服盡。若病重者[9],一日一夜服,周時[10]觀之。服一劑盡,病證猶在者,更作服。若汗不出,乃服至二、三劑。禁生冷、粘滑、肉麵、五辛[11]、酒酪、臭惡等物。

〔1〕風　《太平聖惠方》卷八下有"脉"字。

〔2〕嗇嗇(sè 色)惡寒,淅淅(xī 息)惡風　"嗇嗇""淅淅"互文,謂畏惡風寒貌。

〔3〕翕翕(xī 吸)　發熱輕淺貌。

〔4〕去皮　《千金翼》卷九、《玉函》卷七無。

〔5〕擘(bāi 掰)　以手裂物。

〔6〕㕮咀(fǔ jǔ 府舉)　本義爲咀嚼。將生藥於臼中搗碎,令如嚼碎之狀,故亦謂之㕮咀。陶氏《名醫别録》:"凡湯酒膏藥舊方皆云㕮咀者,謂秤畢搗之如大豆,又使吹去細末是也。"

〔7〕歠(chuò 綽)　《説文・欠部》:"飲也。"

〔8〕漐漐(zhé 折)　謂小汗潮潤貌。

〔9〕若病重者……乃服至二三劑　此三十五字《外臺秘要》卷二作"若病重者,晝夜服,特須避風。若服一劑,晬時不解,病證不變者,更當服之。"

〔10〕周時　滿十二時辰。《後漢書・班彪傳》:"周以鉤陳之位",李賢注:"周,環也。""環"猶滿也。《玉函》卷七"周"作"晬"。

〔11〕五辛　五種辛味之蔬菜。《天臺戒疏》:"舊云五辛,謂蒜、慈葱、興渠、韭、薤。"此泛指有刺激味的蔬菜。

按語 桂枝湯外能解肌袪風,諧和榮衛,内能燮理陰陽,調和脾胃氣血,臨牀應用十分廣泛,不僅用於外感,亦多用於雜病。方後注中煮藥、服藥、藥後護理及發汗要求、飲食禁忌等,乃爲"藥法"。論中諸方之後凡有"如前法"或"禁如藥法"等語,即是指此而言。

太陽病,頭痛,發熱,汗出,惡風,桂枝湯主之。方二。用前第一方。

按語 柯韻伯云:"此條是桂枝本證,辨證爲主,合此證即用此湯,不必問其傷寒、中風、雜病也。"句首不冠"中風"二字,顯與上文有别,它擴大了桂枝湯的使用範圍。

太陽病,項背强几几[1],反汗出惡風者,**桂枝加葛根湯**主之。方三。

葛根四兩 麻黄[2]三兩,去節 芍藥二兩 生薑三兩,切 甘草二兩,炙 大棗十二枚,擘 桂枝二兩[3],去皮

右七味,以水一斗,先煮麻黄[4]、葛根,減二升,去上沫,内諸藥,煮取三升,去滓。温服一升,覆取微似汗,不須歠粥,餘如桂枝法將息[5]及禁忌。臣億等謹按,仲景本論,太陽中風自汗用桂枝,傷寒無汗用麻黄,今證云汗出惡風,而方中有麻黄,恐非本意也。第三卷有葛根湯證,云無汗、惡風,正與此方同,是合用麻黄也。此云桂枝加葛根湯,恐是桂枝中但加葛根耳。

〔1〕几几(jǐn 緊) 緊固拘牽不柔和貌。"几"讀音同"喦"(jǐn),與"擘"(jiān)音近而通假。《説文·己部》"喦"下許慎曰:"讀若《詩》云赤鳥几几。"段玉裁注:"許讀同几,今居隱切。"《説文·手部》"擘"下引《詩》"赤鳥几几"作"赤鳥擘擘"。成無己注云:"几几,音殊,短羽鳥飛几几也。""几几者,伸頸之貌也,動則伸頸搖身而行,項背强者,動則如之。"故成釋非。

〔2〕麻黄 《玉函》卷七無。是。《類證活人書》卷十二云:"伊尹《湯液論》桂枝湯中加葛根,今監本用麻黄誤矣。"

〔3〕二兩　《玉函》作"三兩。"

〔4〕麻黃　《玉函》卷七無。是。

〔5〕將息　調養，休息，養息。《詩·四牡》："不遑將父。"鄭玄注："將，養也。"《説文·心部》"息"下，段玉裁注："人之氣急曰喘，舒曰息，引申爲休息之稱。"

太陽病，下之後，其氣上衝者，可與桂枝湯，方用前法。若不上衝者，不得與之。四。

太陽病三日，已發汗，若吐、若下、若溫針，仍不解者，此爲壞病，桂枝[1]不中與之也。觀其脉證，知犯何逆，隨證治之。桂枝[2]本爲解肌[3]，若其人脉浮緊，發熱汗不出者，不可與之也。常須識[4]此，勿令誤也。五。

〔1〕桂枝　《千金翼》卷九作"桂枝湯"。是。

〔2〕桂枝　《千金翼》卷九、《玉函》卷二作"桂枝湯"。

〔3〕桂枝本爲解肌……勿令誤也　此三十一字，《千金翼》卷九、《玉函》卷二、《註解傷寒論》卷二另爲一條，較當。

〔4〕識(zhì志)　通"誌"，銘記。《周禮·保章氏》："以志星辰日月之變動。"鄭玄注："志，古文識。識，記也。"

按語　本條文意可分兩段，一論壞病及其救治之法；二強調了桂枝湯的作用在於解肌，與麻黃湯之發汗不同，故太陽傷寒表實證不可誤用。

若酒客病，不可與桂枝湯，得之則嘔，以酒客不喜甘故也。

按語　陸淵雷云："酒客，謂素常嗜飲之人。病，謂太陽中風也。此條所言，殊不可泥。愚嘗治酒客中風，頭痛發熱，汗出惡風，桂枝證悉具，以本論有酒客不可與桂枝之戒，乃書防風、蘇葉等俗方與之，明日病如故……乃與桂枝湯中去草棗，加葛花、枳椇子以解酒，應手而愈……又其後遇酒客，則用桂枝原方，不復加味，雖愈期有遲速，從無得之而嘔者。"由此可見酒客病中風應不禁用桂枝湯。而禁用桂枝湯者,當系因酒而病者,即如程應旄所謂"酒客脉浮,汗自出,似風傷衞"者。

喘家,作桂枝湯,加厚朴杏子[1]佳。六。

〔1〕子 《千金翼》卷九作"仁"。

按語 喘家復感中風,以桂枝湯治太陽中風,加厚朴杏子利肺氣兼以治喘。然喘家爲久淹之疾,用之尚難根除,故曰"加厚朴杏子佳",而不言"主之"。

凡[1]服桂枝湯吐者,其後必吐膿血也。

〔1〕凡 《玉函》卷二、《千金翼》卷九無。

按語 "其後必吐膿血"句,乃是預料之詞。桂枝湯辛溫助陽,服後吐者,言其內熱盛也,故日後多見熱傷氣血之吐膿血證。綜觀全文,意在指出內熱盛者,不可與桂枝湯。傷寒例云"桂枝下咽,陽盛則斃",其意更明。

太陽病,發汗,遂漏[1]不止,其人惡風[2],小便難,四肢微[3]急,難以屈伸者,**桂枝加附子湯**主之。方七。

桂枝三兩,去皮 芍藥三兩 甘草三兩[4],炙 生薑三兩,切 大棗十二枚,擘 附子一枚,炮,去皮,破八片

右六味,以水七升,煮取三升,去滓,溫服一升。本云[5],桂枝湯今加附子。將息如前法。

〔1〕漏 謂汗出淋漓不絕。"漏"通"屚"《說文·水部》:"屚,雨屚屚也。"段玉裁注:"屚屚猶縷縷也,不絕之貌。"亦轉爲"淋"、"漓"、"瀝"。

〔2〕惡風 《太平聖惠方》卷八作"必惡寒"。

〔3〕微 《太平聖惠方》卷八作"拘"。

〔4〕甘草三兩 《玉函》卷七作"甘草二兩"。是。

〔5〕本云 校勘語。別本云,亦稱"舊云"。太陽病中篇柴胡加芒硝湯中半夏二十銖,下有"本云五枚",發汗吐下後病篇作"舊云五枚"。《玉函》凡"本云"皆作"本方"。按,"方"字誤,當作"云"。

按語 發汗至於汗出淋漓不止,豈特傷陽,陰亦耗矣。於

桂枝湯中加附子乃爲固陽攝陰之法,以扶陽爲先,陽復則汗止,汗止則陰復。

太陽病,下之後,脉促[1]胸滿者,**桂枝去芍藥湯**主之。方八。促,一作縱。

桂枝三兩,去皮 甘草二兩,炙 生薑三兩,切 大棗十二枚,擘

右四味,以水七升,者取三升,去滓,温服一升。本云,桂枝湯今去芍藥。將息如前法。

〔1〕脉促 脉急促,不拘於時一止。

按語 誤下之後,心胸之陽受損,陰氣乘之而上,故證見胸滿氣短而脉促。桂枝湯去芍藥,乃治陽以遠陰,實有桂枝甘草湯辛甘化陽之意。

若微寒[1]者,**桂枝去芍藥加附子湯**主之[2]。方九。

桂枝三兩,去皮 甘草二兩,炙 生薑三兩,切 大棗十二枚,擘 附子一枚,炮,去皮,破八片

右五味,以水七升,煮取三升,去滓,温服一升。本云,桂枝湯今去芍藥加附子。將息如前法。

〔1〕寒 《註解傷寒論》卷二、《玉函》卷二上均有“惡”。是。

〔2〕若微惡寒者,桂枝去芍藥加附子湯主之 本條《脉經》卷七、《千金翼》卷九、《玉函》卷二、《註解傷寒論》卷二皆與上條并爲一條,則文義連貫,爲是。

按語 上條所言之證又兼見微惡風寒,則知陽虛爲甚,故于上方再加附子一枚,而爲温陽消陰之計。仲景補心陽用桂枝、補腎陽用附子,心腎兩虛而胸滿不解,則用桂枝去芍藥而加附子。若云此條是脉微而惡寒,則仲景必用四逆湯無疑。

太陽病,得之八九日,如瘧狀,發熱惡寒,熱多寒少,其人不嘔,清便欲[1]自可[2],一日二三度發。脉微緩

者,爲欲愈也;脉微而惡寒者,此陰陽俱虛,不可更發汗、更下、更吐也;面色反有熱色者,未欲解也,以其不能得小汗出,身必痒,宜**桂枝麻黄各半湯**。方十。

桂枝一兩十六銖,去皮　芍藥　生薑切　甘草炙　麻黄各一兩,去節　大棗四枚,擘　杏仁二十四枚,湯浸,去皮尖及兩仁者

右七味,以水五升,先煮麻黄一二沸,去上沫,内諸藥,煮取一升八合,去滓,温服六合。本云,桂枝湯三合,麻黄湯三合,并爲六合,頓服。將息如上法。臣億等謹按,桂枝湯方,桂枝、芍藥、生薑各三兩,甘草二兩,大棗十二枚。麻黄湯方,麻黄三兩,桂枝二兩,甘草一兩,杏仁七十箇。今以算法約之,二湯各取三分之一,即得桂枝一兩十六銖,芍藥、生薑、甘草各一兩,大棗四枚,杏仁二十三箇零三分枚之一,收之得二十四箇,合方。詳此方乃三分之一,非各半也,宜云合半湯。

〔1〕欲　本書卷七作"續"。

〔2〕欲自可　《玉函》卷二作"自調"。

太陽病,初服桂枝湯,反煩不解者,先刺風池、風府,却與桂枝湯則愈。十一。用前第一方。

按語　本條所論邪盛於經,而取先針後藥之法,啓迪醫人當度量病邪之微甚,採取綜合治療之手段,而不應拘於一格。

服桂枝湯,大汗出,脉洪大者,與桂枝湯如前法。若形似瘧,一日再發者,汗出必解,宜**桂枝二麻黄一湯**。方十二。

桂枝一兩十七銖,去皮　芍藥一兩六銖　麻黄十六銖,去節　生薑一兩六銖,切　杏仁十六箇,去皮尖　甘草一兩二銖,炙　大棗五枚,擘

右七味,以水五升,先煮麻黄一二沸,去上沫,内諸藥,煮取二升,去滓,温服一升,日再服。本云,桂枝湯二

分,麻黄湯一分,合爲二升,分再服。今合爲一方,將息如前法。臣億等謹按,桂枝湯方,桂枝、芍藥、生薑各三兩,甘草二兩,大棗十二枚。麻黄湯方,麻黄三兩,桂枝二兩,甘草一兩,杏仁七十箇。今以算法約之,桂枝湯取十二分之五,即得桂枝、芍藥、生薑各一兩六銖,甘草二十銖,大棗五枚。麻黄湯取九分之二,即得麻黄十六銖,桂枝十銖三分銖之二,收之得十一銖,甘草五銖三分銖之一,收之得六銖,杏仁十五箇九分枚之四,收之得十六箇。二湯所取相合,即共得桂枝一兩十七銖,麻黄十六銖,生薑、芍藥各一兩六銖,甘草一兩二銖,大棗五枚,杏仁十六箇,合方。

服桂枝湯,大汗出後,大煩渴不解,脉洪大者,**白虎加人參湯**主之。方十三。

知母六兩　石膏一斤,碎,綿裹　甘草炙,二兩　粳米六合
人參三兩[1]

右五味[2],以水一斗,煮米熟湯成,去滓,温服一升,日三服。

〔1〕三兩　本書卷七作"二兩。"

〔2〕右五味……日三服　《外臺秘要》卷二作"右五味,切,以水一斗二升,煮米熟去米,内諸藥,煮取六升,去滓,温服一升,日三。"

太陽病,發熱惡寒,熱多寒少,脉微弱者,此無陽也,不可發汗[1]。宜**桂枝二越婢一湯**。方十四。

桂枝去皮　芍藥　麻黄　甘草各十八銖,炙　大棗四枚,擘　生薑一兩二銖,切　石膏二十四銖,碎,綿裹

右七味,以水五升,煮[2]麻黄一二沸,去上沫,内諸藥,煮取二升,去滓,温服一升。本云,當裁爲越婢湯、桂枝湯合之,飲一升。今合爲一方,桂枝湯二分,越婢湯一分。臣億等謹按,桂枝湯方,桂枝、芍藥、生薑各三兩,甘草二兩,大棗十二枚。越婢湯方,麻黄二兩,生薑三兩,甘草二兩,石膏半斤,大棗十五枚。

今以算法約之，桂枝湯取四分之一，即得桂枝、芍藥、生薑各十八銖，甘草十二銖，大棗三枚。越婢湯取八分之一，即得麻黃十八銖，生薑九銖，甘草六銖，石膏二十四銖，大棗一枚八分之七，棄之。二湯所取相合，即共得桂枝、芍藥、甘草、麻黃各十八銖，生薑一兩三銖，石膏二十四銖，大棗四枚，合方。舊云，桂枝三，今取四分之一，即當云桂枝二也。越婢湯方，見仲景雜方中，《外臺秘要》一云起脾湯。

〔1〕發汗　《脉經》卷七、《玉函》卷二均作"復發其汗"。《註解傷寒論》卷二作"更汗"。

〔2〕煮　《玉函》卷二、《千金翼》卷九上均有"先"。

按語　桂枝麻黃各半湯、桂枝二麻黃一湯、桂枝二越婢一湯，乃爲太陽表證所設，以補桂枝湯、麻黃湯治療之不逮。凡太陽病多日不解，邪氣有減但正氣亦弱，宜於此三方中求之。

本條所言桂枝二越婢一湯證與太陽中篇之大青龍湯證，同爲外有表寒而内有鬱熱，但此輕而彼重。"脉微弱者，此無陽也，不可發汗"，當與大青龍湯證中"若脉微弱，汗出惡風者，不可服之"之句相參，皆含有正虛禁汗之意。

服桂枝湯，或下之，仍頭項强痛，翕翕發熱，無汗，心下滿微痛，小便不利者，**桂枝去桂加茯苓白术湯**主之。方十五。

芍藥三兩　甘草二兩，炙　生薑切　白术　茯苓各三兩　大棗十二枚，擘

右六味，以水八升，煮取三升，去滓，溫服一升，小便利則愈。本云，桂枝湯今去桂枝，加茯苓、白术。

按語　注家對本條有爭議，焦點在于表邪之有無和"去桂"還是"去芍"。

據原文分析，"服桂枝湯，或下之"而病仍不解，説明既無太陽表邪，亦非陽明裏實。方後注云："小便利則愈"，仲景道破了本證之根蒂在于水飲之邪爲害。治療使小便通利，水邪得去，陽

氣得通,則諸證可釋。即葉香岩所説:"通陽不在温,而在利小便"。從利小便法可通陽而悟出本方能治頭項强痛與翕翕發热之理,則思過半矣。

傷寒脉浮,自汗出,小便數,心煩,微惡寒,脚攣急,反與桂枝[1]欲攻其表,此誤也。得之便厥,咽中乾,煩躁,吐逆者,作甘草乾薑湯與之,以復其陽;若厥愈足温者,更作芍藥甘草湯與之,其脚即伸;若胃氣不和,讝語者,少與調胃承氣湯;若重發汗,復加燒針者,四逆湯主之。方十六。

甘草乾薑湯方

甘草四兩,炙　乾薑二兩
右二味,以水三升,煮取一升五合,去滓,分温再服。

芍藥甘草湯方

白[2]芍藥　甘草各四兩,炙
右二味,以水三升,煮取一升五合,去滓,分温再服。

調胃承氣湯方

大黄四兩,去皮,清酒[3]洗[4]　甘草二兩,炙　芒消半升
右三味,以水三升,煮取一升,去滓,内芒消,更上火微煮令沸,少少温服之。

四逆湯方

甘草二兩,炙　乾薑一兩半　附子一枚,生用,去皮,破八片
右三味,以水三升,煮取一升二合,去滓,分温再服。

强人可大附子一枚、乾薑三兩。

〔1〕桂枝　《玉函》卷七、《註解傷寒論》卷二下有"湯"字。

〔2〕白　《千金翼》卷九、《玉函》卷七無。是。

〔3〕清酒　陳米酒。《周禮·天官冢宰下·酒正》："一曰事酒,二曰昔酒,三曰清酒。"鄭玄注："清酒,祭祀之酒。""今中山冬釀接夏而成。"賈公彥疏："昔酒者,久釀乃熟,故以昔酒爲名。""清酒者,此酒更久於昔,故以清爲號。"三酒皆用米釀。

〔4〕洗　《玉函》卷七、《註解傷寒論》卷二作"浸"。

按語　本條論述了傷寒挾虛誤汗之變證及其救治的方法。誤治之後,虛實寒熱互呈,陰陽轉化無常。其治或扶陽,或益陰,或和胃,或回陽,皆據證施,活潑無礙,充分體現了"觀其脉證,知犯何逆,隨證治之"的原則。

問曰:證象陽旦[1],按法治之而增劇,厥逆,咽中乾,兩脛拘急而讝語。師曰:言夜半手足當溫,兩脚當伸,後如師言,何以知此？答曰:寸口脉浮而大,浮爲風,大爲虛,風則生微熱,虛則兩脛攣,病形象桂枝,因加附子參其間,增桂令汗出,附子溫經,亡陽故也。厥逆咽中乾,煩躁,陽明內結,讝語煩亂,更飲甘草乾薑湯,夜半陽氣還,兩足當熱,脛尚微拘急,重與芍藥甘草湯,爾乃脛伸,以承氣湯微溏,則止其讝語,故知病可愈。

〔1〕陽旦　指陽旦湯,亦即桂枝湯。《金匱要略·婦人產後病脉證治》"陽旦湯"下,宋臣林億等注："即桂枝湯"。

按語　本條義在解釋前文,並補充了前文諸般病機之所略。

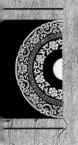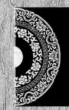

卷 第 三

漢　張仲景述　晉　王叔和撰次
宋　林　億校正
明　趙開美校刻
沈　琳仝校

辨太陽病脉證并治中第六合六十六法,方三十九首。
並見太陽陽明合病法。

提要　本篇主要論述了太陽傷寒表實無汗之麻黃湯證,及其加減證和禁忌證,兼述了太陽陽明合病之葛根湯證,補述了桂枝湯治療雜病之榮衛不和的自汗出證。在論太陽經邪之後,又簡述了蓄水于下之五苓散證、火鬱于上之梔子豉湯證、少陽氣鬱兼三焦不暢之小柴胡湯證、熱與血結之桃核承氣湯證和抵當湯、丸證。更以太陽病誤治後之變證,以五臟病爲例論述了心陽虛心悸之桂枝甘草湯證、脾虛水氣上冲之苓桂术甘湯證、邪熱壅肺作喘之麻杏甘石湯證、腎陽虛水泛之真武湯證等。

統觀全篇,所賅甚廣:外則論榮衛之不和,內則論氣血之失暢,上則論火鬱胸膈,下則論水蓄膀胱,兼及五藏雜病證治。

太陽病,項背强几几,無汗惡風,葛根湯主之。第一。七味。

太陽陽明合病,必自利,葛根湯主之。第二。用前第一方。一云用後第四方。

太陽陽明合病，不下利，但嘔者，葛根加半夏湯主之。第三。八味。

太陽病，桂枝證，醫反下之，利不止，葛根黃芩黃連湯主之。第四。四味。

太陽病，頭痛發熱，身疼，惡風，無汗而喘者，麻黃湯主之。第五。四味。

太陽陽明合病，喘而胸滿，不可下，宜麻黃湯主之。第六。用前第五方。

太陽病，十日以去，脈浮細而嗜臥者，外已解。設胸滿痛，與小柴胡湯。脈但浮者，與麻黃湯。第七。用前第五方。小柴胡湯，七味。

太陽中風，脈浮緊，發熱惡寒身疼痛，不汗出而煩躁者，大青龍湯主之。第八。七味。

傷寒，脈浮緩，身不疼，但重，乍有輕時，無少陰證，大青龍湯發之。第九。用前第八方。

傷寒表不解，心下有水氣，乾嘔，發熱而欬，小青龍湯主之。第十。八味，加減法附。

傷寒心下有水氣，欬而微喘，小青龍湯主之。第十一。用前第十方。

太陽病，外證未解，脈浮弱者，當以汗解，宜桂枝湯。第十二。五味。

太陽病，下之微喘者，表未解，桂枝加厚朴杏子湯主之。第十三。七味。

太陽病，外證未解，不可下也，下之爲逆，解外宜桂枝湯。第十四。用前第十二方。

太陽病，先發汗不解，復下之，脈浮者，當解外，宜桂枝湯。第十五。用前第十二方。

太陽病，脈浮緊無汗，發熱身疼痛，八九日不解，表證在，發汗已,發煩,必衄,麻黄湯主之。第十六。用前第五方,下有太陽病,并二陽并病四證。

脉浮者,病在表,可發汗,宜麻黄湯。第十七。用前第五方。一法用桂枝湯。

脉浮數者,可發汗,宜麻黄湯。第十八。用前第五方。

病常自汗出,榮衛不和也,發汗則愈,宜桂枝湯。第十九。用前第十二方。

病人藏無他病,時自汗出,衛氣不和也,宜桂枝湯。第二十。用前第十二方。

傷寒脉浮緊,不發汗,因衄,麻黄湯主之。第二十一。用前第五方。

傷寒不大便,六七日,頭痛,有熱,與承氣湯。小便清者,知不在裏,當發汗,宜桂枝湯。第二十二。用前第十二方。

傷寒發汗解半日許,復熱煩,脉浮數者,可更發汗,宜桂枝湯。第二十三。用前第十二方。下別有三病證。

下之後,復發汗,晝日煩躁不得眠,夜而安静,不嘔不渴,無表證,脉沉微者,乾薑附子湯主之。第二十四。二味。

發汗後,身疼痛,脉沉遲者,桂枝加芍藥生薑各一兩人参三兩新加湯主之。第二十五。六味。

發汗後,不可行桂枝湯。汗出而喘,無大熱者,可與麻黄杏子甘草石膏湯。第二十六。四味。

發汗過多,其人叉手自冒心,心悸欲得按者,桂枝甘草湯主之。第二十七。二味。

發汗後,臍下悸,欲作奔豚,茯苓桂枝甘草大棗湯主之。第二十八。四味,下有作甘爛水法。

發汗後,腹脹滿者,厚朴生薑半夏甘草人参湯主之。第二十九。五味。

傷寒吐下後,心下逆滿,氣上衝胸,頭眩,脉沉緊者,茯苓桂枝白术甘草湯主之。第三十。四味。

發汗病不解,反惡寒者,虚故也,芍藥甘草附子湯主之。第三十一。三味。

發汗若下之,不解,煩躁者,茯苓四逆湯主之。第三十二。五味。

發汗後惡寒,虚故也。不惡寒,但熱者,實也,與調胃承氣湯。第三十三。三味。

太陽病,發汗後,大汗出,胃中乾躁,不能眠,欲飲水,小便不利者,五苓散主之。第三十四。五味,即豬苓散是。

發汗已,脈浮數,煩渴者,五苓散主之。第三十五。用前第三十四方。

傷寒汗出而渴者,五苓散;不渴者,茯苓甘草湯主之。第三十六。四味。

中風發熱,六七日不解而煩,有表裏證,渴欲飲水,水入則吐,名曰水逆,五苓散主之。第三十七。用前第三十四方。下別有三病證。

發汗吐下後,虚煩不得眠,心中懊憹,梔子豉湯主之。若少氣者,梔子甘草豉湯主之;若嘔者,梔子生薑豉湯主之。第三十八。梔子豉湯二味。梔子甘草豉湯、梔子生薑豉湯,並三味。

發汗,若下之,煩熱,胸中窒者,梔子豉湯主之。第三十九。用上初方。

傷寒五六日,大下之,身熱不去,心中結痛者,梔子豉湯主之。第四十。用上初方。

傷寒下後,心煩腹滿,臥起不安者,梔子厚朴湯主之。第四十一。三味。

傷寒,醫以丸藥下之,身熱不去,微煩者,梔子乾薑湯主之。第四十二。二味。下有不可與梔子湯一證。

太陽病,發汗不解,仍發熱,心下悸,頭眩,身瞤,真武湯主之。第四十三。五味。下有不可汗五證。

汗家重發汗，必恍惚心亂，禹餘粮丸主之。第四十四。方本闕。下有吐蚘，先汗下二證。

傷寒，醫下之，清穀不止，身疼痛，急當救裏。後身疼痛，清便自調，急當救表。救裏宜四逆湯，救表宜桂枝湯。第四十五。桂枝湯用前第十二方。四逆湯三味。

太陽病未解，脉陰陽俱停。陰脉微者，下之解，宜調胃承氣湯。第四十六。用前第三十三方。一云，用大柴胡湯。前有太陽病一證。

太陽病，發熱汗出，榮弱衛強，故使汗出。欲救邪風，宜桂枝湯。第四十七。用前第十二方。

傷寒五六日，中風，往來寒熱，胸脇滿，不欲食，心煩喜嘔者，小柴胡湯主之。第四十八。再見柴胡湯，加減法附。

血弱氣盡，腠理開，邪氣因入，與正氣分爭，往來寒熱，休作有時，小柴胡湯主之。第四十九。用前方。渴者屬陽明證附，下有柴胡不中與一證。

傷寒四五日，身熱惡風，項強，脇下滿，手足溫而渴者，小柴胡湯主之。第五十。用前方。

傷寒陽脉濇，陰脉弦，法當腹中急痛，先與小建中湯。不差者，小柴胡湯主之。第五十一。用前方。小建中湯六味。下有嘔家不可用建中湯，并服小柴胡湯一證。

傷寒二三日，心中悸而煩者，小建中湯主之。第五十二。用前第五十一方。

太陽病，過經十餘日，反二三下之，後四五日，柴胡證仍在，微煩者，大柴胡湯主之。第五十三。加大黃，八味。

傷寒十三日不解，胸脇滿而嘔，日晡發潮熱，柴胡加芒消湯主之。第五十四。八味。

傷寒十三日，過經讝語者，調胃承氣湯主之。第五十五。用前第三十二方。

太陽病不解,熱結膀胱,其人如狂,宜桃核承氣湯。第五十六。五味。

傷寒八九日,下之、胸滿煩驚,小便不利,讝語,身重者,柴胡加龍骨牡蠣湯主之。第五十七。十二味。

傷寒腹滿讝語,寸口脉浮而緊,此肝乘脾也,名曰縱,刺期門。第五十八。

傷寒發熱,嗇嗇惡寒,大渴欲飲水、其腹必滿,自汗出,小便利,此肝乘肺也,名曰橫,刺期門。第五十九。下有太陽病二證。

傷寒脉浮,醫火劫之,亡陽,必驚狂,臥起不安者,桂枝去芍藥加蜀漆牡蠣龍骨救逆湯主之。第六十。七味,下有不可火五證。

燒針被寒,針處核起,必發奔豚氣,桂枝加桂湯主之。第六十一。五味。

火逆下之,因燒針煩躁者,桂枝甘草龍骨牡蠣湯主之。第六十二。四味,下有太陽四證。

太陽病,過經十餘日,溫溫欲吐,胸中痛,大便微溏,與調胃承氣湯。第六十三。用前第三十三方。

太陽病,六七日,表證在,脉微沉,不結胸,其人發狂,以熱在下焦,少腹滿,小便自利者,下血乃愈,抵當湯主之。第六十四。四味。

太陽病,身黃,脉沉結,少腹鞕,小便自利,其人如狂者,血證諦也,抵當湯主之。第六十五。用前方。

傷寒有熱,少腹滿,應小便不利,今反利者,有血也,當下之,宜抵當丸。第六十六。四味。下有太陽病一證。

太陽病,項背強几几,無汗惡風[1],葛根湯主之[2]。方一。

葛根四兩　麻黃三兩,去節　桂枝二兩,去皮　生薑三兩,切　甘草二兩,炙　芍藥二兩　大棗十二枚,擘右七味,以水一斗,先煮麻黄、葛根,減二升,去白[3]沫,内諸藥,煮取三升,去滓,温服一升。覆取微似汗,餘如桂枝法將息及禁忌。諸湯皆倣此。

〔1〕風　本書卷七、《玉函》卷二、《外臺秘要》卷二"風"下有"者"字。

〔2〕葛根湯主之　《脉經》卷七作"屬葛根湯"。

〔3〕白　《玉函》卷七、《千金翼》卷九作"上"。

按語　本條與前桂枝加葛根湯證相比較,兩證僅在無汗與有汗之分,故其治療方藥亦只是有無麻黄之別。

太陽與陽明合病[1]者,必自下利,葛根湯主之。方二[2]。用前第一方。一云,用後第四方。

〔1〕合病　二陽或三陽同時受邪而發病。本論用"合病"凡七處,計有太陽陽明合病三條,太陽少陽合病一條,三陽合病兩條,陽明少陽合病一條。

〔2〕方二　《千金翼》卷九下小注:"用上方,一云用後葛根黄芩黄連湯"。

太陽與陽明合病,不下利但嘔者,**葛根加半夏湯**主之。方三。

葛根四兩　麻黄三兩[1],去節　甘草二兩,炙　芍藥二兩　桂枝二兩,去皮　生薑二兩[2],切　半夏半升,洗　大棗十二枚,擘

右八味,以水一斗,先煮葛根、麻黄,減二升,去白[3]沫,内諸藥,煮取三升,去滓,温服一升。覆取微似汗。

〔1〕麻黄三兩　《玉函》卷七作"麻黄二兩"。《註解傷寒論》卷三"麻黄"下有"湯泡去黄汁,焙干稱"。

〔2〕生薑二兩　本書卷七作"生薑三兩"。

〔3〕白　《玉函》卷七作"上"。

按語 上兩條論述太陽、陽明兩經合病。因未入裏,故應見二陽經表之證。至於嘔吐和下利,是因經邪不解而影響胃腸之氣不和,胃不和則嘔,腸不和則利。

太陽病,桂枝證,醫反下之,利遂[1]不止,脉[2]促者,表未解也;喘而汗出者,**葛根黃芩黃連湯**主之。方四。促,一作縱。

葛根半斤　甘草二兩,炙　黃芩三兩　黃連三兩

右四味,以水八升,先煮葛根,減二升,内諸藥,煮取二升,去滓,分溫再服。

〔1〕利遂　《玉函》卷二、《脉經》卷七、《千金翼》卷九作"遂利"。

〔2〕脉　《玉函》卷二、《脉經》卷七、《千金翼》卷九上有"其"。

按語 誤下後利遂不止,應分清寒熱。葛根黃芩黃連湯證爲表裏皆熱之"協熱利"。凡下利而兼發熱、惡寒,其人小便黃赤者,服此湯多效。本條與太陽下篇中桂枝人參湯證條之利下不止、心下痞鞕、表裏不解的"協熱利"比較,此熱彼寒,虛實自分。

太陽病,頭痛發熱,身疼腰痛,骨節疼痛,惡風[1]無汗而喘者,**麻黃湯**主之。方五。

麻黃三兩,去節　桂枝二兩,去皮[2]　甘草一兩,炙　杏仁七十箇,去皮尖[3]

右四味,以水九升,先煮麻黃,減二升,去上沫,内諸藥,煮取二升半,去滓,溫服八合。覆取微似汗[4],不須歠粥,餘如桂枝法將息。

〔1〕惡風　《千金要方》卷九作"惡寒"。

〔2〕去皮　《玉函》卷七、《千金翼》卷九無。

〔3〕杏仁七十箇,去皮尖　《玉函》卷七、《千金翼》卷九"箇"作"枚"。《玉函》無"去皮尖"。《千金要方》"枚"下有"喘不甚,用五十枚"。

〔4〕覆取微似汗 《玉函》卷七作"溫覆出汗"。

按語 本條論太陽傷寒證治。寒爲陰邪,其性收歛,故能外閉衛陽而内滯榮陰,出現諸般疼痛。其痛之理,猶如《素問·痹論》所云:"痛者,寒氣多也。有寒,故痛也。"

太陽與陽明合病,喘而胸滿者,不可下,宜麻黃湯。六。用前第五方。

按語 雖言太陽陽明合病,但證情以喘而胸滿爲主,其腹不滿,故知邪氣側重在太陽,宜麻黃湯。如側重在陽明而見下利之證,則宜葛根湯主之,以麻黃入太陽而葛根入陽明也。

太陽病,十日以[1]去[2],脉[3]浮細而嗜臥者,外已解也。設胸滿脇痛者,與小柴胡湯。脉但浮者,與麻黃湯。七。用前第五方。

小柴胡湯方

柴胡半斤 黃芩 人參 甘草炙 生薑各三兩,切
大棗十二枚,擘 半夏半升,洗

右七味,以水一斗二升,煮取六升,去滓,再煎[4]取三升,溫服一升,日三服。

〔1〕以 《玉函》卷二、《千金翼》卷九作"已"。

〔2〕去 猶過也。

〔3〕脉 《玉函》卷二、《千金翼》卷九上有"其"字。

〔4〕煎 將液汁加熱濃縮。

按語 本條論太陽病日久的三種轉歸:一爲邪退正復,其病已解;二爲太陽之邪内傳少陽;三爲時間雖久,邪仍在表。從而示人判斷疾病之傳變與否,當以脉證爲據。

太陽中風,脉浮緊,發熱惡寒,身疼痛,不汗出而煩躁者,大青龍湯主之。若脉微弱,汗出惡風者,不可服

之。服之則厥逆，筋惕肉瞤[1]，此爲逆也。**大青龍湯方**。八。

　　麻黃六兩，去節　桂枝二兩，去皮[2]　甘草二兩，炙　杏仁四十枚，去皮尖　生薑三兩，切　大棗十枚[3]，擘　石膏如雞子大，碎[4]

　　右七味，以水九升，先煮麻黃，減二升，去上沫，内諸藥，煮取三升，去滓，溫服一升，取微似汗。汗出多者，溫粉[5]粉之。一服汗者，停後服。若復服，汗多亡陽遂一作逆虛，惡風煩躁，不得眠也。

　　〔1〕筋惕肉瞤　筋肉抽動。《仲景全書·註解傷寒論》"惕"作"惕"，"惕"者動也，"惕"者敬也(見《説文》)。作"惕"義長，與"瞤"義相應。

　　《説文·目部》："目動也。"段玉裁注："《素問》肉瞤瘈，注動掣也。"肉瞤，在此作肌肉跳動。

　　〔2〕去皮　《玉函》卷七無。

　　〔3〕十枚　《玉函》卷七、《千金要方》卷九、《註解傷寒論》卷三、《金匱要略》卷中皆作"十二枚"。

　　〔4〕碎　《玉函》卷七、《千金翼》卷九下有"綿裹"。

　　〔5〕溫粉　炒溫之米粉。

　　按語　大青龍湯證爲外有表寒，内有鬱熱所致。外寒不解則鬱熱不宣，乃致煩躁。大青龍湯是表裏雙解之峻汗劑，正虛之人不可妄投。

　　傷寒脉浮緩，身[1]不疼但重，乍有輕時，無少陰證者，大[2]青龍湯發之。九。用前第八方。

　　〔1〕身　《玉函》卷二、《脉經》卷七、《千金翼》卷九上有"其"。

　　〔2〕大　《玉函》卷二、《千金翼》卷九上有"可與"二字。

　　按語　尤在涇認爲本條是表寒化熱，熱將入里，故脉由緊變緩，證由身疼變爲身重。聯繫上條，可以把本條視爲大青龍湯證的進一步發展。

《金匱要略》云：“飲水流行，歸於四肢，當汗出不汗出，身體疼重，謂之溢飲”，“病溢飲者，當發其汗，大青龍湯主之。”故部分注家將本條與《金匱》之溢飲證相參，認爲是發越溢飲之邪，其義亦可參。

傷寒表不解，心下有水氣，乾嘔發熱而欬[1]，或渴，或利，或噎，或小便不利、少腹滿，或喘者，**小青龍湯**主之。方十。

麻黃去節　芍藥　細辛　乾薑　甘草炙　桂枝各三兩，去皮[2]　五味子半升　半夏半升，洗[3]

右八味，以水一斗，先煮麻黃，減二升，去上沫，內諸藥，煮取三升，去滓，溫服一升[4]。若渴，去半夏，加栝樓根三兩；若微利，去麻黃，加蕘花，如一雞子，熬[5]令赤色；若噎者，去麻黃，加附子一枚，炮；若小便不利，少腹滿者，去麻黃，加茯苓四兩；若喘，去麻黃，加杏仁半升，去皮尖[6]。且蕘花不治利，麻黃主喘，今此語反之，疑非仲景意[7]。臣億等謹按，小青龍湯，大要治水。又按《本草》，蕘花下十二水，若水去，利則止也。又按《千金》，形腫者應內麻黃，乃內杏仁者，以麻黃發其陽故也。以此證之，豈非仲景意也。

〔1〕乾嘔發熱而咳　《玉函》卷二、《千金翼》卷九作“咳而發熱”

〔2〕去皮　《玉函》卷七、《千金翼》卷九無。

〔3〕洗　《玉函》卷二無。《註解傷寒論》卷三作“湯洗”。

〔4〕一升　《註解傷寒論》卷三下有“加減法”三字。

〔5〕熬　炒、烘、焙。《說文·火部》：“熬，乾煎也。”《方言》卷七：“凡以火而乾五穀之類，自山而東，齊楚以往謂之熬，關西隴冀以往謂之膹，秦晉之間或謂之㷅。”“㷅”同“炒”，“膹”與“焙”聲近意通。

〔6〕若渴……去皮尖　此七十字《註解傷寒論》不作原文而作爲注釋之文。

〔7〕且蕘花不治利……疑非仲景意　此二十字《千金翼》卷九、《註

解傷寒論》卷三無。

傷寒心下有水氣，欬而微喘，發熱不渴。服湯已渴[1]者，此[2]寒去欲解也。小青龍湯主之。十一。用前第十方。

〔1〕渴 《玉函》卷二、《脉經》卷七、《千金翼》卷九"渴"上并有"而"字。

〔2〕此 《玉函》卷二、《千金翼》卷九下有"爲"。

按語 傷寒表不解，心下有水氣，是對本證外寒內飲之病機的概括。小青龍湯集麻黃、細辛、桂枝于一方，通散之力較峻，易動陽耗陰，故不宜久服。一旦病情轉緩，投苓桂术甘湯爲宜。

太陽病，外證未解，脉浮弱者[1]，當以汗解，宜桂枝湯[2]。方十二。

桂枝去皮 芍藥 生薑各三兩，切 甘草二兩，炙 大棗十二枚，擘

右五味，以水七升，煮取三升，去滓，溫服一升。須臾歠熱稀粥一升，助藥力，取微汗。

〔1〕脉浮弱者 《玉函》卷二、《脉經》卷七、《千金翼》卷九作"其脉浮弱"。

〔2〕宜桂枝湯 《玉函》卷七作"桂枝湯主之"。

按語 自此以下四條，擴展了桂枝湯的治療範圍。歸納其義有三：一，在論麻黃湯諸證後又論述桂枝湯證，示人對太陽表病脉證進行虛實對比。二，凡屬于太陽病，脉見浮弱者，此時不論有汗無汗，均應捨證從脉，不用麻黃湯發汗，而要取桂枝湯以解肌。三，在小青龍湯證之後，再論桂枝加厚朴杏子湯，乃是對比鑑別，以揭示咳喘證辨證論治之內涵。

太陽病，下之微喘者，表未解故也，桂枝加厚朴杏子湯主之[1]。方十三。

桂枝三兩,去皮　甘草二兩,炙　生薑三兩,切　芍藥三兩
大棗十二枚,擘　厚朴二兩,炙,去皮　杏仁五十枚,去皮尖

右七味,以水七升,微火煮取三升,去滓,温服一升,
覆取微似汗。

〔1〕桂枝加厚朴杏子湯主之　《千金翼》卷九作"宜桂枝湯",又下
有"一云麻黃湯"五字小注。又《千金翼》卷九另有一條作"宜麻黃湯"又
下有"一云桂枝湯"五字小注。

太陽病,外證未解[1],不可下也,下之爲逆,欲[2]解
外者,宜桂枝湯。十四。用前第十二方。

〔1〕未解　《玉函》卷二、《註解傷寒論》卷三"解"下有"者"。

〔2〕欲　《玉函》卷二、《千金翼》卷九無。

太陽病,先發汗不解,而復下之,脉浮者不愈。浮爲
在外,而反下之,故[1]令不愈。今脉浮,故在外,當須
解[2]外則愈,宜桂枝湯。十五。用前第十二方。

〔1〕故　《玉函》卷二、《註解傷寒論》卷三下有"知"字。

〔2〕解　《玉函》卷二、《脉經》卷七、《千金翼》卷九下有"其"字。

太陽病,脉浮緊,無汗,發熱,身疼痛,八九日不解,
表證仍在,此當發其汗。服藥已微除,其人發煩目瞑,劇
者必衄,衄乃解。所以然者,陽氣重故也。麻黃湯主之。
十六。用前第五方。

太陽病,脉浮緊,發熱,身[1]無汗,自衄者,愈。

〔1〕身　《玉函》卷二上有"其"。

按語　上兩條論表邪不從汗解而從衄解。衄以代汗,汗血
同源,故衄解又稱"紅汗"。

發汗後衄解,責之太陽病八九日不解的"陽氣重";不發汗
而衄解,責之風寒在經,不得隨汗而出。兩條合觀,以見衄以代
汗之機。

二陽併病[1]，太陽初得病時，發其汗，汗先出不徹，因轉屬陽明，續自微汗出，不惡寒。若太陽病證不罷者，不可下，下之爲逆，如此可小發汗。設面色緣緣正赤[2]者，陽氣怫鬱[3]在表[4]，當解之熏之。若發汗不徹[5]不足言，陽氣怫鬱不得越[6]，當汗不汗，其人躁煩，不知痛處，乍在腹中，乍在四肢，按之不可得，其人短氣，但坐以汗出不徹故也，更發汗則愈。何以知汗出不徹？以脉濇故知也。

〔1〕併病　一經證候未罷，又出現另一經證候，二經證候有先後次第之分者，謂併病。本論言併病者凡五處，太陽陽明併病二條；太陽少陽併病三條。

〔2〕緣緣正赤　滿面通紅貌。

〔3〕怫鬱　悒鬱，憂鬱，鬱悶。此引申爲陽氣被外邪所抑鬱。

〔4〕在表　《玉函》卷二作“不得越”。

〔5〕不徹　《脉經》卷七作“不大徹”。

〔6〕若發汗不徹……不得越　此十五字《玉函》卷二無。

按語　太陽陽明併病，須辨併於經和併於腑。併于陽明腑，其人續自微汗出，不惡寒；併于陽明經者，其人面色緣緣正赤，發熱和額頭痛亦常可見。

脉浮數者，法當汗出而愈。若下之，身重心悸者，不可發汗，當自汗出乃[1]解。所以然者，尺中脉微，此裏虛，須表裏實，津液自和，便自汗出愈。

〔1〕乃　《玉函》卷二、《脉經》卷七、《千金翼》卷九作“而”。

脉浮緊者，法當身疼痛，宜以汗解之。假令尺中遲者，不可發汗。何以知然[1]？以[2]榮氣不足，血少故也。

〔1〕知然　《玉函》卷二作“故”。

〔2〕以 《玉函》卷二、《脉經》卷七、《千金翼》卷九作"此爲"。

按語 上條尺脉微爲陽氣不足,本條尺脉遲爲陰氣不足。凡陰陽之氣虚者,雖有表證,亦不耐攻伐,故均禁用麻黄湯發汗。許叔微治傷寒挾虚者,用小建中湯加當歸、黄芪之法,可資參用。

脉浮者,病在表,可發汗,宜麻黄湯[1]。十七。用前第五方。法用桂枝湯。

〔1〕麻黄湯 《玉函》卷二下有"一云桂枝湯"。《脉經》卷七作"屬桂枝湯證"。

脉浮而數者,可發汗,宜麻黄湯。十八。用前第五方。

病常自汗出者,此爲榮氣和,榮氣和者,外不諧,以衛氣不共榮氣諧和故爾。以榮行脉中,衛行脉外。復發其汗,榮衛和則愈。宜桂枝湯。十九。用前第十二方。

病人藏無他病,時發熱自汗出而不愈者,此衛氣不和也,先其時發汗則愈,宜桂枝湯。二十。用前第十二方。

按語 以上兩條説明了桂枝湯有調和榮衛之功,故不但可愈太陽中風之榮衛不和,亦可療雜病之榮衛不和的自汗出證。

傷寒脉浮緊,不發汗,因致衄者,麻黄湯主之。二十一。用前第五方。

傷寒不大便六七日,頭痛有熱者,與[1]承氣湯。其小便清者[2],一云大便青。知[3]不在裏,仍在表也,當須發汗。若頭痛者,必衄,宜桂枝湯。二十二。用前第十二方。

〔1〕與 《玉函》卷二作"未可與"。

〔2〕小便清者 《脉經》卷七、《千金翼》卷九作"大便反清"。《脉經》卷七"大便反清"下有小注云"一作小便者"。

〔3〕知 《玉函》卷二、《脉經》卷七、《千金翼》卷九皆作"此爲"。

按語 通過辨小便顏色,以測知病之表裏之情,這在臨床實踐中,頗有一錘定音之義。

傷寒發汗已解,半日許復煩,脉[1]浮數者,可更發汗,宜桂枝湯。二十三。用前第十二方。

〔1〕脉 《玉函》卷二、《脉經》卷七、《千金翼》卷九上有"其"。

按語 汗後餘邪未解,不堪再用麻黃湯峻汗,而以桂枝湯代行其事。

凡病若發汗、若吐、若下、若亡血、亡津液,陰[1]陽自和者,必自愈。

〔1〕陰 《玉函》卷二、《脉經》卷七、《千金翼》卷十上有"而"字。

按語 仲景從病之本在於陰陽不和,推及病之愈由於陰陽自和,可謂善於發揚《內經》治病必求于本之義。無論治病用何法、何方、何藥,必使其陰陽自和方爲上策。其言甚簡,其義無窮,臨床醫工應奉爲施治准則。

大下之後,復發汗,小便不利者[1],亡津液故也。勿治之,得小便利,必自愈。

〔1〕小便不利者 《玉函》卷二、《脉經》卷七、《千金翼》卷十作"其人小便不利"。

按語 "勿治之,得小便利,必自愈"乃是"陰陽自和者,必自愈"的具體説明。非獨如此,陽明病之大便鞕,當問小便日幾行,"若本小便日三四行,今日再行,故知大便不久出……以津液當還胃中,故知不久必大便也",亦是陰陽自和的例證。故治病不但要以陰陽自和爲前提,更應注視陰陽自和的表現及其調諧作用,這一點更爲重要。

下之後,復發汗,必振寒,脉微細。所以然者,以內外俱虛故也。

下之後,復發汗,晝日煩躁不得眠,夜而安靜,不嘔,不渴,無表證[1],脉[2]沉微,身無大熱者,**乾薑附子湯**主之。方二十四。

乾薑一兩　附子一枚,生用,去皮,切八片

右二味,以水三升,煮取一升,去滓,頓服。

〔1〕無表證　《玉函》卷二、《脉經》卷七、《千金翼》卷十上有"而"字。

〔2〕脉　《脉經》卷七、《千金翼》卷十上有"其"字。

按語　煩躁一證,當分陰陽寒熱。"晝日煩躁,夜而安靜",脉見沉微,知陽虛已甚。晝則陽氣得助,夜則陰氣得助,故陽虛之煩躁爲晝發夜安。

發汗後,身[1]疼痛,脉[2]沉遲者,**桂枝加芍藥生薑各一兩人參三兩新加湯**[3]主之。方二十五。

桂枝三兩,去皮　芍藥四兩　甘草二兩,炙　人參三兩
大棗十二枚,擘　生薑四兩

右六味[4],以水一斗二升,煮取三升,去滓,溫服一升。本云[5],桂枝湯,今加芍藥、生薑、人參。

〔1〕身　《玉函》卷二、《脉經》卷七、《千金翼》卷十下有"體"字。

〔2〕脉　《玉函》卷二、《脉經》卷七、《千金翼》卷十上有"其"字。

〔3〕桂枝加……新加湯　此十七字《玉函》卷七、《脉經》卷七、《千金翼》卷十皆作"桂枝加芍藥生薑人參湯"。

〔4〕味　《玉函》卷七下有"㕮咀四味"。

〔5〕云　《玉函》卷七作"方"。

按語　汗後正虛身痛,治用新加湯,以補榮衛氣血之不足,其身痛自愈。本方在臨床上用以治療婦女產後,或失血後身痛,脉見沉遲無力者,甚佳。

發汗後,不可更行[1]桂枝湯,汗出而喘,無大熱者,可與**麻黃杏仁**[2]**甘草石膏湯**。方二十六。

麻黃四兩,去節　杏仁五十箇,去皮尖　甘草二兩[3],炙
石膏半斤,碎,綿裹

右四味,以水七升,煮[4]麻黃,減二升,去上沫,内諸藥,煮取二升[5],去滓,温服一升。本云,黄耳杯[6]。

〔1〕更行　猶言再用。《周禮·夏官·司爟》:"掌行火之政令。"鄭玄注:"行,猶用也"。

〔2〕仁　《玉函》卷二、《脉經》卷七、《千金翼》卷十作"子"。

〔3〕二兩　《玉函》卷七作"一兩"。

〔4〕煮　《玉函》卷七、《千金翼》卷十、《注解傷寒論》卷三上有"先"。是。

〔5〕煮取二升　本書卷四作"煮取三升"。

〔6〕黄耳杯　"杯",《千金翼》卷十作"柸"。本書卷四亦作"柸"。"耳杯"爲古代飲器,亦稱羽觴,橢圓形,多爲銅制,故名,實容一升。

按語　麻黃湯治無汗之喘,功在散寒;麻杏甘石湯療有汗之喘,功在清熱。寒熱皆用麻黃者,以麻黃善能宣肺而爲治喘之聖藥。

發汗過多,其人叉手自冒心,心下悸,欲得按者,**桂枝甘草湯**主之。方二十七。

桂枝四兩,去皮　　甘草二兩,炙

右二味,以水三升,煮取一升,去滓,頓服。

按語　心陽虚心悸證,治用桂枝甘草湯,要注意以下三點:一,要保持藥味單捷之特點;二,桂枝用量要大于甘草一倍;三,藥要一次頓服。如此,方可温復心陽。

發汗後,其人臍下悸者,欲作奔豚,**茯苓桂枝甘草大棗湯**主之。方二十八。

茯苓半斤　　桂枝四兩,去皮　　甘草二兩,炙　　大棗十五枚,擘

右四味,以甘爛水一斗,先煮茯苓,減二升,内諸藥,煮取三升,去滓,温服一升,日三服。

作甘爛水法:取水二斗,置大盆内,以杓揚之,水上有珠子五六千顆相逐,取用之。

按語 欲作奔豚之證,非奔豚已發,乃水氣悸動于下之狀。以理測知,本證當有小便不利一證,治用苓桂棗甘湯,通陽利水以伏其邪。製甘爛水法,當進一步研討。

發汗後,腹脹滿者,**厚朴生薑半夏甘草人參湯**主之。方二十九。

厚朴半斤,炙,去皮　生薑半斤,切　半夏半升,洗　甘草^[1]二兩　人參一兩

右五味^[2],以水一斗,煮取三升,去滓,溫服一升,日三服。

〔1〕甘草　《註解傷寒論》卷三、《千金翼》卷十下有"炙"字。是。

〔2〕味　《玉函》卷七下有"㕮咀"二字。

按語 氣滯脾虛兼濕邪,乃是本條腹脹之因。

下利腹滿用"理中",便鞕腹滿用"承氣",如大便不瀉不秘,或脾家虛實相兼之腹滿者,用厚薑半甘參湯多驗。

傷寒若吐、若下後^[1],心下逆滿,氣上衝胸,起則頭眩^[2],脉沉緊,發汗則動經^[3],身爲振振^[4]搖者,**茯苓桂枝白^[5]术甘草湯**主之。方三十。

茯苓四兩　桂枝三兩,去皮　白术^[6]　甘草各二兩,炙

右四味,以水六升,煮取三升,去滓,分溫三服^[7]。

〔1〕若吐、若下後　《脉經》卷七、《千金翼》卷十作"吐、下、發汗後"。《玉函》卷二作"若吐、若下、若發汗"。

〔2〕眩　目眩。《說文·目部》:"眩,目無常主也。"《釋名·釋疾病》:"眩,懸也,目視動亂如懸物搖搖然不定也。"

〔3〕動經　方有執《傷寒論條辨》:"傷動經脉。"

〔4〕振振　動搖不定貌。

〔5〕白 《脉經》卷七無。

〔6〕白术 《金匱要略方論》卷中、《玉函》卷七作"白术三兩"。

〔7〕服 《玉函》卷七下有"小便即利"。

按語 本條論心脾兩虛之水氣上衝證治。臨證觀察，水氣上衝之見證甚多，可見胸滿、心悸、短氣、欬嗽、眩暈、咽喉不利等。仲景概稱"氣上冲胸"，乃省文也。

發汗，病不解，反惡寒者，虛故也，**芍藥甘草附子湯**主之。方三十一。

芍藥　甘草各三兩，炙　附子一枚，炮，去皮，破八片

右三味[1]，以水五升[2]，煮取一升五合，去滓，分溫三服。疑非仲景方[3]。

〔1〕味 《玉函》卷八下有"㕮咀"。

〔2〕五升 《玉函》卷八、《千金翼》卷十作"三升"。

〔3〕疑非仲景方 《玉函》卷八、《千金翼》卷十無。"方" 《註解傷寒論》卷三作"意"。

按語 本條論陰陽兩虛之證治。從"惡寒"一證領會，當以陽虛爲主，其脉自當沉微。

發汗，若下之，病仍不解，煩躁者，**茯苓四逆湯**主之。方三十二。

茯苓四兩[1]　人參一兩　附子一枚，生用，去皮，破八片甘草二兩，炙　乾薑一兩半

右五味，以水五升，煮取三升[2]，去滓，溫服七合，日二服[3]。

〔1〕茯苓四兩 《註解傷寒論》卷三作"六兩"。

〔2〕三升 《玉函》卷八作"一升二合"。《千金翼》卷十作"二升"。

〔3〕二服 《千金翼》卷十、《註解傷寒論》卷三作"三服"。

按語 茯苓四逆湯爲四逆湯加人參茯苓而成。成無己認

爲,薑附以扶腎陽,茯苓人參以養心陰。

發汗後惡寒者,虛故也。不惡寒,但熱者,實也,當和胃氣,與**調胃承氣湯**[1]。方三十三。《玉函》云,與小承氣湯。

芒消半升　　甘草二兩,炙　　大黄四兩,去皮,清酒洗

右三味,以水三升,煮取一升,去滓,内芒消,更煮兩沸,頓服。

〔1〕與調胃承氣湯　《玉函》卷二、《脉經》卷七、《千金翼》卷九皆作"宜小承氣湯"。

按語　寫熱而及寒,言實又論虛,對比求辨,明析隨證施治之理。

太陽病,發汗後,大[1]汗出,胃中乾[2],煩躁不得眠,欲得飲水者[3],少少與飲之,令胃氣和則愈。若脉浮,小便不利,微熱消渴[4]者,**五苓散**主之。方三十四。即豬苓散是。

豬苓十八銖,去皮[5]　　澤瀉一兩六銖　　白术十八銖　　茯苓十八銖　　桂枝半兩,去皮

右五味,擣爲散[6],以白飲[7]和服方寸匕[8],日三服。多飲煖水[9],汗出愈。如法將息。

〔1〕大　《脉經》卷七、《千金翼》卷九上有"若"。

〔2〕乾　《脉經》卷七作"躁煩"。"乾"下"煩躁"無。

〔3〕欲得飲水者　《脉經》卷七、《千金翼》卷九作"其人欲飲水"。

〔4〕消渴　此指渴而多飲之症狀,非指多飲、多食、多尿的消渴病。

〔5〕去皮　《玉函》卷七無"去皮"。《千金翼》卷九作"去黑皮"。

〔6〕擣爲散　《金匱要略》卷中、《玉函》卷七、《註解傷寒論》卷三作"爲末"。《千金要方》卷十作"水服"。

〔7〕白飲　白米飲。《千金要方·脱肛》豬肝散條有"若不能酒,與清白米飲亦得。"

〔8〕方寸匕　量器。宋《政和證類本草·序例》:"方寸匕者,作匕
正方一寸,抄散取不落爲度。"中國計量科學研究院《中國古代度量衡圖
録》考秦漢一寸約爲今之二點三釐米,是知方寸匕即邊長約爲二點三釐米
的方形藥匙。

〔9〕多飲煖水　《千金要方》卷十無"煖"字。

按語　本證爲太陽表裏氣化不利之蓄水證治。五苓散解
表化氣,外疏内利。

發汗已[1],脉浮[2]數,煩[3]渴者,五苓散主之。三
十五。用前第三十四方。

〔1〕已　《玉函》卷二作"後"。

〔2〕浮　《玉函》卷二、《脉經》卷七、《千金翼》卷十下有"而"。

〔3〕煩　《脉經》卷七上有"復"。

按語　既爲太陽蓄水證,自當有小便不利。仲景不言,是
其省文。五苓散既可開鬼門,又能潔净府。

傷寒汗出而渴者,五苓散主之;不渴者,**茯苓甘草湯**
主之。方三十六。

茯苓二兩[1]　桂枝二兩,去皮　甘草一兩,炙　生薑三
兩,切

右四味,以水四升,煮取二升,去滓,分温三服。

〔1〕茯苓二兩　《玉函》卷七作"茯苓三兩。"

按語　五苓散證爲水蓄于下,茯苓甘草湯證爲水停於中,
故前者口渴而後者不渴。厥陰病篇中有"傷寒厥而心下悸,宜
先治水,當服茯苓甘草湯"之語,當與此合觀,以全茯苓甘草湯
之證治。

中風發熱,六七日不解而煩,有表裏證,渴欲飲水,
水入則吐者,名曰[1]水逆,五苓散主之。三十七。用前第
三十四方。

〔1〕名曰　《玉函》卷二、《千金翼》卷九作"此爲"。

　　按語　本條補述了五苓散可治療“渴欲飲水，水入則吐”之“水逆”證。證情中自有小便不利者，乃詳于前而略于後。

　　未持脉時，病人手叉[1]自冒心，師因教試令欬，而不[2]欬者，此必兩耳聾無聞[3]也。所以然者，以重發汗，虛故如此[4]。發汗後，飲水多[5]必喘，以水灌之[6]亦喘。

〔1〕手叉　《玉函》卷二、《脉經》卷七作“叉手”。

〔2〕不　《玉函》卷二、《脉經》卷七、《千金翼》卷十下有“即”字。

〔3〕聾無聞　《脉經》卷七、《千金翼》卷十作“無所聞”。

〔4〕如此　《玉函》卷二、《脉經》卷七、《千金翼》卷十作“也”。

〔5〕多　《玉函》卷二、《脉經》卷七、《千金翼》卷十下有“者”。

〔6〕以水灌之　以冷水洗浴。太陽病下篇“以冷水潠之，若灌之”、不可下病篇“汲水灌其身”，“灌”字均指洗浴。

　　發汗後，水藥不得入口爲逆，若更發汗，必吐下不止[1]。發汗吐下後[2]，虛煩不得眠，若劇者，必反覆顛倒，音到，下同。心中懊憹[3]，上烏浩、下奴冬切，下同。栀子豉[4]湯主之；若少氣者，栀子甘草豉湯[5]主之；若嘔者，栀子生薑豉湯主之。三十八。

　　栀子豉湯方

　　栀子十四箇[6]，擘　香豉四合，綿裹

　　右二味，以水四升，先煮栀子，得[7]二升半[8]，内豉，煮取一升半，去滓，分爲二服，温進一服，得吐[9]者，止後服。

　　栀子甘草豉湯方[10]

　　栀子十四箇，擘　甘草二兩，炙　香豉四合，綿裹右三味,以水四升,先煮梔子、甘草,取二升半,內豉,煮取一升半,去滓,分二服,溫進一服,得吐[11]者,止後服。

梔子生薑豉湯方

梔子十四箇,擘　生薑五兩　香豉四合,綿裹

右三味,以水四升,先煮梔子、生薑,取二升半,內豉,煮取一升半,去滓,分二服,溫進一服,得吐者,止後服。

〔1〕若更發汗,必吐下不止　《玉函》卷二、《千金翼》卷十無。

〔2〕發汗吐下後　《脉經》卷七上有"傷寒"。

〔3〕心中懊憹　《外臺秘要》作"心中苦痛懊憹"。"懊憹"(ào náo 奧撓),煩悶殊甚,而又難以名狀。

〔4〕豉　《脉經》卷七、《千金翼》卷十無。

〔5〕梔子甘草豉湯　《脉經》卷七、《千金翼》卷十作"梔子甘草湯"。

〔6〕箇　《玉函》卷七、《千金翼》卷十、《註解傷寒論》卷三作"枚"。

〔7〕得　《千金翼》卷九作"取"。

〔8〕二升半　《外臺秘要》卷二下有"去滓"。

〔9〕吐　《玉函》卷七、《千金翼》卷九上有"快"。

〔10〕梔子甘草豉湯方　《千金翼》卷十不載本方,但云:"於梔子湯中加甘草二兩即是"。

〔11〕吐　《玉函》卷七上有"快"。

發汗若下之,而煩熱胸中窒[1]者,梔子豉湯主之。三十九。用上初方

〔1〕窒　《脉經》卷七作"塞"。《千金要方》卷九下并有"氣逆搶心"四字。《説文·穴部》:"窒,塞也"。

傷寒五六日,大下之後,身熱不去,心中結痛者,未欲解也[1],梔子豉湯主之。四十。用上初方

〔1〕未欲解也 《玉函》卷二作"此爲未解"。

按語 以上三條,論汗吐下後熱鬱胸膈之證,或虛煩不眠、或心中懊憹、或胸中窒塞、或心胸結痛,證狀雖異而病機相同,故均以梔子豉湯治之。至于少氣者加甘草、嘔者加生薑,乃示人隨證加減之例。

傷寒下後,心煩腹滿,臥起不安者,**梔子厚朴湯**主之。方四十一。

梔子十四箇[1],擘　厚朴四兩,炙[2],去皮　枳實四枚,水浸,炙令黃[3]

右三味,以水三升半,煮取一升半,去滓,分二服,溫進一服,得吐[4]者,止後服。

〔1〕箇 《玉函》卷七、《千金翼》卷十、《註解傷寒論》卷三作"枚"。

〔2〕炙 《註解傷寒論》卷三作"薑炙"。

〔3〕枳實四枚,水浸,炙令黃 《玉函》卷七無"水浸"。《玉函》卷七、《註解傷寒論》卷三"炙令黃"作"去穰炒"。

〔4〕吐 《千金翼》卷十上有"快"。

傷寒,醫以丸[1]藥大下之[2],身熱不去,微煩者,**梔子乾薑湯**主之。方四十二。

梔子十四箇,擘　乾薑二兩

右二味,以水三升半,煮取一升半,去滓,分二服,溫進一服,得吐[3]者,止後服。

〔1〕丸 《玉函》卷二作"圓"。

〔2〕之 《千金翼》卷十作"後"。

〔3〕吐 《玉函》卷七、《千金翼》卷十上有"快"。

按語 火鬱于上,寒居于中,治以梔子乾薑湯,行溫清并用之法。

凡用梔子湯,病人舊微溏者,不可與服之。

按語　脾虛便溏之人,禁用梔子湯。推而廣之,凡苦寒之品皆在所禁。如因病情所需而又不能不用時,應宗梔子乾薑湯法。

太陽病發汗,汗出不解,其人仍發熱,心下悸,頭眩,身瞤動,振振欲擗一作僻。地[1]者,真[2]**武湯**主之。方四十三。

茯苓　芍藥　生薑各三兩,切　白术二兩　附子一枚,炮,去皮,破八片

右五味,以水八升,煮取三升,去滓,温服七合,日三服。

〔1〕振振欲擗地　肢體顫動欲仆倒於地。《廣雅》卷一:"振,動也。""振振",顫動不止貌。"擗"通"仆",《脉經》正作"仆"。"仆",跌倒。

〔2〕真　《千金翼》卷十作"玄"。

按語　腎主水,在于陽氣之温化,汗出亡陽,腎失温化,則水寒之邪内生。治用真武湯,扶陽消陰以制水。

咽喉乾燥者,不可發汗。

淋家不可發汗,發汗必便血。

瘡家,雖身疼痛,不可發汗,汗出[1]則痓[2]。

〔1〕汗出　《注解傷寒論》卷三作"發汗"。

〔2〕痓　《玉函》卷五作"痙"。《脉經》卷七下有注云"一作痙"。

衄家,不可發汗,汗出必額上陷,脉急緊[1],直視[2]不能眴,音喚,又胡絹切,下同。一作瞬。不得眠。

〔1〕汗出必額上陷,脉急緊　《玉函》卷五作"汗出則額陷,脉上促急而緊"。《脉經》卷七作"汗出必額陷,脉上促急而緊"。《千金翼》卷十作"汗出必額上促急"。

〔2〕直視　《千金翼》卷十無"直視"以下八字。

亡血家,不可發汗,發汗[1]則寒慄而振。

〔1〕發汗　《玉函》卷五、《脉經》卷七作"汗出"。

汗家,重發汗,必恍惚心亂,小便已陰疼,與禹餘粮丸[1]。四十四。方本闕。

〔1〕與禹餘粮丸　《千金翼》卷十無。《註解傷寒論》卷三"丸"下有"闕"。

病人有寒,復[1]發汗,胃中冷,必吐蚘[2]。一作逆。

〔1〕復　反也。

〔2〕蚘　《千金翼》卷十下有"一云吐逆"四字小註。

按語　以上七條,論禁汗之理及誤汗之變。其禁汗之理,無外陰陽氣血已虛,故有"强人傷寒發其汗,虛人傷寒建其中"之説。今世之益氣解表、滋陰解表、助陽解表等法,即是爲虛人傷寒所設,頗可參用。

本發汗,而復下之,此爲逆也;若先發汗,治不爲逆。本先下之,而反汗之,爲逆;若先下之,治不爲逆。

按語　證有表裏,病有緩急,故其治療應有先後緩急之分。

傷寒,醫下之,續得下利,清穀不止,身疼痛者,急當救[1]裏;後身疼痛,清便自調者,急當救表。救裏宜四逆湯,救表宜桂枝湯。四十五。用前第十二方

〔1〕救　猶治。

按語　承上條表裏先後緩急之治法,舉例陳述先表後裏雖爲治法之常,而裏虛之人又當行先裏後表治法之變。知常達變,方可云醫。

病[1]發熱頭痛,脉反沉,若不差,身體疼[2]痛,當救其裏。**四逆湯方**。

甘草二兩,炙　乾薑一兩半　附子一枚,生用,去皮,破八片

右三味,以水三升,煮取一升二合,去滓,分温再服。强人可大附子一枚,乾薑三兩。

〔1〕病　《玉函》卷六、《脉經》卷七、《千金翼》卷十上有"師曰"。

〔2〕疼　《玉函》卷六上有"更"字。

按語　從"若不差"三字推敲,似已用過温經解表之法。其所以不差者,恐藥不勝病,温陽之力薄也。故改用四逆湯法,以温固其本。

太陽病,先下〔1〕而不愈,因復發汗,以此〔2〕表裏俱虚,其人因致冒,冒家〔3〕汗出自愈。所以然者,汗出表和故也。裏未和〔4〕,然後復下之。

〔1〕先下　《玉函》卷六、《註解傷寒論》卷三下有"之"字。

〔2〕以此　《玉函》卷六、《脉經》卷七、《千金翼》卷十無。

〔3〕冒家　《玉函》卷六、《脉經》卷七、《千金翼》卷十下有"當"字。

〔4〕裏未和　《脉經》卷七、《千金翼》卷十無。《註解傷寒論》卷三"裏"上有"得"字。

按語　"冒"而汗出病愈與"戰"而汗出邪解,其理相近,皆為本虛而邪氣微也。

太陽病未解,脉陰陽俱停,一作微。必先振慄汗出而解。但陽脉微者,先汗出而解,但陰脉微〔1〕一作尺脉實者,下之而解〔2〕。若欲下之,宜調胃承氣湯。四十六。用前第三十三方。一云用大柴胡湯。

〔1〕陰脉微　《脉經》卷七無"脉"字。下有小字注云"陰微一作尺實"。

〔2〕下之而解　《脉經》卷七下有"屬大柴胡湯證"。

按語　對于戰汗來説,有一戰而汗出病解者,有經兩次戰汗而邪去人安。至于正虛之人,戰而不汗,必以扶正之品,助其汗出而愈。

太陽病,發熱汗出者,此為榮弱衛强,故使汗出,欲救邪風者,宜桂枝湯。四十七。方用前法。

按語　此條應與太陽病上篇"太陽中風,陽浮而陰弱……

桂枝湯主之"合參。"榮弱衛强"是對太陽中風證病機的總概括。

傷寒五六日中風，往來寒熱，胸脇苦滿，嘿嘿[1]不欲飲食，心煩喜嘔[2]，或胸中煩而不嘔，或渴，或腹中痛，或脇下痞鞕，或心下悸、小便不利，或不渴、身有微熱，或欬者，**小柴胡湯**主之。方四十八。

柴胡半斤　黄芩三兩　人參三兩　半夏半升，洗　甘草炙　生薑各三兩，切　大棗十二枚，擘

右七味[3]，以水一斗二升，煮取六升，去滓，再煎取三升，温服一升，日三服。若胸中煩而不嘔者，去半夏、人參，加栝樓實一枚；若渴，去半夏，加人參合前成四兩半、栝樓根四兩；若腹中痛者，去黄芩，加芍藥三兩；若脇下痞鞕，去大棗，加牡蠣四兩[4]；若心下悸、小便不利者，去黄芩，加茯苓四兩；若不渴，外有微熱者，去人參，加桂枝三兩，温覆微汗愈；若欬者，去人參、大棗、生薑，加五味子半升、乾薑二兩。

〔1〕嘿嘿　《註解傷寒論》卷三作"默默"。"嘿嘿"（mò 默），又寫作"嘿嘿"、"墨墨"，心中鬱悶不爽貌。《素問·刺腰痛篇》："默默然不慧。"

〔2〕喜嘔　善嘔，好嘔。

〔3〕味　《玉函》卷七下有"㕮咀"。

〔4〕牡蠣四兩　《千金翼》卷九作"牡蠣六兩"。

按語　本條論少陽病證治大法。少陽爲甲木，其氣喜條達忌抑鬱。少陽氣鬱，疏泄失司，可病及肝膽，乘于脾胃，內連三焦，故病兼肝脾不和、三焦不暢等諸多證情。然其病機却在於"鬱"，故以小柴胡湯疏氣解鬱而和寒熱。

血弱氣盡，腠理開，邪氣因入，與正氣相搏，結於脇

下。正邪分爭,往來寒熱,休作有時,嘿嘿[1]不欲飲食。藏府相連,其痛必下,邪高痛下,故使嘔也。一云藏府相違,其病必下,脇膈中痛。小柴胡湯主之。服柴胡湯已,渴者,屬陽明,以法治之。四十九。用前方。

〔1〕嘿嘿 《註解傷寒論》卷三作"默默"。

按語 承上條,對小柴胡湯證在病因、病机、證候特點上又作了更進一步的說明。

得病六七日,脉遲浮弱,惡風寒,手足温。醫二三下之,不能食,而脇下滿痛,面目及身黃,頸項强,小便難者,與柴胡湯,後必下重。本渴飲水而嘔者,柴胡湯不中與也,食穀者噦。

按語 上兩條論小柴胡湯所治之廣,本條則指出小柴胡湯所治之禁。既知其治廣,又曉其治禁,方可正確使用而無害。

傷寒四五日,身熱惡風,頸項强,脇下滿,手足温而渴者,小柴胡湯主之。五十。用前方。

按語 三陽證見,因有少陽參其間,汗下之法禁用。今治從少陽,待少陽樞機一利,則可令太陽之氣得開,陽明之氣得闔,諸證悉解,乃和法之妙用。

傷寒,陽脉濇,陰脉弦,法當腹中急痛,先與小建中湯,不差者,小柴胡湯[1]主之。五十一。用前方

小建中湯方

桂枝三兩,去皮　甘草二兩[2],炙　大棗十二枚,擘　芍藥六兩　生薑三兩,切　膠飴一升

右六味,以水七升,煮取三升,去滓,内[3]飴,更上微火消解,温服一升,日三服。嘔家不可用[4]建中湯,

以甜故也。

〔1〕小柴胡湯 《玉函》卷二上有"即與"二字。

〔2〕甘草二兩 《玉函》卷七、《金匱要略》卷上作"甘草三兩"。

〔3〕内 《玉函》卷七、《註解傷寒論》卷三下有"膠"字。

〔4〕用 《玉函》卷七作"服"。

按語 本條論少陽病兼土虚木旺之證。先與小建中湯者,乃"見肝之病,知其傳脾,當先實脾"之義也。若不差者,仍腹中痛,再與小柴胡湯時,宜遵仲景之減黄芩,加芍藥之法爲宜。

傷寒中風,有[1]柴胡證,但見一證便是,不必悉具。凡柴胡湯病證而下之,若柴胡證不罷者,復與柴胡湯,必蒸蒸而振[2],却復[3]發熱汗出而解。

〔1〕有 《玉函》卷二下有"小"字。

〔2〕蒸蒸而振 劇烈振戰。

〔3〕復 《玉函》卷二、《千金翼》卷九、《註解傷寒論》卷三作"反"。

按語 本條要旨,辨證要着眼于"抓主證"這一點上。主證既明,治爲有差。

傷寒二三日,心中悸而煩者,小建中湯主之。五十二。用前第五十一方。

按語 本證爲裏虛心悸,故主以小建中湯。

太陽病,過經十餘日,反二三下之,後四五日,柴胡證仍[1]在者,先與小柴胡。嘔不止,心下急,一云,嘔止小安。鬱鬱微煩者,爲未解也[2],與**大柴胡湯**,下之則愈。方五十三。

柴胡半斤 黄芩三兩 芍藥三兩 半夏半升,洗 生薑五兩,切 枳實四枚,炙 大棗十二枚,擘

右七味[3],以水一斗二升,煮取六升,去滓,再煎[4],温服一升,日三服。

一方加大黄二兩。若不加,恐不爲大柴胡湯[5]。

〔1〕仍 《脉經》卷七、《千金翼》卷九作"續"。

〔2〕嘔不止……爲未解也 此十五字《玉函》卷二、《千金翼》卷九作"嘔止小安,其人鬱鬱微煩者,爲未解"。"嘔不止",《脉經》卷六作"嘔止小安",小字注云"一云嘔不止心下急"。

〔3〕七味 《玉函》卷七作"八味"。

〔4〕煎 《玉函》卷七下有"取三升"。

〔5〕一方加大黄二兩。若不加,恐不爲大柴胡湯 《玉函》卷七作"一方無大黄,然不加不得名大柴胡湯也"。《玉函》卷七、《注解傷寒論》卷三、《金匱要略》卷上有"大黄二兩"。是。

按語 本條論少陽之邪内繫陽明之證治。"嘔不止,心下急,鬱鬱微煩",可稱爲大柴胡湯三證。《金匱要略》云:"按之心下滿痛者,此爲實也,當下之,宜大柴胡湯",可與本條互參。臨證時尚可見大便秘結,小便黄赤,脘脇苦痛,脉弦滑,舌苔黄膩等證。

傷寒十三日不解,胸脇滿而嘔,日晡所[1]發潮熱,已[2]而微利,此本柴胡證,下之以[3]不得利,今反利者,知醫以丸藥下之,此非其治也。潮熱者,實也,先宜服小柴胡湯以解外,後以**柴胡加芒消湯**主之。五十四。

柴胡二兩十六銖　黄芩一兩　人參一兩　甘草一兩,炙　生薑一兩,切　半夏二十銖[4],本云五枚,洗　大棗四枚,擘　芒消二兩[5]

右八味,以水四升,煮取二升,去滓,内芒消,更煮微沸,分温再服,不解更作。臣億等謹按,《金匱玉函》方中無芒消[6]。别一方云,以水七升,下芒消二合,大黄四兩,桑螵蛸五枚,煮取一升半,服五合,微下即愈。本云,柴胡再服,以解其外,餘二升加芒消、大黄、桑螵蛸也。

〔1〕所 《玉函》卷二無。

〔2〕已 《玉函》卷二、《脉經》卷七、《千金翼》卷九無。

〔3〕以 《外臺秘要》卷一無。《註解傷寒論》卷三作"而"。

〔4〕二十銖 《玉函》卷七、《外臺秘要》卷一作"五枚"。

〔5〕二兩 《註解傷寒論》卷三作"六兩"。

〔6〕臣億等謹按《金匱玉函》方中無芒消 《玉函》卷七有"芒消二兩"。是。

按語 柴胡加芒消湯證與前大柴胡湯證相比,同屬少陽内繫陽明之證,但有輕重之分。

傷寒十三日〔1〕,過經讝語者,以〔2〕有熱也,當以湯下之。若小便利者,大便當鞕,而反下利,脉調和者,知醫以丸藥下之,非其治也。若自下利者,脉當微厥,今反和者,此爲内實也,調胃承氣湯主之。五十五。用前第三十三方。

〔1〕日 《註解傷寒論》卷三下有"不解"。

〔2〕以 《玉函》卷二、《脉經》卷七、《千金翼》卷九作"内"。

太陽病不解,熱結膀胱,其人如狂,血自下,下者愈。其外不解者,尚未可攻,當先解其外;外解已,但少腹急結者,乃可攻之,宜桃核承氣湯。方五十六。後云,解外宜桂枝湯。

桃仁五十箇,去皮尖 大黄四兩 桂枝二兩,去皮 甘草二兩,炙 芒消二兩

右五味,以水七升,煮取二升半,去滓,内芒消,更上火,微沸下火,先食溫服五合,日三服,當微利。

按語 本條辨太陽蓄血證治。注家對蓄血之部位説法不一,或云血蓄膀胱,或云血蓄於小腸。從臨床觀察,血蓄膀胱者爲多見。

傷寒八九日,下之,胸滿煩驚,小便不利,讝語,一

85

身盡重,不可轉側者,**柴胡加龍骨牡蠣湯**主之。方五十七。

柴胡四兩　龍骨　黃芩　生薑切　鉛丹　人參　桂枝去皮　茯苓各一兩半　半夏二合半,洗　大黃二兩　牡蠣一兩半,熬　大棗六枚,擘

右十二味,以水八升,煮取四升,内大黃,切如棊子,更煮一兩沸,去滓,溫服一升。本云[1],柴胡湯今加龍骨等。

〔1〕本云　《玉函》卷七作"本方"。

按語　上條證見少腹急結,其人如狂,治以桃核承氣湯。本證以胸滿煩驚,小便不利,治用柴胡加龍骨牡蠣湯。兩證之病位有上下之分,而邪氣亦有在气在血之異。

傷寒,腹滿讝語,寸口脈浮而緊,此肝乘脾也,名曰縱,刺期門。五十八。

按語　辨脉法云:"脉浮而緊者,名曰弦也",弦爲肝脉。腹滿讝語又見肝脉,爲木來乘土之證,故刺期門以瀉肝。

木乘土爲縱,與下條木反侮金之"橫"對擧,稱之爲順。

傷寒發熱,嗇嗇惡寒,大渴欲飲水[1],其腹必滿,自汗出,小便利,其病欲解,此肝乘肺也,名曰橫,刺期門。五十九。

〔1〕水　《玉函》卷二、《脉經》卷七作"酢漿"。《千金翼》卷十作"韱漿"。

按語　肝氣有餘,不僅可以乘脾,而且反能侮肺,其氣橫逆已極。故刺肝之募穴期門,以瀉其實。

以上兩條,是以五行乘侮之理說明五藏病變的相互影響。但似有缺文,註家爭議較多。

太陽病,二日反躁,凡[1]熨其背,而大汗出,大熱入

胃[2],一作二日内,燒瓦熨背,大汗出,火氣入胃。胃中水竭,躁煩必發讝語。十餘日振慄自下利[3]者,此爲欲解也。故其汗從腰以下不得汗,欲小便不得,反嘔,欲失溲,足下惡風,大便鞕,小便當數,而反不數,及不多,大便已,頭卓然而痛,其人足心必熱,穀氣下流故也。

〔1〕凡 《註解傷寒論》卷三作"反"。是。

〔2〕反躁,凡熨其背,而大汗出,大熱入胃 《玉函》卷二作"而反燒瓦熨其背,而大汗出,火熱入胃"。

〔3〕振慄自下利 《玉函》卷二、《脉經》卷七作"振而反汗出者"。

按語 本條論火劫迫汗所發生的各種變證,其中如陽氣被邪熱郁遏不得下達,及陽氣驟然下達又導致上虛等情況,這種病機和症狀在臨床屢見不鮮,具有一定實踐意義,不可不察。

太陽病中風,以火劫發汗,邪風被火熱,血氣流溢,失其常度。兩陽相熏灼,其身發黄。陽盛則欲衄,陰虛[1]小便難。陰陽俱虛竭,身體則枯燥,但頭汗出,劑[2]頸而還,腹滿微喘,口乾咽爛,或不大便,久則讝語,甚者至噦,手足躁擾,捻衣摸床。小便利者,其人可治。

〔1〕陰虛 《註解傷寒論》卷三下有"則"字。

〔2〕劑 通"齊"。

按語 太陽中風,誤用火劫發汗,造成陽盛陰虛,以及陰液枯竭之危證。推而論之,例如温病,反投辛温之品,陰虛誤用温陽之劑,其助熱劫陰之弊,又何異於火劫之逆? 醫貴變通,應從文中求義。

傷寒脉浮,醫以火迫劫之,亡陽必驚狂,臥起不安者,**桂枝去芍藥加蜀漆牡蠣龍骨救逆湯**主之。方六十。

桂枝三兩,去皮 甘草二兩,炙 生薑三兩,切 大棗十二枚,擘 牡蠣五兩,熬 蜀漆三兩,洗去腥 龍骨四兩右七味，以水一斗二升，先煮蜀漆，減二升，内諸藥，煮取三升，去滓，溫服一升。本云，桂枝湯今去芍藥加蜀漆、牡蠣、龍骨。

按語　本證論火療損傷心陽，與上條火劫亡陰形成對比之文。

救逆湯有溫補心陽、滌痰飲、斂心神之效。方中蜀漆難求，今多以常山代之。

形作傷寒，其脉不弦緊而弱。弱者必渴，被火[1]必讝語。弱者發熱脉浮，解之當汗出愈。

〔1〕火　《註解傷寒論》卷三下有"者"。

太陽病，以火熏之，不得汗[1]，其人必躁，到經不解，必清血，名爲火邪。

〔1〕汗　《玉函》卷二下有"者"。

脉浮熱甚，而反灸之，此爲實，實以虚治，因火而動，必咽燥吐血。

按語　以上兩條論火逆動血之證，雖有咽燥衄血和清血等不同見證，但是屬於邪熱耗血動血之病機則一。

微數之脉，慎不可灸，因火爲邪，則爲煩逆，追虚逐實，血散脉中，火氣雖微，内攻有力，焦骨傷筋，血難復也。脉浮，宜以汗解，用火灸之，邪無從出，因火而盛，病從腰以下必重而痺，名火逆也。欲自解者，必當先煩，煩乃有汗[1]而解。何以知之？脉浮故知汗出解。

〔1〕有汗　《玉函》卷二、《脉經》卷七下有"隨汗"。

燒針令其汗，針處被寒，核起而赤者，必發奔[1]豚。氣從少腹上衝心者，灸其核上各一壯，與**桂枝加桂湯**更加桂二兩也。方六十一。

桂枝五兩,去皮　苟藥三兩　生薑三兩,切　甘草二兩,炙
大棗十二枚,擘

右五味,以水七升,煮取三升,去滓,溫服一升。本
云,桂枝湯今加桂滿五兩。所以加桂者,以能泄奔豚
氣也。

〔1〕奔　《玉函》卷二、《脉經》卷七作"賁"。

按語　奔豚之發,其因有二:火針刺人,先驚其心,即《金匱
要略》云"病有奔豚,從驚發得之",此其一。針處被寒,邪從虛
入,而誘發奔豚,此其二。

火逆下之,因燒針煩躁者,**桂枝甘草龍骨牡蠣湯**主
之。方六十
二。

桂枝一兩,去皮　甘草二兩,炙　牡蠣二兩,熬　龍骨二兩

右四味,以水五升,煮取二升半,去滓,溫服八合,日
三服。

按語　本條論火逆輕證。煩躁爲驚狂之漸,不可忽視。桂
枝甘草龍骨牡蠣湯有溫補心陽、潛歛神氣之功,凡心陽虛而神氣
躁動不安之證,皆可施用,不必拘於句下。

太陽傷寒者,加溫針必驚也。

按語　仲景列舉以上火逆證十條,推其大意,旨在言表病
不可火療,溫熱之證猶當禁忌。因爲火療迫汗有亡陽竭陰、焦骨
傷筋之弊。據此例推,就爲辛凉甘寒以治溫熱病之法,開闢了
先河。

太陽病,當惡寒發熱,今自汗出,反不惡寒發熱,關
上脉細數者,以醫吐之過[1]也。一二日吐之者,腹中
飢,口不能食;三四日吐之者,不喜糜粥,欲食冷食,朝食
暮吐。以醫吐之所致也,此爲小逆。

〔1〕過　《玉函》卷二作"故"。

按語　本條論太陽病由于誤吐造成胃氣受傷的種種證候。其中"欲食冷食"證，與以後第二條的"數爲客熱，不能消穀，以胃中虛冷，故吐也"辨出虛熱爲假，胃氣虛寒方爲其真。

太陽病吐之，但太陽病當惡寒，今反不惡寒，不欲近衣，此爲吐之内煩也。

按語　前言太陽病誤吐致胃氣虛寒證，此則論太陽病誤吐致邪熱傷胃證。誤治雖同，而病機轉變寒熱虛實不一。究其因，素體有別，因從類化之故。

病人脉數，數爲熱，當消穀引食，而反吐者，此以發汗，令陽氣微，膈氣虛，脉乃數也。數爲客熱，不能消穀，以胃中虛冷，故吐也。

太陽病，過經十餘日，心下温温〔1〕欲吐，而胸中痛，大便反溏，腹微滿，鬱鬱微煩。先此時自極吐下者，與調胃承氣湯。若不爾者，不可與。但欲嘔，胸中痛，微溏者，此非柴胡湯證，以嘔故知極吐下也。調胃承氣湯。六十三。用前第三十三方。

〔1〕温温　《玉函》卷二作"嗢嗢"，亦通"愠愠"、"蘊蘊"。謂蓄積鬱結之感。

太陽病六七日，表證仍〔1〕在，脉微而沉，反不結胸，其人發狂者，以熱在下焦，少腹當鞕滿，小便自利者，下血乃愈。所以然者，以太陽隨經，瘀熱在裏故也，**抵當湯**主之。方六十四。

水蛭熬　蝱蟲各三十箇，去翅足，熬　桃仁二十箇，去皮尖
大黃三兩，酒洗

右四味，以水五升，煮取三升，去滓，温服一升。不

下更服。

〔1〕仍 《脉經》卷七、《千金翼》卷九作"續"。

按語 本條所論蓄血證,比桃核承氣湯證爲重。因瘀血已成,遂見發狂而少腹鞕滿。

太陽病身黃,脉沉結,少腹鞕,小便不利者,爲無血也。小便自利,其人如狂者,血證諦[1]也,抵當湯主之。六十五。用前方。

〔1〕諦(dì 地) 《説文·言部》:"諦,審也"。此言審察無疑。

按語 太陽蓄血有桃核承氣湯證、抵當湯證、抵當丸證。三者之間,瘀有輕重,證有緩急。本條瘀血而現身黃,後文瘀血而見身熱,可知瘀血有發黃和發熱之證。驗于臨床,信而有徵。

傷寒有熱,少腹滿,應小便不利,今反利者,爲有血也,當下之,不可餘藥,宜**抵當丸**。方六十六。

水蛭二十箇[1],熬 蝱蟲二十箇,去翅足,熬 桃仁二十五箇,去皮尖 大黃三兩

右四味,擣分四丸,以水一升,煮一丸,取七合服之,晬時當下血,若不下者更服。

〔1〕二十箇 《玉函》卷七、《註解傷寒論》卷三作"二十五箇"。

按語 本條無身黃、發狂等證,乃因瘀而不甚,可用峻藥緩攻之法爲宜。

太陽病,小便利者,以飲水多,必心下悸;小便少者,必苦裏急也。

按語 對本條體會有二:一,小便不利可致水飲内停于下,故見"必苦裏急",從而補述了五苓散證亦當有此證情。二,飲水過多,亦可致水停于心下,故"渴欲飲水者,當少少與飲之","與之常令不足,勿極意也",令胃氣和則愈。

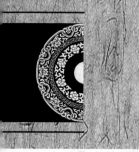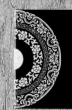

卷 第 四

漢　張仲景述　晉　王叔和撰次

宋　林　億校正

明　趙開美校刻

沈　琳仝校

辨太陽病脉證并治下第七 合三十九法。方三十首。

并見太陽少陽合病法。

提要　本篇原文計五十一條,論述的主要內容可分四個部分:

一、熱實結胸證治。包括熱與水結的大陷胸湯(丸)證治、熱與痰結的小陷胸湯證治。

二、陰寒之邪內結於五藏的藏結證、太少併病的柴胡桂枝湯證和柴胡桂枝乾薑湯證、婦人熱入血室證,以及熱與水搏於肌表的文蛤散證等。這些證候或在病因、或在症狀上有與結胸證相似之處,故滙於一篇之中對比發揮,以資鑑別。

三、心下痞證治。主要包括無形邪熱痞塞於中的大黄黄連瀉心湯證治、熱痞兼陽虚的附子瀉心湯證治、脾虚寒熱錯雜而挾痰的半夏瀉心湯證治和挾飲的生薑瀉心湯證治、中虚客氣上逆的甘草瀉心湯證治。

由於在五苓散、旋覆花代赭石湯、大柴胡湯等證中亦可出現心下痞鞕症,因此也同五瀉心湯證雜糅在一起討論,示人總以辨證爲先。

　　四、陽明里熱的白虎湯(白虎加人參湯)證、上熱中寒的黃連湯證、風濕滯留肌腠或關節的桂枝附子湯證和甘草附子湯證、外感寒邪兼心之陰陽兩虛的炙甘草湯證等,均與表邪內侵有關,故於本篇之末論之,以說明太陽表邪內侵後病證不一,虛實有異,而變證百出。

　　結胸,項强,如柔痓狀。下則和,宜大陷胸丸。第一。六味。前後有結胸、藏結病六證。

　　太陽病,心中懊憹,陽氣內陷,心下鞕,大陷胸湯主之。第二。三味。

　　傷寒六七日,結胸熱實,脉沉緊,心下痛,大陷胸湯主之。第三。用前第二方。

　　傷寒十餘日,熱結在裏,往來寒熱者,與大柴胡湯。第四。八味。水結附。

　　太陽病,重發汗,復下之,不大便五六日,舌燥而渴,潮熱,從心下至少腹滿痛,不可近者,大陷胸湯主之。第五。用前第二方。

　　小結胸病,正在心下,按之痛,脉浮滑者,小陷胸湯主之。第六。三味。下有太陽病二證。

　　病在陽,應以汗解,反以水潠,熱不得去,益煩不渴,服文蛤散,不差,與五苓散。寒實結胸,無熱證者,與三物小陷胸湯、白散亦可服。第七。文蛤散一味。五苓散五味。小陷胸湯用前第六方。白散三味。

　　太陽少陽併病,頭痛,眩冒,心下痞者,刺肺俞、肝俞,不可發汗,發汗則讝語,讝語不止,當刺期門。第八。

　　婦人中風,經水適來,熱除脉遲,脇下滿,讝語,當刺期門。第九。

　　婦人中風,七八日,寒熱,經水適斷,血結如瘧狀,小柴胡湯主之。第十。七味。

　　婦人傷寒,經水適來,讖語,無犯胃氣及上二焦,自愈。第十一。

　　傷寒六七日,發熱微惡寒,支節疼,微嘔,心下支結,柴胡桂枝湯主之。第十二。九味。

　　傷寒五六日,已發汗,復下之,胸脇滿,小便不利,渴而不嘔,頭汗出,往來寒熱,心煩,柴胡桂枝乾薑湯主之。第十三。七味。

　　傷寒五六日,頭汗出,微惡寒,手足冷,心下滿,不欲食,大便鞕,脉細者,爲陽微結,非少陰也,可與小柴胡湯。第十四。用前第十方。

　　傷寒五六日,嘔而發熱,以他藥下之,柴胡證仍在,可與柴胡湯,蒸蒸而振,却發熱汗出解。心滿痛者,爲結胸。但滿而不痛,爲痞,宜半夏瀉心湯。第十五。七味。下有太陽併病,并氣痞二證。

　　太陽中風,下利嘔逆,表解乃可攻之,十棗湯主之。第十六。三味。下有太陽一證。

　　心下痞,按之濡者,大黃黃連瀉心湯主之。第十七。二味。

　　心下痞,而復惡寒汗出者,附子瀉心湯主之。第十八。四味。

　　心下痞,與瀉心湯,不解者,五苓散主之。第十九。用前第七證[1]方。

　　〔1〕證　底本誤衍"證"字。

　　傷寒汗解後,胃中不和,心下痞,生薑瀉心湯主之。第二十。八味。

　　傷寒中風,反下之,心下痞,醫復下之,痞益甚,甘草瀉心湯主之。第二十一。六味。

　　傷寒服藥,利不止,心下痞,與理中,利益甚,宜赤石脂禹餘粮湯。第二十二。二味。下有痞一證。

　　傷寒發汗,若吐下,心下痞,噫不除者,旋復代赭湯主之。第二十三。七味。

下後,不可更行桂枝湯,汗出而喘,無大熱者,可與麻黄杏子甘草石膏湯。第二十四。四味。

太陽病,外未除,數下之,遂協熱而利,桂枝人參湯主之。第二十五。五味。

傷寒大下後,復發汗,心下痞,惡寒者,不可攻痞,先解表,表解乃可攻痞。解表宜桂枝湯,攻痞宜大黄黄連瀉心湯。第二十六。瀉心湯用前第十七方。

傷寒發熱,汗出不解,心中痞,嘔吐下利者,大柴胡湯主之。第二十七。用前第四方。

病如桂枝證,頭不痛,項不强,寸脉浮,胸中痞,氣上衝不得息,當吐之,宜瓜蒂散。第二十八。三味。下有不可與瓜蒂散證。

病脇下素有痞,連臍痛,引少腹者,此名藏結。第二十九。

傷寒若吐下後,不解,熱結在裏,惡風,大渴,白虎加人參湯主之。第三十。五味。下有不可與白虎證。

傷寒無大熱,口燥渴,背微寒者,白虎加人參湯主之。第三十一。用前方。

傷寒脉浮,發熱無汗,表未解,不可與白虎湯。渴者,白虎加人參湯主之。第三十二。用前第三十方。

太陽少陽併病,心下鞕,頸項强而眩者,刺大椎、肺俞、肝俞,慎勿下之。第三十三。

太陽少陽合病,自下利,黄芩湯;若嘔,黄芩加半夏生薑湯主之。第三十四。黄芩湯四味。加半夏生薑湯六味。

傷寒胸中有熱,胃中有邪氣,腹中痛,欲嘔者,黄連湯主之。第三十五。七味。

傷寒八九日,風濕相搏,身疼煩,不能轉側,不嘔、不渴,脉浮虚而濇者,桂枝附子湯主之。大便鞕,一云臍下心下鞕。小便自利者,去桂加白术湯主之。第三十六。桂附湯、加术湯并五味。

風濕相搏,骨節疼煩,掣痛不得屈伸,汗出短氣,小便不利,惡風，或身微腫者，甘草附子湯主之。第三十七。四味。

傷寒脉浮滑，此表有熱，裏有寒，白虎湯主之。第三十八。四味。

傷寒脉結代，心動悸，炙甘草湯主之。第三十九。九味。

問曰：病有結胸，有藏結，其狀何如？答曰：按之痛，寸脉浮，關脉沉，名曰結胸也。

何[1]謂藏結？答曰：如結胸狀，飲食如故，時時下利，寸脉浮，關脉小細沉緊，名曰藏結。舌上白胎滑者，難治。

〔1〕何　《玉函》卷三上有"問曰"。

藏結無陽證，不往來寒熱[1]一云寒而不熱。其人反靜，舌上胎滑者，不可攻也。

〔1〕不往來寒熱　《脉經》卷七作"寒而不熱"。

按語　以上三條，辨結胸和藏結之脉證。但重點是論結胸，言藏結，乃假賓贊主之意。

病發於陽，而反下之，熱入因作結胸；病發於陰，而反下之[1]，一作汗出。因作痞也。所以成結胸者，以下之太早故也。結胸者，項亦强，如柔痙[2]狀，下之則和，宜**大陷胸丸**。方一。

大黃半斤　葶藶子半升，熬　芒消半升　杏仁半升，去皮尖，熬黑

右四味，擣篩二味，內杏仁、芒消，合研如脂，和散，取如彈丸一枚，別擣甘遂末一錢匕，白蜜二合[3]，水二升，煮取一升，溫頓服之，一宿乃下，如不下，更服，取下爲效。禁如藥法。

〔1〕下之　《千金翼》卷九作"汗之"。

〔2〕痙　《玉函》卷三作"痓"。是。

〔3〕白蜜二合 《玉函》卷八、《千金翼》卷九、《外臺秘要》卷二作"白蜜一合"。

按語 結胸證與痞證,並非皆由誤下而成,當須活看。致於大陷胸丸證,乃因其邪結偏上而現"柔痓"之狀,故治以緩。

結胸證,其脉浮大者,不可下,下之則死。

結胸證悉具,煩躁者亦死。

太陽病,脉浮而動數,浮則爲風,數則爲熱,動則爲痛,數則爲虛,頭痛發熱,微盜汗出,而反惡寒者,表未解也。醫反下之,動數變遲,膈内拒痛[1]。一云頭痛即眩。胃中空虛。客氣動膈,短氣躁煩,心中懊憹,陽氣内陷,心下因鞕,則爲結胸,大陷胸湯主之。若不結胸,但頭汗出,餘處無汗,劑頸而還,小便不利,身必發黃。**大陷胸湯。方二。**

大黃六兩去皮[2] 芒消一升 甘遂[3]一錢匕

右三味,以水六升,先煮大黃取二升,去滓,内芒消,煮一兩沸,内甘遂末,溫服一升,得快利,止後服。

〔1〕膈内拒痛 《脉經》卷七、《千金翼》卷九作"頭痛即眩"。《脉經》卷七注有"一云膈内拒痛"。

〔2〕去皮 《千金翼》卷九無。

〔3〕甘遂 《千金翼》卷九、《外臺秘要》卷二下有"末"字。是。

傷寒六七日,結胸熱實,脉沉而緊,心下痛,按之石鞕者,大陷胸湯主之。三。用前第二方。

按語 脉沉而緊、心下痛、按之石鞕,稱爲"結胸三證"。反映了大結胸證之熱實的特點。

傷寒十餘日,熱結在裏,復往來寒熱者,與大柴胡湯;但結胸,無大熱者,此爲水結在胸脇也,但頭微汗出者,大陷胸湯主之。四。用前第二方。

大柴胡湯方

柴胡半斤　枳實四枚,炙　生薑五兩,切　黃芩三兩　芍藥三兩　半夏半升,洗　大棗十二枚,擘

右七味,以水一斗二升,煮取六升,去滓,再煎,溫服一升,日三服。一方加大黃二兩,若不加,恐不名大柴胡湯。

按語　大陷胸湯證可水熱結於胸脇,雖有脇痛,但無往來寒熱之症,以此別於大柴胡湯證。

太陽病,重發汗而復下之,不大便五六日,舌上燥而渴,日晡所[1]小有潮熱,一云日晡所發,心胸大煩。從心下至少腹鞕滿而痛,不可近者,大陷胸湯主之。五。用前第二方。

〔1〕所　《玉函》卷三無。

小結胸病[1],正在心下,按之則痛,脉浮滑者[2],**小陷胸湯**主之。方六。

黃連一兩[3]　半夏半升,洗　栝樓實大者一枚

右三味,以水六升,先煮栝樓,取三升,去滓,内諸藥,煮取二升,去滓,分溫三服。

〔1〕病　《玉函》卷三、《千金翼》卷九作"者"。
〔2〕者　《玉函》卷三、《千金翼》卷九均無。
〔3〕黃連一兩　《玉函》卷八作"黃連二兩"。

按語　小結胸證爲痰熱互結,與大結胸證相比,病位局限於心下,病勢較緩,按之則痛,故稱其爲小結胸。

太陽病,二三日,不能卧,但欲起[1],心下必結,脉微弱者,此本有寒分也[2]。反下之,若利止,必作結胸;

未止者,四日復下之;此作協[3]熱利也。

〔1〕起　《玉函》卷三、《脉經》卷七、《千金翼》卷九下有"者"。

〔2〕有寒分也　《玉函》卷三、《脉經》卷七、《千金翼》卷九作"寒也"。"寒分"指寒飲。

〔3〕協　《玉函》卷三、《脉經》卷七、《千金翼》卷九作"挾"。

太陽病,下之,其脉促,一作縱。不結胸者,此爲欲解也。脉浮者,必結胸。脉緊者,必咽痛。脉弦者,必兩脇拘急。脉細數者,頭痛未止。脉沉緊者,必欲嘔。脉沉滑者,協[1]熱利。脉浮滑者,必下血。

〔1〕協　《玉函》卷三、《脉經》卷七作"挾"。

按語　此條論表證誤下有變證百出之弊。對於變證,當"平脉"辨之,不可拘泥"必"字。

病在陽,應以汗解之,反以冷水潠[1]之,若灌之,其熱被劫不得去,彌更益煩[2],肉[3]上粟起,意欲飲水,反不渴者,服文蛤散;若不差者,與五苓散。寒實結胸,無熱證者,與三物小陷胸湯[4]。用前第六方。

白散亦可服[5]。七。一云與三物小白散。

文蛤散方

文蛤五兩

右一味爲散,以沸湯和一方寸匕服,湯用五合。

五苓散方

豬苓十八銖,去黑皮　白术十八銖　澤瀉一兩六銖　茯苓十八銖　桂枝半兩,去皮

右五味爲散,更於臼中治之,白飲和方寸匕服之,日

三服,多飲煖水汗出愈。

白散方

桔梗三分　巴豆一分,去皮心,熬黑研如脂　貝母三分

右三味[6]爲散,内巴豆,更於臼中杵之,以白飲和服,强人半錢匕,羸者減之。病在膈上必吐,在膈下必利,不利進熱粥一杯,利過不止,進冷粥一杯[7]。身熱皮粟不解,欲引衣自覆,若以水潠之,洗之,益令熱却不得出,當汗而不汗則煩,假令汗出已,腹中痛,與芍藥三兩如上法[8]。

〔1〕潠(xún 徇)　同"噀",用冷水噴灑。《後漢書·郭憲傳》:"含酒三潠。"注:"潠,噴也。"

〔2〕彌更益煩　煩熱更重。"彌"、"更"、"益"義同,皆更甚之義。"煩",熱也。

〔3〕肉　《玉函》卷三、《脉經》卷七作"皮"。

〔4〕與三物小陷胸湯　《玉函》卷三、《千金翼》卷九下并作"與三物白散"。是。

〔5〕白散亦可服　《玉函》卷三、《千金翼》卷九無。是。

〔6〕右三味　《千金翼》卷九下有"擣"。

〔7〕冷粥一杯　《千金翼》卷九下有小字註"一云冷水一杯"。

〔8〕身熱……如上法　此四十八字《玉函》卷八無。

按語　既言"寒實結胸,無熱證",則苦寒之品在所必禁。由此可推斷"小陷胸"三字爲衍文,當從《千金翼》和《玉函》。

太陽與少陽併病,頭項强痛,或眩冒,時如結胸,心下痞鞭者[1],當刺大椎第一間、肺俞、肝俞,慎不可發汗;發汗則譫語,脉弦。五日譫語不止,當刺期門。八。

〔1〕痞鞭者　《玉函》卷三、《千金翼》卷九作"痞而硬"。《脉經》卷七作"痞堅"。是。

婦人中風，發熱惡寒，經水適來，得之七八日，熱除而脉遲身凉。胸脇下滿，如結胸狀，譫語者，此爲熱入血室也，當刺期門，隨其實[1]而取[2]之。九。

〔1〕實　《玉函》卷三、《脉經》卷七、《千金翼》卷九作“虛實”。

〔2〕取　《註解傷寒論》卷四作“瀉”。

婦人中風，七八日續得寒熱，發作有時，經水適斷者，此爲熱入血室，其血必結，故使如瘧狀，發作有時，**小柴胡湯**主之。方十。

柴胡半斤　黃芩三兩　人參三兩　半夏半升，洗　甘草三兩[1]　生薑三兩，切　大棗十二枚，擘

右七味，以水一斗二升，煮取六升，去滓，再煎取三升，溫服一升，日三服。

〔1〕甘草三兩　本書卷三作“甘草三兩炙”。

婦人傷寒，發熱，經水適來，晝日明了，暮則譫語，如見鬼狀者，此爲熱入血室，無犯胃氣，及上二焦，必自愈。十一。

按語　以上三條，皆論熱入血室證治。婦人熱入血室證，多見於經期或産後，邪氣乘血室空虛入內而結，遂成本證。查“血室”之義，有指冲脉、肝、胞宮諸説，當以胞宮之説爲是。

傷寒六七日，發熱微惡寒，支節煩疼，微嘔，心下支結，外證未去者，**柴胡桂枝湯**主之。方十二。

桂枝去皮[1]　黃芩一兩半　人參一兩半　甘草一兩，炙　半夏二合半，洗　芍藥一兩半　大棗六枚，擘　生薑一兩半，切　柴胡四兩

右九味，以水七升，煮取三升，去滓，溫服一升。本云人參湯，作如桂枝法，加半夏、柴胡、黃芩，復如柴胡

法。今用人參作半劑[2]。

〔1〕去皮 《玉函》卷七作"一兩半"。

〔2〕本云……半劑 此二十九字《玉函》卷八無。

按語 本爲太少併病證,故取柴胡、桂枝兩方合而治之。

傷寒五六日,已發汗而復下之,胸脇滿微結,小便不利,渴而不嘔,但頭汗出,往來寒熱,心煩者,此爲未解也,**柴胡桂枝乾薑湯**主之。方十三。

柴胡半斤　桂枝三兩,去皮　乾薑二兩[1]　栝樓根四兩
黄芩三兩　牡蠣二兩[2],熬　甘草二兩,炙

右七味,以水一斗二升,煮取六升,去滓,再煎取三升,溫服一升,日三服,初服微煩,復服汗出便愈。

〔1〕乾薑二兩 《註解傷寒論》卷四作"乾薑三兩"。

〔2〕牡蠣二兩 《註解傷寒論》卷四作"牡蠣三兩"。

按語 本證雖有邪熱鬱阻少陽,三焦不利,並且因誤下而傷脾氣,以致膽熱脾寒等證雜糅出現。

柴胡桂枝乾薑湯乃遵小柴胡湯加減法變化而成:太陽表邪未盡,故去人參加桂枝;不嘔,去半夏;口渴加栝樓根;胸脇滿微結,去大棗加牡蠣,瀉下傷脾,脾氣虛寒,故又加乾薑。

傷寒五六日,頭汗出,微惡寒,手足冷,心下滿,口不欲食,大便鞕,脉細者,此爲陽微結,必有表,復有裏也。脉沉,亦在裏也,汗出爲陽微,假令純陰結,不得復有外證,悉入在裏,此爲半在裏半在外也。脉雖沉緊,不得爲少陰病,所以然者,陰不得有汗,今頭汗出,故知非少陰也,可與小柴胡湯。設不了了者,得屎而解。十四。用前第十方。

按語 "半在裏半在外"的陽微結證,汗下之法均非所宜。治以小柴胡湯,使"上焦得通,津液得下,胃氣因和",則表裏之

邪俱解。陽微結證邪氣鬱閉，有似陰寒證，故同純陰結證同條分析，意在辨證求真。

傷寒五六日，嘔而發熱者，柴胡湯證具，而以他藥下之，柴胡證仍在者，復與柴胡湯。此雖已下之，不爲逆，必蒸蒸而振，却發熱汗出而解。若心下滿而鞕痛者，此爲結胸也，大陷胸湯主之。但滿而不痛者，此爲痞，柴胡不中與之，宜**半夏瀉心湯**。方十五。

半夏半升，洗　黄芩　乾薑　人參　甘草炙，各三兩
黄連一兩　大棗十二枚，擘

右七味，以水一斗，煮取六升，去滓，再煎取三升，温服一升，日三服。須[1]大陷胸湯者，方用前第二法。一方用半夏一升

〔1〕須……第二法　此十二字《註解傷寒論》無。

按語　少陽誤下而致脾胃氣虛，升降失司，寒熱錯雜，心下痞塞，治以半夏瀉心湯，温清并用，辛開、苦降、甘補，斡旋中州升降，則使心下痞證可愈。

太陽少陽併病，而反下之，成結胸，心下鞕，下利不止，水漿不下，其人[1]心煩。

〔1〕人　《玉函》卷三、《千金翼》卷九下有“必”。

脉浮而緊，而復[1]下之，緊反入裏，則作痞，按之自濡，但氣痞耳。

〔1〕復　《玉函》卷二作“反”。

太陽中風，下利嘔逆，表解者，乃可攻之。其人漐漐汗出，發作有時，頭痛，心下痞鞕滿，引脇下痛，乾嘔短氣，汗出不惡寒者，此表解裏未和也，**十棗湯**主之。方十六。

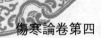

芫花熬　甘遂　大戟

右三味等分,各別擣爲散,以水一升半,先煮大棗肥者十枚,取八合,去滓,内藥末,强人服一錢匕,羸人服半錢,温服之,平旦服。若下少,病不除者,明日更服,加半錢。得快下利後,糜粥自養。

按語　此論外邪誘發飲停脇下之證治,與《金匱》懸飲證可互參。其中"引脇下痛"一證是本證的辨證要點。

太陽病,醫發汗,遂發熱惡寒,因復下之,心下痞,表裏俱虚,陰陽氣並竭,無陽則陰獨,復加燒針,因胸煩,面色青黄,膚瞤者,難治;今色微黄,手足温者,易愈。

按語　此條文意難明。柯琴、陸淵雷,日人山田氏、丹波氏皆疑其文有誤,然從"表裏俱虚"看,當屬虚證無疑。

心下痞,按之濡,其脉關上浮者,**大黄黄連瀉心湯**[1]主之。方十七。

大黄二兩　黄連一兩

右二味[2],以麻沸湯[3]二升,漬[4]之須臾,絞去滓,分温再服。臣億等看詳大黄黄連瀉心湯,諸本皆二味,又後附子瀉心湯,用大黄、黄連、黄芩、附子,恐是前方中亦有黄芩,後但加附子也,故後云附子瀉心湯,本云加附子也。

〔1〕大黄黄連瀉心湯　《玉函》卷八作"大黄瀉心湯"。

〔2〕味　《玉函》卷八下有"咬咀"。

〔3〕麻沸湯　滾沸的水。清·錢潢《傷寒溯源集》:"曰麻沸湯者,言湯沸時泛沫之多,其亂如麻也。"

〔4〕漬(zì自)　浸泡。《説文·水部》:"漬,漚也。"段玉裁注:"謂浸漬也。"

按語　火熱之邪痞塞於中,除關脉浮,按之濡外,尚可見心煩、尿黄、舌絳、苔薄黄、脉數等證。治以大黄黄連瀉心湯,以麻沸湯漬之須臾，以泄熱消痞，治在氣分。《金匱》瀉心湯，三黃合用，水煎頓服，清熱涼血以止吐衄，治在血分。二方不可混同。

心下痞，而復惡寒汗出者，**附子瀉心湯**主之。方十八。

大黃二兩　黃連一兩　黃芩一兩　附子一枚，炮，去皮，破，別煮取汁。

右四味，切三味，以麻沸湯二升漬之，須臾，絞去滓，内附子汁，分溫再服。

按語　證爲熱痞而兼陽虛，故輕漬三黃以消痞，專煎附子以扶陽。

本以下之，故心下痞，與瀉心湯。痞不解，其人渴而口燥煩，小便不利者，五苓散主之。十九。一方云，忍之一日乃愈[1]。用前第七證方。

〔1〕一方云忍之一日乃愈　《註解傷寒論》無。

按語　本證爲水飲内停而致心下痞，又稱"水痞"，故以五苓散化飲利水以消痞。這是對五苓散證情的又一補述，同時又說明，痞證不僅有寒熱之分，同時亦有氣水之別。

傷寒汗出解之後，胃中不和，心下痞鞕，乾噫食臭[1]，脅下有水氣，腹中雷鳴，下利者，**生薑瀉心湯**主之。方二十。

生薑四兩，切　甘草三兩，炙　人參三兩　乾薑一兩　黃芩三兩　半夏半升，洗　黃連一兩　大棗十二枚，擘

右八味，以水一斗，煮取六升，去滓，再煎取三升，溫服一升，日三服。附子瀉心湯，本云加附子。半夏瀉心湯，甘草瀉心湯，同體別名耳。生薑瀉心湯，本云理中人參黃芩湯，去桂枝、术，加黃連并瀉肝法[2]。

〔1〕乾噫食臭　噫氣有飲食氣味。"噫"（ài 愛），《説文·口部》："飽食息也。"即氣壅塞而忽通，息從喉出之聲，亦作"噯氣"。"臭"（xiù 袖）。氣味。

〔2〕附子瀉心湯……并瀉肝法　此五十字《玉函》卷八、《千金翼》卷九、《注解傷寒論》卷四并無。

按語　生薑瀉心湯，調中而散飲，具有中氣斡旋以運四旁之義。

傷寒中風，醫反下之，其人下利日數十行，穀不化，腹中雷鳴，心下痞鞕而滿，乾嘔心煩不得安，醫見心下痞，謂病不盡，復下之，其痞益甚，此非結熱，但以胃中虛，客氣上逆，故使鞕也，**甘草瀉心湯**主之。方二十一。

甘草四兩，炙　黃芩三兩　乾薑三兩　半夏半升，洗　大棗十二枚，擘[1]　黃連一兩

右六味，以水一斗，煮取六升，去滓，再煎取三升，溫服一升，日三服。臣億等謹按，上生薑瀉心湯法，本云理中人參黃芩湯，今詳瀉心以療痞，痞氣因發陰而生，是半夏、生薑、甘草瀉心三方，皆本於理中也，其方必各有人參，今甘草瀉心中無者，脱落之也。又按《千金》并《外臺秘要》，治傷寒䘌食用此方皆有人參，知脱落無疑。

〔1〕大棗十二枚，擘　《千金翼》卷九下有"一方有人參三兩"。按：《金匱要略》卷上治狐惑病用甘草瀉心湯有"人參"。此方無，知脱落無疑，當補。

按語　"客氣上逆"，是心下痞，乾嘔，心煩不得安之因；"胃中虛"，又是穀不化，腹中雷鳴，下利日數十行之由。治用甘草瀉心湯者，乃扶正祛邪，以補爲瀉之法，力求中氣健運，客氣自伏。

傷寒服湯藥，下利不止，心下痞鞕。服瀉心湯已，復以他藥下之，利不止，醫以理中與之，利益甚。理中者，理中焦，此利在下焦，赤石脂禹餘粮湯主之。復[1]不止

者,當利其小便。**赤石脂禹餘粮湯**。方二十二。

赤石脂一斤,碎　太一[2]禹餘粮一斤,碎

右二味,以水六升,煮取二升,去滓,分溫三服。

〔1〕復　《註解傷寒論》卷四下有"利"。

〔2〕太一　《玉函》卷八、《註解傷寒論》卷四無。

按語　本條舉誤治之情,以明下利的四種證治:甘草瀉心湯治痞利、理中湯治中寒下利、赤石脂禹餘糧湯治下焦滑脫不固之下利、五苓散治水濕下利。層層演繹,示人以法。

傷寒吐下後,發汗,虛煩,脉甚微,八九日心下痞鞕,脇下痛,氣上衝咽喉,眩冒,經脉動惕者,久而成痿。

傷寒發汗,若吐若下,解後心下痞鞕,噫氣不除者,**旋復代赭**[1]**湯**主之。方二十三。

旋復花三兩　人參二兩　生薑五兩　代赭一兩　甘草三兩,炙　半夏半升,洗　大棗十二枚,擘

右七味,以水一斗,煮取六升,去滓,再煎取三升。溫服一升,日三服。

〔1〕旋復代赭　《玉函》卷三、《註解傷寒論》"赭"下有"石"字。《仲景全書》作"旋復",不作"旋覆"。

按語　與上條對比,彼爲陽虛而水氣上衝,此爲脾虛而痰氣上逆。

旋覆代赭湯治療痰氣上逆的嘔吐、噫氣、呃逆均有一定的療效。惟要注意生薑用量宜大,而代赭石用量宜小,不爾,則大失本方之旨。

下[1]後不可更行桂枝湯,若汗出而喘,無大熱者,可與**麻黃杏子甘草石膏湯**。方二十四。

麻黃四兩　杏仁五十箇,去皮尖　甘草二兩,炙　石膏半斤,碎,綿裹

右四味,以水七升,先煮麻黄,減二升,去白沫,内諸藥,煮取三升,去滓,溫服一升。本云黄耳杯。

〔1〕下 《玉函》卷三、《脉經》卷七上有"大"。

太陽病,外證未除,而數下之,遂協[1]熱而利,利下不止,心下痞鞕,表裏不解者,**桂枝人參湯**主之。方二十五。

桂枝四兩,别切[2] 甘草四兩,炙 白术三兩 人參三兩 乾薑三兩

右五味,以水九升,先煮四味,取五升[3],内桂,更煮取三升,去滓,溫服一升,日再夜一服。

〔1〕協 《玉函》卷三、《脉經》卷七、《千金翼》卷九均作"挾"。

〔2〕别切 《註解傷寒論》卷四作"去皮"。

〔3〕五升 《玉函》卷八下有"去滓"。

按語 本證爲表裏皆寒的"協熱利"。"協熱利"的"熱"字,當是指"邪",非寒熱之熱。又,桂枝人參湯中,桂枝後下,其義在於取其"氣薄則發散"以解表邪之義。

傷寒大下後,復發汗,心下痞,惡寒者,表未解也。不可攻痞,當先解表,表解乃可攻痞。解表宜桂枝湯,攻痞宜大黄黄連瀉心湯。二十六。瀉心湯用前第十七方。

傷寒發熱,汗出不解,心中[1]痞鞕,嘔吐而下利者,大柴胡湯主之。二十七。用前第四方。

〔1〕中 《玉函》卷三、《註解傷寒論》卷四均作"下"。

按語 大柴胡湯本治嘔不止,心下急,鬱鬱微煩,此則又治心下痞兼嘔利,乃因其證爲氣火交阻於胃腸之故。大柴胡湯功能泄熱開結以消痞。

病如桂枝證,頭不痛,項不强,寸脉微浮,胸中痞鞕,氣上衝喉咽,不得息者,此爲胸有寒[1]也。當吐之,宜

瓜蒂散。方二十八。

瓜蒂一分,熬黄　赤小豆一分

右二味,各別擣篩,爲散已,合治之,取一錢匕[2],以香豉一合,用熱湯七合,煮作稀糜,去滓,取汁和散,温頓服之。不吐者,少少加[3],得快吐乃止。諸亡血虛家,不可與瓜蒂散。

〔1〕胸有寒　指胸有痰飲。

〔2〕一錢匕　《千金翼》作"半錢匕"。

〔3〕少少加　逐漸增加。"少少"即"稍稍"。《説文·禾部》:"稍,出物有漸也。"段玉裁注:"稍之言小也,少也。凡古言稍稍者,皆漸進之謂。"

病脇下素有痞,連在臍傍,痛引少腹,入陰筋者,此名藏結,死。二十九。

按語　陰寒之藏結,有陰無陽,臨床若遇此情,可急用回陽救逆之法。

傷寒若吐若下後,七八日不解,熱結在裏,表裏俱熱,時時惡風,大渴,舌上乾燥而煩,欲飲水數升者,**白虎加人參湯**主之。方三十。

知母六兩　石膏一斤,碎　甘草二兩,炙　人參二兩[1]
粳米六合

右五味,以水一斗,煮米熟湯成,去滓,温服一升,日三服。此方立夏後,立秋前乃可服。立秋後不可服。正月、二月、三月尚凜冷,亦不可與服之,與之則嘔利而腹痛。諸亡血虛家亦不可與,得之則腹痛利者,但可温之,當愈。

〔1〕人參二兩　本書卷二、《玉函》卷八均作"人參三兩"。

傷寒無大熱,口燥渴,心煩,背微惡寒者,白虎加人參湯主之。三十一用前方。

按語 白虎加人參湯證本爲表裏俱熱而設,然上條言"時時惡風",此則云"背微惡寒",顯然是汗出過多,氣有所耗之象。

傷寒脉浮,發熱無汗,其表不解[1],不可與白虎湯。渴欲飲水,無表證者,白虎加人參湯主之。三十二。用前方。

〔1〕解 《玉函》卷三、《外臺秘要》卷一、《注解傷寒論》卷四下均有"者"。

按語 此條論白虎湯的禁忌證——表不解者不可用。葉天士提出"在衛汗之可也,到氣才可清氣",似由此文而悟。

太陽少陽併病,心下鞕[1],頸項强而眩者,當刺大椎[2]、肺俞、肝俞,慎勿下之。三十三。

〔1〕鞕 《玉函》卷三、《千金翼》卷九作"痞堅"。

〔2〕椎 《玉函》卷三下有"第一間"。

太陽與少陽合病,自下利者,與黃芩湯;若嘔者,黃芩加半夏生薑湯主之。三十四。

黃芩湯方

黃芩三兩　芍藥二兩　甘草二兩,炙　大棗十二枚,擘

右四味,以水一斗,煮取三升,去滓,溫服一升,日再夜一服。

黃芩加半夏生薑湯方

黃芩三兩　芍藥二兩　甘草二兩,炙　大棗十二枚,擘
半夏半升,洗　生薑一兩半,一方三兩,切

右六味,以水一斗,煮取三升,去滓,溫服一升,日再夜一服。

按語 句首所言太少合病,是指邪之來路和病之初始階段。證情轉而即以下利或嘔作爲本證之主證,乃邪熱逆阻於胃

腸所致。須知黃芩湯可清胃腸之邪熱,並無外解太陽之功。

傷寒胸中有熱,胃中有邪氣,腹中痛,欲嘔吐者,**黃連湯**主之。方三十五。

黃連三兩　甘草三兩,炙　乾薑三兩　桂枝三兩,去皮
人參二兩　半夏半升,洗　大棗十二枚,擘

右七味,以水一斗,煮取六升,去滓,温服,晝三夜二。疑非仲景方[1]。

[1] 疑非仲景方　《玉函》卷八、《千金翼》卷九、《註解傷寒論》卷四均無。

按語　黃連湯證爲上熱中寒,非寒熱錯雜於中,故不見心下痞,與瀉心湯證有異。因此,方雖取半夏瀉心湯,但因中寒腹痛而減黃芩。加桂枝,既可補中,又可通達上下之氣機。

傷寒八九日,風濕相搏,身體疼煩[1],不能自轉側,不嘔,不渴,脉浮虛而濇者,桂枝附子湯主之。若其人大便鞕,一云臍下心下鞕。小便自利者,去桂加白术湯主之。三十六。

桂枝附子湯方

桂枝四兩,去皮　附子三枚,炮,去皮,破　生薑二兩,切
大棗十二枚,擘　甘草二兩,炙

右五味,以水六升,煮取二升,去滓,分温三服。

去桂加白术湯[2]方

附子三枚,炮,去皮,破　白术四兩　生薑三兩,切　甘草二兩,炙　大棗十二枚,擘

右五味,以水六升,煮取二升,去滓,分温三服。初

一服,其人身如痺,半日許復服之,三服都盡,其人如冒狀,勿怪,此以附子、术,併走皮内,逐水氣未得除,故使之耳。法當加桂[3]四兩,此本一方二法,以大便鞕,小便自利,去桂也;以大便不鞕[4],小便不利,當加桂。附子三枚恐多也,虛弱家及産婦,宜減服之。

〔1〕煩 《脉經》卷八作"痛"。

〔2〕去桂加白术湯 《脉經》卷八、《千金翼》卷九作"术附子湯"。《玉函》卷八作"术附湯"。《金匱要略》卷上作"白术附子湯"。其藥量爲"去桂加白术湯"藥量之半。

〔3〕法當加桂……服之 此五十二字《金匱要略》卷上無。

〔4〕以大便不鞕……服之 此二十九字 《玉函》卷八、《千金翼》卷九均無。

風濕相搏,骨節疼煩,掣痛不得屈伸,近之則痛劇,汗出短氣,小便不利,惡風不欲去衣,或身微腫者,**甘草附子湯**主之。方三十七。

甘草二兩[1],炙 附子二枚,炮,去皮,破 白术二兩[2] 桂枝四兩,去皮

右四味,以水六升,煮取三升,去滓,温服一升,日三服。初服得微汗則解,能食,汗止[3]復煩者,將服五合,恐一升多者,宜服六七合爲始[4]。

〔1〕甘草二兩 《玉函》卷八作"甘草三兩"。

〔2〕白术二兩 《玉函》卷八、《千金翼》卷九均作"白术三兩"。

〔3〕止 《金匱要略》卷上作"出"。

〔4〕始 《金匱要略》卷上、《註解傷寒論》卷四均作"妙"。

按語 以上兩條爲風寒濕痺之證,乃傷寒之類證,其證治與傷寒異,故詳見於《金匱要略痓濕暍病脉證并治》篇,當兩相合參,於義方備。

　　傷寒脉浮滑，此以表有熱，裏有寒，**白虎湯**主之。方三十八。

　　知母六兩　石膏一斤，碎　甘草二兩，炙　粳米六合

　　右四味，以水一斗，煮米熟湯成，去滓，温服一升，日三服。臣億等謹按：前篇云，熱結在裏，表裏俱熱者，白虎湯主之。又云其表不解，不可與白虎湯。此云脉浮滑，表有熱，裏有寒者，必表裏字差矣。又陽明一證云，脉浮遲，表熱裏寒，四逆湯主之。又少陰一證云，裏寒外熱，通脉四逆湯主之。以此表裏自差，明矣。《千金翼》云白通湯[1]。非也。

　　〔1〕《千金翼》云白通湯　據今本《千金翼》卷九無此語，仍作"白虎湯"。是。

　　傷寒脉結代，心動悸[1]，**炙甘草湯**主之。方三十九。

　　甘草四兩，炙　生薑三兩，切　人參二兩　生地黃一斤
桂枝三兩，去皮　阿膠二兩　麥門冬半升，去心　麻仁半升
大棗三十枚，擘

　　右九味，以清酒七升，水八升，先煮八味取三升，去滓，内膠烊消盡，温服一升，日三服。一名復脉湯。

　　〔1〕動悸　《玉函》卷三作"中驚悸"。

　　按語　傷寒續發脉結代而心動悸，爲心之陰陽氣血兩虚之證，故治以炙甘草湯，益氣血而滋陰陽，則心得所養而不動悸，脉得所充而不結代。

　　脉按之來緩，時一止復來者，名曰結。又脉來動而中止，更來小數，中有還者反動[1]名曰結，陰也。脉來動而中止，不能自還，因而復動者，名曰代，陰也。得此脉者必難治。

　　〔1〕反動　復動。"反""復"雙聲，故"反"即"復"。

　　按語　本條繼上文之後，具體描述結脉、代脉的性狀。

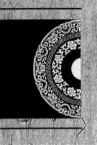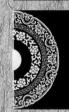

卷 第 五

漢　張仲景述　晉　王叔和撰次

宋　林　億校正

明　趙開美校刻

沈　琳仝校

辨陽明病脉證并治第八

辨少陽病脉證并治第九

辨陽明病脉證并治第八合四十四法,方一十首,一方附, 并見陽明少陽合病法。

提要　本篇首先以"太陽陽明"、"正陽陽明"、"少陽陽明"
叙述了陽明病邪之來路和陽明病的成因。繼之以"胃家實"三
字高度概括了陽明病證的裏、熱、實三大特點。

陽明裏實證,輕重不一,故其治療有調胃承氣湯、小承氣湯、
大承氣湯之異。

陽明熱證,包括熱鬱于上的栀子豉湯證、熱盛于中的白虎加
人参湯證、熱與水結于下的猪苓湯證。

仲景以假實定主手法,論陽明虛寒病證於陽明裏熱實證之

前,意在對比求辨。同時本篇論述了濕熱發黃的茵陳蒿湯證、栀子蘗皮湯證、麻黄連軺赤小豆湯證,爲陽明邪熱與脾濕相合爲患,不專爲陽明所主,故置於篇末。

陽明病,不吐不下,心煩者,可與調胃承氣湯。第一。三味,前有陽明病二十七證。

陽明病,脉遲,汗出不惡寒,身重短氣,腹滿潮熱,大便鞕,大承氣湯主之。若腹大滿不通者,與小承氣湯。第二。大承氣四味,小承氣三味。

陽明病,潮熱,大便微鞕者,可與大承氣湯。若不大便六七日,恐有燥屎,與小承氣湯。若不轉失氣,不可攻之。後發熱復鞕者,小承氣湯和之。第三。用前第二方,下有二病證。

傷寒若吐下不解,至十餘日,潮熱,不惡寒,如見鬼狀,微喘直視,大承氣湯主之。第四。用前第二方。

陽明病,多汗,胃中燥,大便鞕,讝語,小承氣湯主之。第五。用前第二方。

陽明病,讝語,潮熱,脉滑疾者。小承氣湯主之。第六。用前第二方。

陽明病,讝語,潮熱,不能食,胃中有燥屎,宜大承氣湯下之。第七。用前第二方,下有陽明病一證。

汗出讝語,有燥屎在胃中。過經乃可下之,宜大承氣湯。第八。用前第二方,下有傷寒病一證。

三陽合病,腹滿身重,讝語遺尿,白虎湯主之。第九。四味。

二陽併病,太陽證罷,潮熱汗出,大便難,讝語者,宜大承氣湯。第十。用前第二方。

陽明病,脉浮緊,咽燥口苦,腹滿而喘,發熱汗出,惡熱身重。若下之,則胃中空虛,客氣動膈,心中懊憹,舌上胎者,栀子豉湯主之。第十一。二味。

若渴欲飲水,舌燥者,白虎加人參湯主之。第十二。五味。

　　若脉浮發熱,渴欲飲水,小便不利者,豬苓湯主之。第十三。五味。下有不可與豬苓湯一證。

　　脉浮遲,表熱裏寒,下利清穀者,四逆湯主之。第十四。三味。下有二病證。

　　陽明病下之,外有熱,手足温,不結胸,心中懊憹,不能食,但頭汗出,梔子豉湯主之。第十五。用前第十一方。

　　陽明病,發潮熱,大便溏,胸滿不去者,與小柴胡湯。第十六。七味。

　　陽明病,脇下滿,不大便而嘔,舌上胎者,與小柴胡湯。第十七。用上方。

　　陽明中風,脉弦浮大,短氣腹滿,脇下及心痛,鼻干不得汗,嗜卧,身黃,小便難,潮熱而噦,與小柴胡湯。第十八。用上方。

　　脉但浮,無餘證者,與麻黃湯。第十九。四味。

　　陽明病,自汗出,若發汗,小便利,津液内竭,雖鞕,不可攻之。須自大便,蜜煎導而通之。若土瓜根、豬膽汁。第二十。一味。豬膽方附,二味。

　　陽明病,脉遲,汗出多,微惡寒,表未解,宜桂枝湯。第二十一。五味。

　　陽明病,脉浮,無汗而喘,發汗則愈,宜麻黃湯。第二十二。用前第十九方。

　　陽明病,但頭汗出,小便不利,身必發黃,茵蔯蒿湯主之。第二十三。三味。

　　陽明證,喜忘,必有蓄[1]血,大便黑,宜抵當湯下之。第二十四。四味。

　　〔1〕蓄　宋本《傷寒論》作“畜”。

　　陽明病下之,心中懊憹而煩,胃中有燥屎者,宜大承氣湯。第二十五。用前第二方。下有一病證。

　　病人煩熱,汗出解,如瘧狀,日晡發熱。脉實者,宜大承氣湯;脉浮虛者,宜桂枝湯。第二十六。大承氣湯用前第二方。桂枝湯用前第二十一方。

大下後,六七日不大便,煩不解,腹滿痛,本有宿食,宜大承氣湯。第二十七。用前第二方。

病人小便不利,大便乍難乍易,時有微熱,宜大承氣湯。第二十八。用前第二方。

食穀欲嘔,屬陽明也,吳茱萸湯主之。第二十九。四味。

太陽病,發熱,汗出惡寒,不嘔,心下痞,此以醫下之也。如不下,不惡寒而渴,屬陽明,但以法救之,宜五苓散。第三十。五味。下有二病證。

趺陽脉浮而濇,小便數,大便鞕,其脾爲約,麻子仁丸主之。第三十一。六味。

太陽病三日,發汗不解,蒸蒸熱者,調胃承氣湯主之。第三十二。用前第一方。

傷寒吐後,腹脹滿者,與調胃承氣湯。第三十三。用前第一方。

太陽病,若吐下發汗後,微煩,大便鞕,與小承氣湯和之。第三十四。用前第二方。

得病二三日,脉弱,無太陽、柴胡證,煩躁,心下鞕,小便利,屎定鞕,宜大承氣湯。第三十五。用前第二方。

傷寒六七日,目中不了了,睛不和,無表裏證,大便難,宜大承氣湯。第三十六。用前第二方。

陽明病,發熱汗多者,急下之,宜大承氣湯。第三十七。用前第二方。

發汗不解,腹滿痛者,急下之,宜大承氣湯。第三十八。用前第二方。

腹滿不減,減不足言,當下之,宜大承氣湯。第三十九。用前第二方。

陽明少陽合病,必下利,脉滑而數,有宿食也,當下之,宜大承氣湯。第四十。用前第二方。

病人無表裏證,發熱七八日,脉數,可下之。假令已下,不大便者,有瘀血,宜抵當湯。第四十一。用前第二十四方,下有二病證。

傷寒七八日,身黄如橘色,小便不利,茵蔯蒿湯主之。第四十二。用前第二十三方。

傷寒身黄發熱,梔子蘗皮湯主之。第四十三。三味。

傷寒瘀熱在裏,身必黄,麻黄連軺赤小豆湯主之。第四十四。八味。

問曰:病有太陽陽明,有正陽陽明,有少陽陽明,何謂也?答曰:太陽陽明者,脾約[1]一云絡是也;正陽陽明者,胃家實是也;少陽陽明者,發汗利小便已,胃中燥煩實[2],大便難是也。

〔1〕脾約 《玉函》卷三下有"一作脾結"。

〔2〕煩實 《玉函》卷三、《千金翼》卷九無。

按語 本條論述陽明病的成因:一是邪由太陽傳來;二是病起本經;三是少陽誤汗、誤利小便,致津傷胃燥而成陽明病。

陽明之爲病,胃家實[1]一作寒是也[2]。

〔1〕胃家實 《千金翼》卷九作"胃中寒"。

〔2〕陽明之爲病……是也 《玉函》卷三冠陽明病篇之首。

按語 此爲陽明病提綱。"胃家實"三字,揭示了陽明病之病位、病性。既謂之"實",則其證治自寓其中。

問曰:何緣得陽明病?答曰:太陽病,若發汗,若下,若利小便,此亡津液,胃中乾燥,因轉屬陽明。不更衣[1],内實,大便難者,此名陽明[2]也。

〔1〕更衣 解大便之婉辭。

〔2〕陽明 《玉函》卷三、《千金翼》卷九下有"病"字。是。

按語 本條旨在強調津傷胃燥是陽明府實形成的關鍵。言外之意,凡熱性病治療過程中,尤當注意固護津液。

問曰:陽明病外證云何? 答曰:身熱,汗自出,不惡寒,反惡熱也。

按語 言外以明內,察外以候內,"外證"亦是辨陽明裏實證的客觀依據。

問曰:病有得之一日,不發熱而惡寒者,何也? 答曰:雖得之一日,惡寒將自罷,即自汗出而惡熱也。

按語 陽明受邪之初,邪在經表,可見爲時甚短而程度輕微的惡寒現象,但迅即變爲不惡寒反惡熱,此與太陽表病之惡寒迥異。

問曰:惡寒何故自罷? 答曰:陽明居中,主土也,萬物所歸,無所復傳,始雖惡寒,二日自止,此爲陽明病也。

本太陽初得病時,發其汗,汗先出不徹[1],因轉屬陽明也。傷寒[2]發熱無汗,嘔不能食,而反汗出濈濈然[3]者,是轉屬陽明也。

〔1〕徹 透也。

〔2〕傷寒 《玉函》卷三、《千金翼》卷九作"病"。

〔3〕濈濈然 此謂汗出連綿不斷貌。

傷寒三日,陽明脉大。

按語 脉大爲陽,反映陽明邪熱有餘,主熱而不主實,是白虎湯證之脉。

傷寒脉浮而緩,手足自溫者,是爲繫在太陰。太陰者,身當發黃,若小便自利者,不能發黃。至七八日大便鞕者,爲陽明病也。

傷寒轉[1]繫陽明者,其人濈然[2]微汗出也。

〔1〕轉 《千金翼》卷九作"傳"。

〔2〕濈然 《玉函》卷三作"濈濈然"。

陽明中風，口苦咽乾，腹滿微喘，發熱惡寒，脉浮而緊，若下之，則腹滿小便難也。

陽明病，若能食，名中風；不能食，名中寒。

按語 風爲陽，寒爲陰，風寒不同氣，故其發病亦有陰陽之別。在太陽則以有汗與無汗區分；在陽明則以能食與不能食相別。

陽明病，若[1]中寒者[2]，不能食，小便不利，手足濈然汗出，此欲作固瘕[3]，必大便初鞕後溏。所以然者，以胃中冷，水穀不别故也。

〔1〕若 《玉函》卷三、《千金翼》卷九無。

〔2〕中寒者 《註解傷寒論》卷五無"者"字。

〔3〕固瘕 《玉函》卷三、《千金翼》卷九、《太平聖惠方》卷八辨傷寒脉候作"堅瘕"。錢潢《傷寒溯源集》注："大便初硬後溏，因成瘕泄。瘕泄即溏泄也，久而不止，則爲固瘕。"

陽明病，初欲食，小便反不利[1]，大便自調，其人骨節疼，翕翕如有熱狀，奄然[2]發狂，濈然汗出而解者，此水不勝穀氣，與汗共并，脉緊[3]則愈。

〔1〕利 《玉函》卷三、《千金翼》卷九作"數"。

〔2〕奄(yǎn 掩)然 忽然。

〔3〕脉緊 《千金翼》卷九作"堅者"。

按語 寒濕在表，骨節疼痛，其脉必緊。今正勝邪却，汗出寒解，故云脉緊則愈。

陽明病欲解時，從申至戌上[1]。

〔1〕至戌上 《玉函》卷三、《千金翼》卷九作"盡戌"。

按語 陽明之氣旺於申酉戌，故逢時則氣旺，其病欲解。

陽明病，不能食，攻其熱必噦，所以然者，胃中虛冷故也。以其人本虛,攻其熱必噦。

按語 陽明病之不能食,有寒熱虛實之分。實熱者,大承氣湯攻之即愈;虛寒者,自當溫補,誤攻,必剋伐胃氣而致噦。

陽明病,脉遲,食難用飽,飽則微[1]煩頭眩,必小便難,此欲作穀瘅[2]。雖下之,腹滿如故,所以然者,脉遲故也。

〔1〕微 《玉函》卷三、《金匱要略》卷中均作"發"。

〔2〕穀瘅 病名,黄疸病之一種,詳《金匱要略·黄疸病脉證并治》。"瘅"通"疸",《玉函》卷三、《千金翼》卷九、《註解傷寒論》卷五作"疸"。

陽明病,法[1]多汗,反無汗,其身如蟲行皮中狀者,此以久虛故也。

〔1〕法 《玉函》卷三、《千金翼》卷九作"當"。

按語 太陽病表證以有汗爲虛,無汗爲實;陽明病裏熱實證,以汗多爲實,無汗爲虛。陽明主肌,今陽明既虛,是以出現"如蟲行皮中狀"。

陽[1]明病,反無汗,而小便利,二三日嘔而欬,手足厥者,必苦頭痛[2]。若不欬不嘔,手足不厥者,頭不痛。一云冬陽明。

〔1〕陽 《千金翼》卷九上有"冬"字。

〔2〕必苦頭痛 《玉函》卷三、《千金翼》卷九作"其人頭必痛"。

按語 本證病機在於陽明胃寒氣逆,逆則嘔、欬、頭痛而手足厥。仲景未出方治,據證論方,似用吳茱萸湯爲允。

在陽明病三承氣等證之前,用以上七條論述了胃氣虛寒的各種脉證,意在提醒後人,陽明病雖以裏熱實爲主體,但陽明虛寒之情亦不可不明。

陽[1]明病,但頭眩,不惡寒,故能食而欬,其人咽必痛。若不欬者,咽不痛。一云冬陽明。

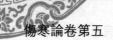

〔1〕陽　《千金翼》卷九上有"冬"字。

按語　本條言胃熱上蒸,上條論胃寒氣逆之證,大有相互鑑別之意。

陽明病,無汗,小便不利,心中懊憹者,身必發黃。

按語　本條論陽明濕熱發黃的前驅證候,臨證觀察,黃疸初起多見此證。

陽明病,被火,額上微汗出,而小便不利者,必發黃。

陽明病,脉浮而緊者,必潮熱,發作有時。但浮者,必盜汗出。

陽明病,口燥,但欲漱水,不欲嚥者,此必衄。

陽明病,本自汗出,醫更重發汗,病已差〔1〕,尚微煩不了了者,此必大便鞕故也。以亡津液,胃中乾燥,故令大便鞕。當問其小便日幾行,若本小便日三四行,今日再行,故知大便不久出。今爲小便數少,以津液當還入胃中,故知不久必大便也。

〔1〕差　《玉函》卷三作"瘥"。

按語　本證爲病瘥後陰陽自和之範例。

傷寒嘔多,雖有陽明證,不可攻之。

按語　嘔多而不可下之理有二:一是説明邪有上越之勢;二是反映病位偏上。故其治療當因勢利導,不可逆其病勢而用攻下之法。

陽明病,心下鞕滿者,不可攻之。攻之利遂〔1〕不止者死,利止者愈。

〔1〕利遂　《玉函》卷三、《千金翼》卷九作"遂利"。

按語　心下痞硬而滿,知病位不在腸,絶無燥屎可言,故不可下。古人所言"心下",即今之胃脘部,論中言心下硬滿者,有大柴胡湯證、五苓散證、桂枝人參湯證、瀉心湯證、旋覆代赭石湯證,獨不見於承氣湯證,可鑑。

陽明病,面合色赤[1],不可攻之,必[2]發熱。色黃者,小便不利也。

〔1〕面合色赤　成無己注:"合,通也。陽明病面色通赤者,熱在經也。"

〔2〕必　《玉函》卷三上有"攻之"。

按語　陽明病見面合色赤,爲在經之邪郁而不解。據太陽病中篇"面色緣緣正赤者,此陽氣怫郁在表,當解之熏之"之訓,知本證宜汗而不宜下也。

陽明病,不吐不下,心[1]煩者,可與**調胃承氣湯**。方一。

甘草二兩,炙　芒消半升　大黃四兩,清酒洗

右三味,切,以水三升,煮二物至一升,去滓,内芒消,更上微火一二沸,温頓服之,以調胃氣。

〔1〕心　《玉函》卷三、《千金翼》卷九作"而"。

陽明病,脉遲,雖汗出不惡寒者,其身必重,短氣腹滿而喘,有潮熱者,此外欲解,可攻裹也。手足濈然汗出者,此大便已鞕也,大承氣湯主之;若汗多,微發熱惡寒者,外未解也[1],一法與桂枝湯。其熱不潮,未可與承氣湯;若腹大滿不通[2]者,可與小承氣湯,微和胃氣,勿令至大泄下。**大承氣湯**。方二。

大黃四兩,酒洗　厚朴半斤,炙,去皮　枳實五枚,炙　芒消三合

右四味,以水一斗,先煮二物[3],取五升,去滓,内大黃,更煮取二升,去滓,内芒消,更上微火一兩沸,分温再服,得下餘勿服。

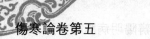

小承氣湯方

大黃四兩　厚朴二兩,炙,去皮　枳實三枚,大者,炙

右三味,以水四升,煮取一升二合,去滓,分溫二服。初服湯當更衣,不爾者盡飲之,若更衣者,勿服之。

〔1〕外未解也　《千金要方》卷九、《外臺秘要》卷一下有"桂枝湯主之"。

〔2〕不通　《脉經》卷七、《千金翼》卷九作"而不大便"。

〔3〕物　《玉函》卷八、《千金翼》卷九作"味"。

按語　本條大意有四:一言陽明府實兼有表證者,不可攻下,當先表後裏;二是補述大承氣湯證的又一見證——手足濈然汗出。三言應用承氣類的重要辨證依據之一是有潮熱,其熱不潮不可與。四言"腹大滿不通者,可與小承氣湯",提示了小承氣湯證症狀重在痞滿。

陽明病,潮熱,大便微鞕者,可與大承氣湯,不鞕者不可與之。若不大便六七日,恐有燥屎,欲知之法,少與小承氣湯,湯入腹中,轉失[1]氣者,此有燥屎也,乃可攻之。若不轉失氣者,此但初頭鞕,後必溏,不可攻之,攻之必脹滿不能食也。欲飲水者,與水則噦。其後發熱[2]者,必大便復鞕而少也,以小承氣湯和之。不轉失氣者,慎不可攻也。小承氣湯。三。用前第二方。

〔1〕失　《玉函》卷三作"矢",下同。

〔2〕發熱　《玉函》卷三作"發潮熱"。

按語　從本條用小承氣湯以測有無燥屎之法,提示醫者用大承氣湯尤當審慎。

夫實則讝語,虛則鄭聲。鄭聲者,重語也。直視讝語,喘滿者死,下利者亦死。

按語 陽明裏實證可兼正虛之情，直視、喘滿、下利，爲正衰邪實，氣竭陰傷，故主死。

發汗多，若重發汗者，亡其陽，譫語。脉短者死，脉自和者不死。

按語 汗多亡陽譫語者，有死有生。脉短主死，責之陽亡而陰亦將竭；脉自和主生，是胃氣猶存。

傷寒若吐若下後不解，不大便五六日，上至十餘日，日晡所發潮熱，不惡寒，獨語如見鬼狀。若劇者，發則不識人，循衣摸牀[1]，惕而[2]不安，一云順衣妄撮，怵惕不安。微喘直視，脉弦者生，濇者死。微者，但發熱譫語者，大承氣湯主之。若一服利，則止後服。四。用前第二方。

〔1〕摸牀 《玉函》卷三作"撮空"，《脉經》卷七作"妄撮"。
〔2〕惕而 《玉函》卷三、《脉經》卷七、《千金翼》卷十作"怵惕"。

按語 陽明府實證，瀉下務須及時，若當下失下，必致燥熱內伐肝腎真陰，而成危篤之證。"脉弦者生，濇者死"，暗示了在熱病過程中，存得一分津液，便有一分生機之理。

陽明病，其人多汗，以津液外出，胃中燥，大便必鞕，鞕則譫語；小承氣湯主之；若一服譫語止者，更莫復服。五。用前第二方。

陽明病，譫語發潮熱，脉滑而疾者，小承氣湯主之。因與承氣湯一升，腹中轉氣[1]者，更服一升，若不轉氣者，勿更與之。明日又不大便，脉反微濇者，裏虛也，爲難治，不可更與承氣湯也。六。用前第二方。

〔1〕轉氣 《註解傷寒論》卷五作"轉失氣"，下同。

陽明病，譫語有潮熱，反不能食者，胃中[1]必有燥屎五六枚也；若能食者，但鞕耳，宜大承氣湯下之。七。

用前第二方。

〔1〕胃中 《玉函》卷三、《脉經》卷七、《千金翼》卷九無。此二字
誤衍。

陽明病,下血讝語者,此爲熱入血室,但頭汗出者,
刺期門,隨其實而寫[1]之,濈然汗出則愈。

〔1〕寫 《玉函》卷三、《脉經》卷七、《註解傷寒論》卷五作"瀉"。

按語 太陽病下篇的熱入血室證,其熱來自太陽;本條熱
入血室證,其熱來自陽明。仲景於此論之,意在言陽明邪熱有下
迫血室之機。

汗汗一作臥。出讝語者,以有燥屎在胃中,此爲風也。
須下者,過經乃可下之。下之若早,語言必亂,以表虛裏
實故也。下之愈,宜大承氣湯。八。用前第二方,一云大柴胡湯。

按語 前論陽明府實證,當下即下,不可延誤,以防燥熱內
伐真陰;今論陽明攻下之法,必待府實已成方可用之,不可過早。
可見下法之運用,要在適時。

傷寒四五日,脉沉而喘滿,沉爲在裏,而反發其汗,
津液越出,大便爲難,表虛裏實,久則讝語。

按語 脉沉而喘滿,非表邪爲患,故言"表虛"。復見大便
難,是知此喘乃爲陽明燥氣逆阻於肺所致,故言"裏實"。其治,
自當求於陽明。

三陽合病,腹滿身重,難以轉側,口不仁[1],面
垢[2],又作枯,一云向經。讝語遺尿。發汗則讝語[3]。下之
則額上生汗,手足逆冷。若自汗出者,**白虎湯**主之。
方九。

知母六兩 石膏一斤,碎 甘草二兩,炙 粳米六合

右四味,以水一斗,煮米熟湯成,去滓。溫服一升,
日三服。

〔1〕口不仁　口中麻木,知覺減退。

〔2〕面垢　面部如有污垢。"面垢",《千金翼》卷九作"言語向經"。

〔3〕讝語　《玉函》卷三下有"甚"字。

按語　三陽合病而治從陽明者,熱邪偏重於陽明也。

二陽併病,太陽證罷,但發潮熱,手足漐漐汗出,大便難而讝語者,下之則愈,宜大承氣湯。十。用前第二方。

陽明病,脉浮而緊,咽燥口苦,腹滿而喘,發熱汗出,不惡寒反惡熱,身重。若發汗則躁,心憒憒[1]公對切反讝語。若加溫[2]針,必怵惕[3]煩躁不得眠。若下之,則胃中空虛,客氣動膈,心中懊憹,舌上胎者,**栀子豉湯**主之。方十一。

肥栀子十四枚,擘　香豉四合,綿裹

右二味,以水四升,煮栀子取二升半,去滓,内豉,更煮取一升半,去滓。分二服,温進一服,得快吐者,止後服。

〔1〕憒憒(kuì潰)　心中煩亂不安之狀。《素問·至真要大論》:"厥陰之勝,耳鳴頭眩,憒憒欲吐。"

〔2〕溫　《註解傷寒論》卷五作"燒"。

〔3〕怵惕(chù tì觸替)　驚懼慌恐。《説文·心部》:"怵,恐也。"《廣雅·釋詁》卷二下:"怵、惕、恐、懼也。"

若渴欲飲水,口乾舌燥者,**白虎加人參湯**主之。方十二。

知母六兩　石膏一斤,碎　甘草二兩,炙　粳米六合　人參三兩

右五味,以水一斗,煮米熟湯成,去滓,温服一升,日三服。

若脉浮發熱,渴欲飲水,小便不利者,**猪苓湯**主之。方十三。

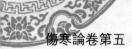

猪苓_{去皮}　茯苓　澤瀉　阿膠　滑石_{碎,各一兩}

右五味,以水四升,先煮四味,取二升,去滓,内阿膠
烊消,温服七合,日三服。

按語　以上三條,論陽明熱證的三種治法,所謂清熱之開
手三法。陽明屬胃,位居於中,下賅於腸,其經上貫膈(胃之大
絡貫膈),故其邪熱可及于上中下三部。熱郁膈上者,治以栀子
豉湯;熱盛于中者,治以白虎加人參湯;熱迫于下而與水結者,治
以猪苓湯。

陽明病,汗出多而渴者,不可與猪苓湯,以汗多胃中
燥,猪苓湯復利其小便故也。

按語　本條文意有二:一、猪苓湯證與白虎湯證皆有發熱
而渴,汗多而渴者爲白虎湯證,渴而小便不利者爲猪苓湯證。
二、猪苓湯以利水爲主,雖兼育陰,亦不可用於陽明熱盛津傷者。

脉浮而遲,表熱裏寒,下利清穀者,**四逆湯**主之。方
十四。

甘草_{二兩,炙}　乾薑_{一兩半}　附子_{一枚,生用,去皮,破八片}

右三味,以水三升,煮取一升二合,去滓,分温二服。
强人可大附子一枚、乾薑三兩。

按語　本爲四逆湯證,而述於陽明熱證之後,乃因證已現
陰盛格陽的假熱之象,故特與白虎湯證之表裏俱熱相鑑別。

若[1]胃中虚冷,不能食者,飲水則噦。

[1] 若　《脉經》卷七上有"陽明病"。

脉浮發熱,口乾鼻燥,能食者則衄。

按語　上條言不能食,寒在府而飲水作噦,本條論能食,熱
在經而致衄。寒熱對比,以明辨證。

陽明病,下之,其外有熱,手足温,不結胸,心中懊

懊，飢不能食，但頭汗出者，梔子豉湯主之。十五。用前第十一方。

陽明病，發潮熱，大便溏，小便自可，胸脇滿不去者，與**小柴胡湯**。方十六。

柴胡半斤　黃芩三兩　人參三兩　半夏半升，洗　甘草三兩，炙　生薑三兩，切　大棗十二枚，擘

右七味，以水一斗二升，煮取六升，去滓，再煎取三升。溫服一升，日三服。

按語　本謂陽明病而治以小柴胡湯，不僅因其有"胸脇滿不去"，即所謂有柴胡證，更因小柴胡湯尚有内和陽明之功，乃一舉兩得之法。

陽明病，脇下鞕滿，不大便而嘔，舌上白胎者，可與小柴胡湯，上焦得通，津液得下，胃氣因和，身濈然汗出而解。十七。用上方。

按語　本條提示：小柴胡湯證的舌象爲白苔，陽明病兼少陽證，舌苔白而未黃者，可用小柴胡湯。小柴胡湯能和解樞機而暢通三焦，可使上焦得通，津液得下，而胃氣因和，則濈然汗出而解。故小柴胡湯對少陽兼太陽病或兼陽明病者，皆有施用之機會。

陽明中風，脉弦浮大而短氣，腹都滿，脇下及心痛，久按之氣不通，鼻乾不得汗，嗜臥，一身及目悉黃，小便難，有潮熱，時時噦，耳前後腫，刺之小差，外不解，病過十日，脉續浮者，與小柴胡湯。十八。用上方。

按語　雖言陽明中風，然其邪壅滯少陽，致使三焦不暢，水濕搏結，氣機受阻，故用小柴胡湯調暢三焦。正如《中藏經》所云："三焦通，則内外左右上下皆通矣。"

脉但浮，無餘證者，與麻黃湯。若不尿，腹滿加噦

者,不治。**麻黄湯**。方十九。

麻黄三兩,去節　桂枝二兩,去皮　甘草一兩,炙　杏仁七十箇,去皮尖

右四味,以水九升,煮麻黄,減二升,去白沫,内諸藥,煮取二升半,去滓。温服八合,覆取微似汗。

按語　不尿而腹滿者,謂之關;噦而甚者,謂之格,兩證并見,謂之關格。《難經》云:"關格者,不得盡其命而死矣",故謂不治。

陽明病,自汗出,若發汗,小便自利者,此爲津液内竭,雖鞕不可攻之,當須自欲大便,宜蜜煎導而通之。若土瓜根及大猪膽汁,皆可爲導。二十。

蜜煎方

食蜜七合

右一味,於銅器内,微火煎,當須[1]凝如飴狀,攪之勿令焦著,欲可丸,併手捻作挺,令頭鋭,大如指,長二寸許。當熱時急作,冷則鞕。以内穀道中,以手急抱,欲大便時乃去之。疑非仲景意,已試甚良[2]。

又大猪膽一枚,瀉汁,和少許法醋,以灌穀道内,如一食頃,當大便出宿食惡物,甚效。

〔1〕當須　《註解傷寒論》卷五作"稍"。
〔2〕疑非仲景意,已試甚良　《玉函》卷八、《千金翼》卷九、《註解傷寒論》卷五均無。

按語　仲景對津液内竭所致大便鞕,提出了導便與灌穀道之法,這是世界醫學史上應用直腸給藥與灌腸療法的先驅。

陽明病,脉遲,汗出多,微惡寒者,表未解也,可發

汗,宜桂枝湯。二十一。

桂枝三兩,去皮　芍藥三兩　生薑三兩　甘草二兩,炙
大棗十二枚,擘

右五味,以水七升,煮取三升,去滓,溫服一升,須
臾,啜熱稀粥一升,以助藥力取汗。

陽明病,脉浮,無汗而喘者,發汗則愈,宜麻黃湯。
二十二。用前第十九方。

按語　以上兩條,論風寒之邪初侵陽明經表之證治。《素
問·熱論》:"三陽經絡皆受其病,而未入于藏者,故可汗而已。"
即此之謂。

陽明病,發熱汗出者,此爲熱越,不能發黃也。但頭
汗出,身無汗,劑[1]頸而還,小便不利,渴引水漿者,此
爲瘀熱在裏,身必發黃,**茵陳蒿湯**主之。方二十三。

茵陳蒿六兩　梔子十四枚,擘　大黃二兩,去皮

右三味,以水一斗二升,先煮茵陳減六升,内二味,
煮取三升,去滓,分[2]三服。小便當利,尿如皂莢汁狀,
色正赤,一宿腹減,黃從小便去也。

〔1〕劑　《玉函》卷三、《脉經》卷七、《千金翼》卷九作"齊"。

〔2〕分　《玉函》卷三、《註解傷寒論》卷五下有"溫"字。

按語　本條論陽明濕熱發黃之機理與證治。小便不利,則
濕不得泄,汗不得出,則熱不得越,濕熱合邪,瘀熱在裏,故必身
黃。茵陳蒿湯爲治濕熱發黃的代表方劑,臨床加減用之多效。

陽明證,其人喜忘者,必有畜血。所以然者,本有久
瘀血,故令喜忘。屎雖鞕,大便反易,其色必黑者,宜**抵
當湯**下之。方二十四。

水蛭熬　蝱蟲去翅足,熬,各三十箇　大黃三兩,酒洗　桃

仁二十箇，去皮尖及兩人者

右四味，以水五升，煮取三升，去滓，温服一升，不下更服。

按語 本條所論陽明畜血證治，實開胃腸瘀血證治之先河。

陽明病，下之，心中懊憹而煩，胃中有燥屎者，可攻。腹微滿，初頭鞕，後必溏，不可攻之。若有燥屎者，宜大承氣湯。二十五。用前第二方。

病人不大便五六日，繞臍痛，煩躁，發作有時者，此有燥屎，故使不大便也。

按語 本條補述了大承氣湯證的又一辨證要點：繞臍痛，發作有時。

病人煩熱，汗出則解，又如瘧狀，日晡所發熱者，屬陽明也。脉實者，宜下之；脉浮虛者，宜發汗。下之與大承氣湯，發汗宜桂枝湯。二十六。大承氣湯用前第二方。桂枝湯用前第二十一方。

大下後，六七日不大便，煩不解，腹滿痛者，此有燥屎也。所以然者，本有宿食故也，宜大承氣湯。二十七。用前第二方。

按語 下後不解可以再下，與汗後不解可以再汗同屬一理，不必拘泥於已下之情而當下不下。

病人小便不利，大便乍難乍易，時有微熱，喘冒[1]一作佛鬱。不能卧者，有燥屎也，宜大承氣湯。二十八。用前第二方。

〔1〕喘冒 《千金翼》卷九作"佛鬱"。

食穀欲嘔[1]，屬陽明也，吳茱萸湯主之。得湯反劇者，屬上焦也。**吳茱萸湯**。方二十九。

吳茱萸一升，洗 人參三兩 生薑六兩，切 大棗十二

枚,擘

右四味,以水七升,煮取二升,去滓,温服七合,日
三服。

〔1〕嘔 《玉函》卷三、《千金翼》卷九、《註解傷寒論》卷五下有
"者"。是。

太陽病,寸緩關浮尺弱,其人發熱汗出,復惡寒,不
嘔,但心下痞者,此以醫下之也。如其不下者,病人不惡
寒而渴者,此轉屬陽明也。小便數者,大便必鞕,不更衣
十日,無所苦也。渴欲飲水,少少與之,但以法救之。渴
者,宜**五苓散**。方三十。

猪苓去皮　白术　茯苓各十八銖　澤瀉一兩六銖　桂枝
半兩,去皮

右五味,爲散,白飲和服方寸匕,日三服。

脉陽微而汗出少者,爲自和[1]一作如也,汗出多
者,爲太過。陽脉實,因發其汗,出多者,亦爲太過。太
過者,爲陽絕於裏,亡津液,大便因鞕也。

〔1〕和 《千金翼》卷九作"如"。

脉浮而芤,浮爲陽,芤爲陰,浮芤相搏,胃氣生熱,其
陽則絕。

趺陽脉浮而濇,浮則胃氣强,濇則小便數,浮濇相
搏,大便則鞕,其脾爲約,**麻子仁丸**主之。方三十一。

麻子仁二升　芍藥半斤　枳實半斤,炙　大黄一斤,去皮

厚朴一尺,炙,去皮　杏仁一升,去皮尖,熬,別作脂

右六味[1],蜜和[2]丸如梧桐子大,飲服十丸,日三
服,漸加,以知爲度[3]。

〔1〕味 《玉函》卷八、《註解傷寒論》卷五下有"爲末,煉"。

〔2〕和 《玉函》卷八作"爲"。

〔3〕以知爲度　以愈爲準。《方言》卷三："差、間、知、愈也。南楚病愈者謂之差，或謂之間，或謂之知。知，通語也。"

按語　脾約證，爲"亡津液"所致，治以麻子仁丸，乃陽明潤下之法。

太陽病三日，發汗不解，蒸蒸發熱〔1〕者，屬胃也，調胃承氣湯主之。三十二。用前第一方。

〔1〕蒸蒸發熱　裏熱熾盛貌。"蒸蒸"通"烝烝"，盛也。

按語　本證當着眼"蒸蒸發熱者，屬胃也"句，它指出了調胃承氣湯證側重在胃，故見蒸蒸發熱，與大承氣湯證之側重在腸的日晡潮熱則有所不同。

傷寒吐後，腹脹滿者，與調胃承氣湯。三十三。用前第一方。

按語　腹脹滿而不痛，可見其府實甚輕，或僅爲陽明燥熱壅滯，故行調胃法。

太陽病，若吐若下若發汗後，微煩，小便數，大便因鞕者，與小承氣湯和之愈。三十四。用前第二方。

按語　調胃承氣湯證，不言便鞕，以燥熱僅在于胃；此小承氣湯證，則明言大便鞕，乃陽明之燥熱已下結于腸。仲景先論調胃承氣湯，後論小承氣湯者，具有陽明府實病證先胃而後腸，從上而下之次第。

得病二三日，脉弱，無太陽、柴胡證，煩躁，心下鞕。至四五日，雖能食，以小承氣湯，少少與，微和之，令小安，至六日，與承氣湯一升。若不大便六七日，小便少者，雖不受食〔1〕，一云不大便但初頭鞕，後必溏，未定成鞕，攻之必溏；須小便利，屎定鞕，乃可攻之，宜大承氣湯。三十五。用前第二方。

〔1〕雖不受食　《脉經》卷七、《千金翼》卷九作"雖不大便"。

按語 前以轉失氣而測屎定鞕,此以小便數多而知燥屎已結,這種察二便以知燥屎之法,確是從臨床體驗而來。至于用小承氣湯而不用大承氣湯者,乃因其能食而心下鞕,知邪熱燥結未至於深之故。

傷寒六七日,目中不了了,睛不和[1],無表裏證,大便難,身微熱者,此爲實也,急下之,宜大承氣湯。三十六。用前第二方。

〔1〕目中不了了,睛不和 謂患者目光昏暗,目睛不靈活。"不了了",不明貌。

陽明病,發熱汗多者,急下之,宜大承氣湯[1]。三十七。用前第二方。一云大柴胡湯。

〔1〕宜大承氣湯 《脉經》卷七作"屬大柴胡湯"。

發汗不解,腹滿痛者,急下之,宜大承氣湯。三十八。用前第二方。

按語 以上三條,論陽明病急下之證。其急下之理,不外府邪來勢迅猛,或邪熱灼津欲涸,或胃燥而内竭真陰,如不急下燥熱,則不能保全其欲竭之陰液,"急下"寓存陰之義。

腹滿不減,減不足言,當下之,宜大承氣湯。三十九。用前第二方。

按語 此爲實熱之腹滿,故宜大承氣湯下之。與《金匱要略》"腹滿時減,復如故,此爲寒,當與溫藥"之虛寒腹滿相比,足見腹滿一證而有虛實寒熱之分。

陽明少陽合病,必下利,其脉不負者,爲順也。負者,失也,互相剋賊,名爲負也。脉滑而數者,有宿食也,當下之,宜大承氣湯。四十。用前第二方。

按語 本條可體會兩點:一、以五行之理而明病機之順逆。二、宿食積滯而腑氣不通者,亦可用大承氣湯下之。

病人無表裏證,發熱七八日,雖脉浮數者,可下之。假令已下,脉數不解,合熱則消穀喜飢,至六七日不大便者,有瘀血,宜抵當湯。四十一。用前第二十四方。

若脉數不解,而下不止,必協[1]熱便膿血也。

〔1〕協　《玉函》卷三、《千金翼》卷九作"挾"。

傷寒發汗已,身目爲黃,所以然者,以寒濕—作溫在裏不解故也。以爲不可下也,於寒濕中求之。

按語　證爲寒濕發黃,其色必暗,其脉必遲。治療當溫化寒濕,而忌寒涼之品,可酌選理中湯加茵蔯蒿治之。

傷寒七八日,身黃如橘子色,小便不利,腹微滿者,茵蔯蒿湯主之。四十二。用前第二十三方。

傷寒身黃發熱。**栀子蘗皮湯**主之。方四十三。

肥栀子十五箇,擘　甘草一兩,炙　黃蘗二兩

右三味,以水四升,煮取一升半,去滓,分溫再服。

傷寒瘀熱在裏,身必黃[1],**麻黃連軺**[2]**赤小豆湯**主之。方四十四。

麻黃二兩,去節　連軺二兩,連翹根是　杏仁四十箇,去皮尖　赤小豆一升　大棗十二枚,擘　生梓白皮切,一升　生薑二兩,切　甘草二兩,炙

右八味,以潦水[3]一斗,先煮麻黃再沸,去上沫,内諸藥,煮取三升,去滓,分溫三服,半日服盡。

〔1〕黃　《註解傷寒論》卷五上有"發"。

〔2〕軺(yáo 搖)　《千金翼》卷九作"翹"。

〔3〕潦(liáo 僚)水　雨水。《禮記·曲禮上》:"水潦降,不獻魚鼈。"鄭玄注:"雨水謂之潦。"

按語　以上三條,論濕熱發黃證治;茵蔯蒿湯證爲熱重於

濕而病偏於裏;麻黄連軺赤小豆湯證爲濕熱發黄而證情兼表;梔子蘗皮湯證則界於兩者之間。三證同中有異,治法亦不盡相同。

辨少陽病脉證并治第九 方一首,并見三陽合病法。

提要 少陽膽木,内寄相火,性喜條達,最忌抑鬱不伸。本篇開宗明義以口苦、咽干、目眩之少陽府證作爲辨證提綱,更以往來寒熱、胸脇苦滿等少陽經證反映少陽病多以氣機鬱抑爲其病機特點。

太陽病表證宜汗,陽明病裏證宜下,惟少陽病的半表半裏之證,汗下皆在禁用之列。總觀全篇僅見小柴胡湯一方,説明少陽病之正治,惟此"和"之一法而已。

少陽爲病,外可及於太陽,内可及於陽明。其兼變之證治已詳於太陽、陽明篇中,當對照合參,以求少陽證治之全貌。

太陽病不解,轉入少陽,脇下鞕滿,乾嘔不能食,往來寒熱,尚未吐下,脉沉緊者,與小柴胡湯。第一。七味。

少陽之爲病,口苦,咽乾,目眩也。

按語 此條爲少陽病提綱證,皆膽府鬱火上炎之象。《内經》云,膽病者口苦。足見口苦一證對少陽病有特殊辨證之意義,故冠于諸證之首。

少陽中風,兩耳無所聞,目赤,胸中滿而煩者,不可吐下,吐下則悸而驚。

按語 本條諸證均與少陽經絡循行部位相關。此所言禁用吐下之法,下條言禁發汗,言外之意,少陽病惟有"和"之一法可行。

傷寒,脉弦細,頭痛發熱者,屬少陽。少陽不可發汗,發汗則讝語,此屬胃。胃和則愈,胃不和,煩[1]而悸。一云躁。

〔1〕煩 《玉函》卷三上有"則"。

按語 本條補述少陽病的主脉——弦細。

本太陽病不解,轉入少陽者,脇下鞕滿,乾嘔不能食,往來寒熱,尚未吐下,脉沉緊者,與**小柴胡湯**。方一。

柴胡八兩　人參三兩　黃芩三兩　甘草三兩,炙　半夏半升,洗　生薑三兩,切　大棗十二枚,擘

右七味,以水一斗二升,煮取六升,去滓,再煎取三升。溫服一升,日三服。

若已吐下發汗溫針,讝語,柴胡湯證罷,此爲壞病,知犯何逆,以法治之。

三陽合病,脉浮大,上關上,但欲眠睡,目合則汗。

傷寒六七日,無大熱,其人躁煩者,此爲陽去入陰故也。

按語 躁煩,乃以躁爲主,躁爲陰,又無大熱,可知表病入裏,故曰"陽去入陰"。

傷寒三日,三陽爲盡,三陰當受邪,其人反能食而不嘔,此爲三陰不受邪也。

按語 本條文意,旨在說明少陽爲三陰之屏障。如果少陽之氣不衰,即能抵御邪氣傳入陰經。

傷寒三日,少陽脉小者,欲已也。

按語 "脉小"非謂"小"脉,乃是與原來脉勢相比爲小。《素問·離合真邪論》云:"夫脉者,大則邪至,小則平",故欲已也。

少陽病欲解時,從寅至辰上[1]。

[1] 至辰上　《玉函》卷三、《千金翼》卷九并作"盡辰"。

按語 少陽甲木旺於寅而盛於卯,故得其時,則抗邪有力而病欲解。

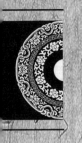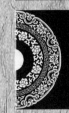

卷　第　六

漢　張仲景述　晉　王叔和撰次
宋　林　億校正
明　趙開美校刻
　　沈　琳仝校

辨太陰病脈證并治第十
辨少陰病脈證并治第十一
辨厥陰病脈證并治第十二厥利嘔噦附。

辨太陰病脈證并治第十合三法,方三首。

　　提要　本篇主要論述了太陰陽虛,中寒濕阻,升降失調之嘔吐下利、腹滿時痛的四逆輩證。兼述了太陰風淫末疾致四肢煩痛的桂枝湯證,以及脾家氣血不和引起的腹滿時痛的桂枝加芍藥湯證和大實痛的桂枝加大黃湯證。篇末"太陰爲病脈弱……設當行大黃芍藥者,宜減之",反映了太陰病證多屬虛寒之情,故其治法當以溫補爲要,對酸苦湧泄之品皆非太陰之所宜。並寓有治太陰病,尤當保胃氣之意。

太陰病,脉浮,可發汗,宜桂枝湯。第一。五味。前有太陰病三證。

自利不渴者,屬太陰,以其藏寒故也,宜服四逆輩。第二。下有利自止一證。

本太陽病,反下之,因腹滿痛,屬太陰,桂枝加芍藥湯主之;大實痛者,桂枝加大黃湯主之。第三。桂枝加芍藥湯,五味。加大黃湯,六味。減大黃、芍藥法附。

太陰之爲病,腹滿而吐,食不下,自利[1]益甚,時腹自痛。若下之,必[2]胸下結鞕[3]。

〔1〕自利 《脉經》卷七、《千金翼》卷十、《太平聖惠方》卷八作"下之"。

〔2〕若下之,必 《脉經》卷七、《千金翼》卷十、《太平聖惠方》卷八無。

〔3〕結鞕 《玉函》卷四作"痞堅"。

按語 本條爲太陰病提綱證。脾陽虛衰,寒濕中阻,是其病機之所在。"自利益甚",既言其腹瀉之重,又言其腹滿痛等證每因下利而增劇,一語雙關,反映了太陰虛寒之本質。

太陰中風,四肢煩疼,陽[1]微陰濇而長者,爲欲愈。

〔1〕陽 《太平聖惠方》卷八上有"其脉"。

按語 脾主四肢,風淫末疾,故太陰中風證見四肢煩疼。"陽微"主邪氣却,"陰濇而長"主正氣復,邪去正復,故病欲愈。

太陰病,欲解時,從亥至丑上[1]。

〔1〕至丑上 《玉函》卷四、《千金翼》卷十作"盡丑"。

按語 三陽病欲解時,在于經氣自旺,三陰病欲解時,在于陽氣來復。

太陰病,脉浮者,可發汗,宜桂枝湯。方一。

桂枝三兩,去皮 芍藥三兩 甘草二兩,炙 生薑三兩,切
大棗十二枚,擘

右五味,以水七升,煮取三升,去滓,溫服一升。須

臾,啜熱稀粥一升,以助藥力,溫覆取汗。

　　按語　本條可視爲太陰病表證,與上條有相承之義。因其"脉浮",故可用桂枝湯發汗。桂枝湯外可以解肌,内能和脾胃,一方之中兩法備焉。

　　自利不渴者,屬太陰,以其藏有寒故也,當溫之,宜服四逆輩[1]。二。

　　〔1〕四逆輩　四逆湯一類。《醫宗金鑑·訂正仲景全書》注:"指四逆、理中、附子等湯而言也。""輩",《太平聖惠方》卷八作"湯"。

　　按語　太陰脾病見"自利益甚",然必"自利不渴",這是對太陰病提綱證的補述。與少陰病篇"自利而渴者,屬少陰"有相互鑑別之義。

　　傷寒脉浮而緩,手足自溫者,繫[1]在太陰;太陰當發身黃,若小便自利者,不能發黃;至七八日,雖暴煩下利日十餘行,必自止[2],以脾家實,腐穢當去故也。

　　〔1〕繫　《千金翼》卷十上有"是爲"。
　　〔2〕止　《玉函》卷四下有"所以然者"。

　　按語　邪在陽,有"戰汗"作解之機;邪在陰,有"暴煩下利"却邪之路,二者均爲正氣驅邪外出之佳兆。

　　本太陽病,醫反下之,因爾腹滿時痛者,屬太陰也,桂枝加芍藥湯主之;大[1]實痛者,桂枝[2]加大黃湯主之。三。

桂枝加芍藥湯方

　　桂枝三兩,去皮[3]　　芍藥六兩　　甘草二兩,炙　　大棗十二枚,擘　　生薑三兩,切

　　右五味,以水七升,煮取三升,去滓,溫分三服。本云,桂枝湯,今加芍藥[4]。

桂枝加大黄湯方

桂枝三兩,去皮　大黄二兩　芍藥六兩　生薑三兩,切
甘草二兩,炙　大棗十二枚,擘

右六味,以水七升,煮取三升,去滓,温服一升,日
三服。

〔1〕大　《千金翼》卷十作"其"。
〔2〕桂枝　《千金翼》卷十無。
〔3〕去皮　《千金翼》卷十無。
〔4〕本云……今加芍藥　此九字《千金翼》卷十無。

按語　本條爲表病因誤下傷脾,致使太陰血脉不利之腹滿
時痛證,其病在血。治用桂枝加芍藥湯,通經脉,利血氣,消滿止
痛。若腹滿大實痛者,乃爲瘀滯之甚,故加大黄以開瘀破結。

太陰爲病,脉弱,其人續自便利,設當行大黄芍藥者,
宜減之,以其人胃氣弱,易動故也。下利者,先煎芍藥二沸。

按語　太陰病以虚寒證爲主,治當温補。本條以"設當行
大黄芍藥者,宜減之"爲訓,揭示出太陰病禁苦寒攻下之法。

辨少陰病脉證并治第十一合二十三法,方一十九首。

提要　本篇論述了少陰病的脉證與治療。少陰病證可分
爲少陰陽陰寒化證和在此基礎上的陽虚陰竭證,以及少陰陰虚
熱化證三種。

陽虚寒化證,是以"脉微細,但欲寐"統攝,包括四逆湯證、
桃花湯證、真武湯證、附子湯證、白通湯證等。陽虚陰竭證則有
白通加猪膽汁湯證。陰虚熱化證,包括心腎不交,水虚於下而火
炎于上的黄連阿膠湯證;水熱互結於下的猪苓湯證;少陰陰虚而
陽明燥結的急下證。

少陰與太陽爲表裏,因而有"太少兩感"之麻黄附子細辛湯證和麻黄附子甘草湯證。少陰之經上循咽喉,故又有少陰咽痛的猪膚湯、甘草湯、桔梗湯、苦酒湯、半夏散等證。縱觀本篇,體現了少陰病證亦有陰陽表裏寒熱虛實辨證之法。

少陰病,始得之,發熱脉沉者,麻黄細辛附子湯主之。第一。三味,前有少陰病二十證。

少陰病,二三日,麻黄附子甘草湯微發汗。第二。三味。

少陰病,二三日以上,心煩不得卧,黄連阿膠湯主之。第三。五味。

少陰病,一二日,口中和,其背惡寒,附子湯主之。第四。五味。

少陰病,身體痛,手足寒,骨節痛,脉沉者,附子湯主之。第五。用前第四方。

少陰病,下利便膿血者,桃花湯主之。第六。三味。

少陰病,二三日至四五日,腹痛,小便不利,便膿血者,桃花湯主之。第七。用前第六方,下有少陰病一證。

少陰病,吐利,手足逆冷,煩躁欲死者,吴茱萸湯主之。第八。四味。

少陰病,下利咽痛,胸滿心煩者,猪膚湯主之。第九。三味。

少陰病,二三日,咽痛,與甘草湯。不差,與桔梗湯。第十。甘草湯,一味。桔梗湯,二味。

少陰病,咽中生瘡,不能語言,聲不出者,苦酒湯主之。第十一。三味。

少陰病,咽痛,半夏散及湯主之。第十二。三味。

少陰病,下利,白通湯主之。第十三。三味。

少陰病,下利脉微,與白通湯。利不止,厥逆無脉,乾嘔者,白通加猪膽汁湯主之。第十四。白通湯用前第十三方。加猪膽汁湯,五味。

少陰病，至四五日，腹痛，小便不利，四肢沉重疼痛，自下利，真武湯主之。第十五。五味，加減法附。

少陰病，下利清穀，裏寒外熱，手足厥逆，脉微欲絶，惡寒，或利止脉不出，通脉四逆湯主之。第十六。三味，加減法附。

少陰病，四逆，或欬，或悸，四逆散主之。第十七。四味，加減法附。

少陰病，下利六七日，欬而嘔，渴煩不得眠，猪苓湯主之。第十八。五味。

少陰病，二三日，口燥咽乾者，宜大承氣湯。第十九。四味。

少陰病，自利清水，心下痛，口乾者，宜大承氣湯。第二十。用前第十九方。

少陰病，六七日，腹滿不大便，宜大承氣湯。第二十一。用前第十九方。

少陰病，脉沉者，急溫之，宜四逆湯。第二十二。三味。

少陰病，食入則吐，心中溫溫欲吐，手足寒，脉弦遲，當溫之，宜四逆湯。第二十三。用前第二十二方，下有少陰病一證。

少陰之爲病，脉微細，但欲寐也。

按語 本條爲少陰病提綱。脉微主陽虛，脉細主陰弱，先言微而後言細，提示少陰病雖具陰陽兩虛之情，但以陽虛爲重。

少陰病，欲吐不吐，心煩，但欲寐。五六日自利而渴者，屬少陰也，虛故引水自救，若小便色白者，少陰病形悉具，小便白者[1]，以下焦虛有寒，不能制水[2]，故令色白也。

〔1〕小便白者 《玉函》卷四作“所以然者”。
〔2〕水 《千金翼》卷十作“溲”。

病人脉陰陽俱緊，反汗出者，亡陽也，此屬少陰，法當咽痛而復吐利。

按語 據“此屬少陰”推斷，本證當是脉陰陽俱沉緊，與太陽傷寒證之脉陰陽俱浮緊，恰是表裏相對之比。

少陰病,欬而下利讝語者,被火氣劫故也,小便必難,以强責[1]少陰汗也。

〔1〕責 《説文·貝部》:"責,求也。"

按語 上條論寒盛亡陽,本條論火邪傷陰,兩條相對,突出辨證。

少陰病,脉細沉數,病爲在裏,不可發汗。

少陰病,脉微,不可發汗,亡[1]陽故也;陽已虛,尺脉弱濇者,復不可下之。

〔1〕亡 《脉經》卷七、《千金翼》卷十作"無"。

按語 以上兩條,論少陰陽虛和陰虛均禁汗下之法。凡用汗下法之時,當據脉證爲要。

少陰病,脉緊,至七八日,自下利,脉[1]暴微,手足反溫,脉緊反去者,爲欲解也,雖煩下利,必自愈。

〔1〕脉 《玉函》卷四、《千金翼》卷十作"其脉"。

按語 "脉暴微"非指微脉,乃緊脉變緩,故下言"脉緊反去",是寒去邪却,故爲欲解。

少陰病,下利,若利自止,惡寒而踡臥,手足溫者,可治。

按語 少陰病以陽虛寒化證爲主體,其轉歸及可治與否,當以陽復陰消爲要。證見手足溫,利自止,乃陽氣來復,故有可治之機。

少陰病,惡寒而踡,時自煩,欲去衣被者,可治。

按語 "時自煩,欲去衣被",乃陽氣來復的又一徵象。

少陰中風,脉陽微陰浮者,爲欲愈。

按語 "陽微"者,爲風邪減緩;"陰浮"者,爲邪氣外出而不入裏,故其病欲愈。

少陰病,欲解時,從子至寅上[1]。

〔1〕至寅上　《玉函》卷四、《千金翼》卷十作"盡寅"。

少陰病,吐利,手足不逆冷,反發熱者,不死。脉不至[1]者,至一作足。灸少陰七壯。

〔1〕至　《千金翼》卷十作"足"。

按語　少陰病見手足不逆冷,反發熱,乃是陽氣猶存之佳兆。少陰虛寒證,存得一分陽氣,便有一分生機,故謂不死。

少陰病,八九日,一身手足盡熱者,以熱在膀胱,必便血也。

按語　少陰病陰盛格陽證,也可見身熱,但手足必逆冷。此證"一身手足盡熱",知非假熱,乃少陰病由陰轉陽之證。少陰病由陰轉陽而移熱於太陽膀胱,乃因太陽與少陰爲表裏之故。

少陰病,但厥無汗,而强發之,必動其血,未知從何道出,或從口鼻,或從目出者,是名下厥上竭[1],爲難治。

〔1〕下厥上竭　陽氣亡於下而厥,陰血脫於上而竭,故謂下厥上竭。

少陰病,惡寒身踡而利,手足逆冷者,不治。

少陰病,吐利躁煩,四逆者死。

少陰病,下利止而頭眩,時時自冒者死。

少陰病,四逆惡寒而身踡,脉不至,不煩而躁者死。一作吐利而躁逆者死。

少陰病,六七日,息高[1]者死。

〔1〕息高　指呼吸表淺,出多入少之喘息。

少陰病,脉微細沉,但欲臥,汗出不煩,自欲吐,至五六日自利,復煩躁不得臥寐者死。

按語　以上諸條,辨析少陰病死證。其死之因,總不外亡陽、竭陰,或元氣上脫。從而提示醫者,在救治少陰病時,不僅要注重固護陽氣,同時也要保存陰液。

少陰病,始得之,反發熱,脉沉者,**麻黃細辛附子**

湯[1]主之。方一。

麻黄二兩,去節　細辛二兩　附子一枚,炮,去皮,破八片

右三味,以水一斗,先煮麻黄,減二升,去上沫,内諸藥,煮取三升,去滓,温服一升,日三服。

〔1〕麻黄細辛附子湯　《玉函》卷四、《註解傷寒論》卷六作"麻黄附子細辛湯"。

少陰病,得之二三日,**麻黄附子甘草湯**微發汗。以二三日無[1]證,故微發汗也。方二。

麻黄二兩,去節　甘草二兩,炙　附子一枚,炮,去皮,破八片

右三味,以水七升,先煮麻黄一兩沸,去上沫,内諸藥,煮取三升,去滓,温服一升,日三服。

〔1〕無　《玉函》卷四、《註解傷寒論》卷六下有"裏"字。

按語　以上兩條,爲太陽少陰兩感證,治以温經發表之法。然同中有異:麻黄細辛附子湯證因爲"始得之",比麻黄附子甘草湯證之"得之二三日",其陽虚程度較輕,故前者用細辛辛温發散,後者用炙甘草和中護正。

少陰病,得之二三日以上,心中煩,不得臥[1],**黄連阿膠湯**主之。方三。

黄連四兩　黄芩二兩　芍藥二兩　雞子黄二枚　阿膠三兩。一云三挺[2]。

右五味,以水六升,先煮三物,取二升,去滓,内膠烊盡,小冷,内雞子黄,攪令相得,温服七合,日三服。

〔1〕臥　《千金翼》卷十下有"者"。

〔2〕阿膠三兩。一云三挺　《千金翼》卷十作"阿膠三挺"。

按語　此爲腎水虧於下而心火亢於上的少陰陰虚熱化證。臨牀所見,尚有脉細數,舌紅苔净,或舌尖如草莓狀。

少陰病,得之一二日,口中和,其背惡寒者,當灸之,

附子湯主之。方四。

附子二枚,炮,去皮,破八片　茯苓三兩　人參二兩　白朮四兩　芍藥三兩

右五味,以水八升,煮取三升,去滓,溫服一升,日三服。

少陰病,身體痛,手足寒,骨節痛,脉沉者[1],附子湯主之。五。用前第四方。

[1] 沉者　《玉函》卷四下有"一作微"。

按語　太陽傷寒麻黃湯證,寒居於表,其脉見浮;少陰陽虛附子湯證,寒盛於裏,其脉見沉。兩證之間有表裏虛實之異,但同屬寒證則一,故其證情均以疼痛爲主。《素問·痺論》云:"痛者寒氣多也,有寒故痛也"。

少陰病,下利便膿血者,**桃花湯**主之。方六。

赤石脂一斤,一半全用,一半篩末　乾薑一兩　粳米一升

右三味,以水七升,煮米令熟,去滓,溫服[1]七合,內赤石脂末方寸匕,日三服。若一服愈,餘勿服。

[1] 溫服　《千金翼》卷十作"溫取"、《金匱要略》卷中無"服"。

少陰病,二三日至四五日,腹痛,小便不利,下利不止,便膿血者,桃花湯主之。七。用前第六方。

按語　上一條與本條論少陰陽虛不固致下利便膿血證。證屬虛寒,所便膿血必赤暗不澤,味腥而不臭。

少陰病,下利便膿血者,可刺。

按語　上兩條論陽虛不固之便膿血證,治以溫澀之法,用桃花湯。本條爲熱傷陰絡之便膿血證,故以針刺法,瀉其陰中之伏熱。可見少陰下利便膿血亦有寒熱之分。

少陰病,吐利,手足逆[1]冷,煩躁欲死者,**吳茱萸湯**

主之。方八。

　　吴茱萸一升　人参二兩　生薑六兩,切　大棗十二枚,擘

　　右四味,以水七升,煮取二升,去滓,溫服七合,日三服。

〔1〕逆　《註解傷寒論》卷六作"厥"。

　　按語　前言"少陰病,吐利,躁煩四逆者死",爲陽亡之危候。此證見"煩躁欲死",乃陰寒之邪內擾於胃,正邪交爭所致,故治以吴茱萸湯扶正祛邪,溫胃散寒。

　　少陰病,下利咽痛,胸滿心煩[1],**猪膚湯**主之。方九。

　　猪膚一斤

　　右一味,以水一斗,煮取五升,去滓,加白蜜一升,白粉[2]五合,熬香,和令相得,溫分六服。

〔1〕煩　《註解傷寒論》卷六下有"者"。
〔2〕白粉　白米粉。

　　按語　下利傷陰,浮火上炎而致咽痛,故治用猪膚湯,滋陰養液,以清浮火。

　　少陰病,二三日,咽痛者,可與甘草湯,不差[1],與桔梗湯。十。

甘草湯方

　　甘草二兩

　　右一味,以水三升,煮取一升半,去滓,溫服七合,日二服。

桔梗湯方

　　桔梗一兩　甘草二兩

右二味，以水三升，煮取一升，去滓，温分^[2]再服。

〔1〕差　《玉函》卷八、《註解傷寒論》卷六下有“者”。

〔2〕温分　《玉函》卷八、《千金翼》卷十、《註解傷寒論》卷六作“分温”。

按語　本證爲少陰邪熱循經上犯所致之咽痛，輕者用一味生甘草清熱解毒，緩急止痛；重者，經中之邪閉鬱爲甚，則加桔梗以開喉痹。

少陰病，咽中傷，生瘡，不能語言，聲不出者，**苦酒湯**主之。方十一。

半夏_洗，破如棗核^[1]十四枚　　雞子_{一枚，去黄，内上苦酒}^[2]，着雞子殻中

右二味，内半夏著苦酒中，以雞子殻置刀環中，安火上，令三沸，去滓，少少含嚥之，不差，更作三劑。

〔1〕核　《玉函》卷八、《註解傷寒論》卷六下有“大”。

〔2〕苦酒　米醋。北魏賈思勰《齊民要術》卷八有做酢法，所列做“苦酒”法數種，皆指醋言。

按語　苦酒湯可消腫止痛，清利咽喉。服用時取少少含嚥之法，既是内服，又寓外敷之義，以療咽瘡。

少陰病，咽中痛，**半夏散**及**湯**主之。方十二。

半夏_洗　桂枝_{去皮}　甘草_炙

右三味，等分。各别擣篩已，合治之，白飲和服方寸匕，日三服。若不能散服者，以水一升，煎七沸，内散兩方寸匕，更煮三沸，下火令小冷，少少嚥之。半夏有毒，不當散服^[1]。

〔1〕半夏有毒，不當散服　《玉函》卷八、《註解傷寒論》卷六無。

少陰病，下利，**白通湯**主之。方十三。

葱白_{四莖}　乾薑_{一兩}　附子_{一枚，生}^[1]，去皮，破八片

右三味，以水三升，煮取一升，去滓，分溫再服。

〔1〕生 《玉函》卷八、《註解傷寒論》卷六下有"用"。是。

少陰病，下利脉微者，與白通湯。利不止，厥逆無脉，乾嘔煩者，**白通加豬膽汁湯**主之。服湯脉暴出者死，微續者生。白通加豬膽湯。方十四。白通湯用上方。

葱白四莖　乾薑一兩　附子一枚,生,去皮,破八片　人尿五合　豬膽汁一合

右五味，以水三升，煮取一升，去滓，内膽汁、人尿，和令相得，分溫再服。若無膽，亦可用。

按語　觀以上兩條，可知白通湯證以下利爲主要見症。少陰陽虛且爲陰寒所抑，故用此方破陰通陽以止利。服藥後其證反劇，乃爲陰寒格拒之象，故於白通湯中加人尿、豬膽汁，"治寒以熱，凉而行之"，既可引陽入陰，又可滋陰和陽以免陰竭之危。

少陰病，二三日不已，至四五日，腹痛，小便不利，四肢沉重疼痛，自下利者，此爲有水氣。其人或欬，或小便利，或下利，或嘔者，**真**〔1〕**武湯**主之。方十五。

茯苓三兩　芍藥三兩　白术二兩　生薑三兩,切　附子一枚,炮,去皮,破八片

右五味，以水八升，煮取三升，去滓，溫服七合，日三服。若欬者，加五味子半升、細辛一兩、乾薑一兩；若小便利者，去茯苓；若下利者，去芍藥，加乾薑二兩；若嘔者，去附子，加生薑，足前爲半斤。

〔1〕真 《千金翼》卷十作"玄"。

按語　本條見證雖多，總因陽虛水泛，用真武湯以溫陽化氣利水，諸證自解。

少陰病，下利清穀，裏寒外熱，手足厥逆，脉微欲絶，

身反不惡寒,其人面色赤,或腹痛,或乾嘔,或咽痛,或利止脉不出者,**通脉四逆湯**主之。方十六。

甘草_{二兩,炙}　附子_{大者一枚,生用,去皮,破八片}　乾薑_{三兩,強人可四兩}

右三味,以水三升,煮取一升二合,去滓,分溫再服,其脉即出者愈。面色赤者,加蔥九莖;腹中痛者,去蔥[1],加芍藥二兩;嘔者,加生薑二兩;咽痛者,去芍藥[2],加桔梗一兩;利止脉不出者,去桔梗[3],加人參二兩。病皆與方相應者,乃服之[4]。

〔1〕去蔥　《玉函》卷八無。

〔2〕去芍藥　《玉函》卷八無。

〔3〕去桔梗　《玉函》卷八無。

〔4〕病皆與方相應者,乃服之　《玉函》卷八、《註解傷寒論》卷六無。

按語　本證爲少陰病而具戴陽或格陽之勢,陽氣離根而浮散於外,實有亡陽之危。喻嘉言謂"面赤加蔥入四逆湯中,以入陰迎陽而復其脉"。

少陰病,四逆,其人或欬,或悸,或小便不利,或腹中痛,或泄利下重者,**四逆散**主之。方十七。

甘草_炙　枳實_{破,水漬,炙乾}　柴胡　芍藥

右四味,各十分,擣篩[1],白飲和服方寸匕,日三服。欬者,加五味子、乾薑各五分,并主下利;悸者,加桂枝五分;小便不利者,加茯苓五分;腹中痛者,加附子一枚,炮令坼[2];泄利下重者,先以水五升,煮薤白三升,煮取三升,去滓,以散三方寸匕內湯中,煮取一升半,分溫再服。

〔1〕擣篩　《玉函》卷八作"爲散"。

〔2〕令坼　《玉函》卷八、《千金翼》卷十無。"坼"(chè 徹),裂開。

《説文·土部》:"坼,裂也。"

按語 本條論少陰陽氣鬱閉不伸之證治。因乙癸同源,故用四逆散疏暢少陰陽氣,則諸證悉除。此法臨證用於陽鬱所致男子陽萎和婦人陰冷等證,頗具效驗。

少陰病,下利六七日,欬而嘔渴,心煩不得眠者,**猪苓湯**主之。方十八。

猪苓去皮　茯苓　阿膠　澤瀉　滑石各一兩

右五味,以水四升,先煮四物,取二升,去滓,内阿膠烊盡,温服七合,日三服。

按語 本證與陽明病篇的猪苓湯證相比,兩證雖同具水熱互結於下兼有陰傷之情,但其邪熱來路不一。彼之邪熱來自陽明,此之邪熱來自少陰。

少陰病,得之二三日,口燥咽乾者,急下之,宜**大承氣湯**。方十九。

枳實五枚,炙　厚朴半斤,去皮,炙　大黄四兩,酒洗　芒消三合

右四味,以水一斗,先煮二味,取五升,去滓,内大黄,更煮取二升,去滓,内芒消,更上火令一兩沸,分温再服。一服得利,止後服。

少陰病,自[1]利清水,色純青,心下必痛,口乾燥者,可[2]下之,宜**大承氣湯**[3]。二十。用前第十九方,一法用大柴胡湯。

〔1〕自　《玉函》卷四、《脉經》卷七作"下"。

〔2〕可　《玉函》卷四、《註解傷寒論》卷六作"急"。

〔3〕宜大承氣湯　《脉經》卷七作"屬大柴胡湯、承氣湯證"。

少陰病,六七日,腹脹[1]不大便者,急下之,宜大[2]承氣湯。二十一。用前第十九方。

〔1〕脹 《脈經》卷七、《千金翼》卷十作"滿"。

〔2〕大 《千金翼》卷十無。

按語 陽明三急下證，是從邪氣角度而言，陽明府實於前而少陰受傷於後；少陰三急下證，乃從正氣角度而論，少陰傷於前而陽明府實成於後。

少陰病，脈沉者，急溫之，宜**四逆湯**。方二十二。

甘草二兩,炙 乾薑一兩半 附子一枚,生用,去皮,破八片

右三味，以水三升，煮取一升二合，去滓，分溫再服。強人可大附子一枚、乾薑三兩。

按語 前論用大承氣湯急下存陰，此論用四逆湯急溫回陽，可見少陰之陰陽爲人之根本，所當急固。然少陰脈沉而急溫之，乃治中有防，防微杜漸之法。

少陰病，飲食入口則吐，心中溫溫[1]欲吐，復不能吐。始得之，手足寒，脈弦遲者，此胸中實，不可下也，當吐之。若膈上有寒飲，乾嘔者，不可吐也，當溫之，宜四逆湯。二十三。方依上法。

〔1〕溫溫 《玉函》卷四作"嗢嗢"，《千金要方》卷九作"慍慍"。

按語 本證用四逆湯，旨在溫陽行飲、氣化津液。

少陰病，下利，脈微濇，嘔而汗出，必數更衣，反少者，當溫其上，灸之。《脈經》云，灸厥陰可五十壯。

辨厥陰病脈證并治第十二 厥利嘔噦附,合一十九法, 方一十六首。

提要 兩陰交盡，謂之厥陰。厥陰爲"一陰"，"一陰至絕作晦朔"，陰盡爲"晦"，陽生爲"朔"，其中見少陽之氣，所以厥陰之中，陰中有陽，這就決定了厥陰病的主要證候表現爲寒熱錯雜

證。篇中烏梅丸證、麻黃升麻湯證、乾薑黃芩黃連人參湯證,反映了厥陰病這一特點。然而,由于病機中的來復之陽氣有強弱之分,已病之寒邪有盛衰之別,所以厥陰爲病乃有陰陽消長,厥熱勝復之表現,例如:吳茱萸湯證、當歸四逆湯證的厥陰寒證,以及白頭翁湯證的厥陰熱證等。

厥陰屬肝,病則疏泄不利,而影響胃腸氣機不和,故厥陰病可發生嘔吐、噦、下利諸證。

厥陰病的治法:寒證宜溫、熱證宜清、寒熱錯雜者,則應寒溫并用而調其陰陽。

傷寒病,蚘厥,靜而時煩,爲藏寒。蚘上入膈,故煩。得食而嘔吐蚘者,烏梅丸主之。第一。十味。前後有厥陰病四證,噦逆。一十九法。

傷寒,脉滑而厥,裏有熱,白虎湯主之。第二。四味。

手足厥寒,脉細欲絶者,當歸四逆湯主之。第三。七味。

若内有寒者,宜當歸四逆加吳茱萸生薑湯。第四。九味。

大汗出,熱不去,内拘急,四肢疼,下利厥逆,惡寒者,四逆湯主之。第五。三味。

大汗,若大下利而厥冷者,四逆湯主之。第六。用前第五方。

病人手足厥冷,脉乍緊,心下滿而煩,宜瓜蒂散。第七。三味。

傷寒厥而心下悸,宜先治水,當服茯苓甘草湯。第八。四味。

傷寒六七日,大下後,寸脉沉遲,手足厥逆,麻黃升麻湯主之。第九。十四味。下有欲自利一證。

傷寒本自寒下,醫復吐下之,若食入口即吐,乾薑黃芩黃連人參湯主之。第十。四味。下有下利一十病證。

下利清穀,裏寒外熱,汗出而厥者,通脉四逆湯主之。第十一。三味。

熱利下重者,白頭翁湯主之。第十二。四味。

下利腹脹滿,身疼痛者,先溫裏,乃攻表。溫裏宜四逆湯,攻表宜桂枝湯。第十三。四逆湯用前第五方。桂枝湯，五味。

下利欲飲水者，以有熱也，白頭翁湯主之。第十四。用前第十二方。

下利讝語者，有燥屎也，宜小承氣湯。第十五。三味。

下利後更煩，按之心下濡者，虛煩也，宜梔子豉湯。第十六。二味。

嘔而脉弱，小便利，身有微熱，見厥者難治，四逆湯主之。第十七。用前第五方。前有嘔膿一證。

乾嘔，吐涎沫，頭痛者，吳茱萸湯主之。第十八。四味。

嘔而發熱者，小柴胡湯主之。第十九。七味。下有噦二證。

厥陰之爲病，消渴，氣上撞心，心中疼熱，飢而不欲食，食則吐蚘[1]，下之利不止。

〔1〕食則吐蚘　《玉函》卷四上有"甚者"。《脉經》卷七"食"、"蚘"無。《千金翼》卷十"食"無，"則"上有"甚者"，"則"下有"欲"。

按語　本條爲厥陰病的提綱證。此證反映了厥陰病情的寒熱雜糅，陰陽相錯之特點。

厥陰中風，脉微浮爲欲愈，不浮爲未愈。

按語　厥陰病而見脉微浮，是爲"陰病見陽脉"，主正勝邪却，故爲欲愈。

厥陰病欲解時，從丑至卯上[1]。

〔1〕至卯上　《玉函》卷四、《千金翼》卷十作"盡卯"。

厥陰病，渴欲飲水者，少少與之愈。

按語　"渴欲飲水"與厥陰病提綱證之"消渴"不同，彼爲邪熱灼津而陰傷，此示陽氣來復而能消水，故主病愈。

諸四逆厥者，不可下之，虛家亦然。

按語　厥，分寒熱虛實。本條所言"諸四逆厥者"，系指諸虛寒厥證，故不可下。"不可下"之意，非專指硝黃而言，凡苦寒湧泄之品皆在其列。

傷寒先厥，後發熱而利者，必自止，見厥復利。

按語　先厥後發熱，爲陽氣來復。陽氣來復有三種情況：一、陽氣來復冲和適中，其病則愈，即文中所言"後發熱而利者，必自止"。二、陽氣來而復退，陰寒再現，即文中所言"見厥復利"。三、陽氣來復太過，使病由陰轉陽，由寒變熱，則可出現便膿血等證。

傷寒始發熱六日，厥反九日而利。凡厥利者，當不能食，今反能食者，恐爲除中[1]。一云消中。食以索餅[2]，不發熱者，知胃氣尚在，必愈，恐暴熱來出而復去也。後日[3]脉之，其熱續在者，期之旦日夜半愈。所以然者，本發熱六日，厥反九日，復發熱三日，并前六日，亦爲九日，與厥相應，故期之旦日夜半愈[4]。後三日脉之，而脉數，其熱不罷者，此爲熱氣有餘，必發癰膿也。

〔1〕除中　證候名，爲中氣敗絕之危候。表現爲證情日危而飲食突然增加，食後暴熱來而復去。

〔2〕食以索餅　《千金翼》卷十作"食之黍餅"。"索餅"即面條，"索"，繩索也，引申作條。"餅"，泛指面食。《釋名・釋飲食》："餅，并也，溲麵使合并也。"

〔3〕後日　《玉函》卷四、《註解傷寒論》卷六作"後三日"。

〔4〕所以然……夜半愈　此三十八字《玉函》卷四無。

按語　本條討論了兩個問題：一、通過厥熱勝復中的厥與熱往來時間的長短，以測邪正進退之勢。二、辨別"除中"證的暴熱來而復去與厥陰病的厥熱勝復之别。

傷寒脉遲六七日，而反與黄芩湯徹[1]其熱。脉遲爲寒，今與黄芩湯，復除其熱，腹中應冷，當不能食，今反能食，此名除中，必死。

〔1〕徹　除也。

　　傷寒先厥後發熱,下利必自止,而反汗出,咽中痛者,其喉爲痺。發熱無汗,而利必自止,若不止,必便膿血,便膿血者,其喉不痺。

　　傷寒一二日至四五日,厥者必發熱,前熱者後必厥,厥深者熱亦深,厥微者熱亦微。厥應下之,而反發汗者,必口傷爛赤。

　　按語　本條爲熱厥證治。"厥應下之",是針對熱厥而言。所謂"下之",亦賅清法於內,後面的白虎湯證即是。

　　傷寒病,厥五日,熱亦五日,設六日當復厥,不厥者自愈。厥終不過五日,以熱五日,故知自愈。

　　按語　厥熱相等,乃陰陽調和之兆,故主病愈。

　　凡厥者,陰陽氣不相順接,便爲厥。厥者,手足逆冷者是也。

　　按語　本條概括了厥證的共同病機及其症狀表現,可謂要言不繁。

　　傷寒脈微而厥,至七八日膚冷,其人躁無暫安時者,此爲藏厥,非蚘厥也。蚘厥者,其人當吐蚘。令病者靜,而復時煩者,此爲藏寒,蚘上入其膈,故煩,須臾復止,得食而嘔,又煩者,蚘聞食臭[1]出,其人常自吐蚘。蚘厥者,**烏梅丸**主之。又主久利。方一。

　　烏梅三百枚　　細辛六兩　　乾薑十兩　　黃連十六兩　　當歸四兩　　附子六兩,炮,去皮　　蜀椒四兩,出汗　　桂枝去皮,六兩　　人參六兩　　黃蘗六兩

　　右十味,異搗篩,合治之,以苦酒漬烏梅一宿,去核,蒸之五斗[2]米下,飯熟搗成泥,和藥令相得,內臼中,與蜜杵二千下,丸如梧桐子大,先食飲服十丸,日三服,稍

加[3]至二十丸。禁生冷、滑物、臭食[4]等。

〔1〕食臭　飲食的香味。

〔2〕斗　《玉函》卷八、《註解傷寒論》卷六作"升"。

〔3〕稍加　漸加。《説文·禾部》："稍，出物有漸也。"

〔4〕臭食　此指香味濃烈的食品。

按語　此條辨"蚘厥"證與"藏厥"證。烏梅丸不僅治蚘厥，尚可和胃疏肝，調理藏府陰陽，因此又可用治厥陰病的寒熱錯雜之利。

傷寒熱少微厥[1]，指[2]一作稍。頭寒，嘿嘿不欲食，煩躁，數日小便利，色白者，此熱除也，欲得食，其病爲愈。若厥而嘔，胸脇煩滿者，其後必便血。

〔1〕微厥　《玉函》卷四、《註解傷寒論》卷六作"厥微"。

〔2〕指　《千金翼》卷十作"稍"。

病者手足厥冷，言我不結胸，小腹滿，按之痛者，此冷結在膀胱關元也。

傷寒發熱四日，厥反三日，復熱四日，厥少熱多者，其病當愈。四日至七日，熱不除者，必[1]便膿血。

〔1〕必　《註解傷寒論》卷六上有"其後"。是。

傷寒厥四日，熱反三日，復厥五日，其病爲進。寒多熱少，陽氣退，故爲進也。

傷寒六七日，脉微，手足厥冷，煩躁，灸厥陰，厥不還者，死。

傷寒發熱[1]，下利厥逆，躁不得臥者，死。

〔1〕發熱　《千金翼》卷十無。

傷寒發熱，下利至甚[1]，厥不止者，死。

〔1〕甚　《千金翼》卷十無。

傷寒六七日不利[1]，便[2]發熱而利，其人汗出不止者,死。有陰無陽故也。

〔1〕不利 《玉函》卷四作"不便利"。

〔2〕便 《玉函》卷四作"忽"。

傷寒五六日,不結胸,腹濡,脉虛復厥者,不可下,此亡血,下之死〔1〕。

〔1〕此亡血,下之死 《脉經》卷七、《千金翼》卷十作"下之,亡血死"。《註解傷寒論》卷六"此"下有"爲"。

發〔1〕熱而厥,七日下利者,爲難治。

〔1〕發 《玉函》卷四、《千金翼》卷十上有"傷寒"。

按語 以上六條,皆論厥陰病的生死預後問題。要之,有陽者生,無陽者死。

傷寒脉促,手足厥逆〔1〕,可灸之。促,一作縱。

〔1〕逆 《玉函》卷四、《註解傷寒論》卷六下有"者"。

按語 "脉促"而手足厥逆,有人釋爲陽氣爲邪所鬱,灸之亦通經絡,氣暢則厥愈。然在《內經》中,針以瀉實,灸以補虛。統觀大論,灸法所治,皆屬虛寒而無一熱證,故斷本證爲陽虛,似合醫理。

傷寒脉滑而厥者,裏有熱〔1〕,**白虎湯**主之。方二。

知母六兩　石膏一斤,碎,綿裏　甘草二兩,炙　粳米六合

右四味,以水一斗,煮米熟湯成,去滓,溫服一升,日三服。

〔1〕熱 《玉函》卷四、《註解傷寒論》卷六下有"也"。

按語 本條爲"熱厥"證治之一。裏熱雖盛,但內無腹滿疼痛及不大便等證,是熱雖盛而未成實,故不可下。治以白虎湯者,清裏熱則厥自愈也。

手足厥寒,脉細欲絶者,**當歸四逆湯**主之。方三。

當歸三兩　桂枝三兩,去皮　芍藥三兩　細辛三兩　甘草二兩,炙　通草二兩　大棗二十五枚,擘。一法,十二枚

右七味，以水八升，煮取三升，去滓，溫服一升，日三服。

若其人內有久寒者，宜**當歸四逆加吳茱萸生薑湯**。方四。

當歸三兩　芍藥三兩　甘草二兩，炙　通草二兩　桂枝三兩，去皮　細辛三兩　生薑半斤，切　吳茱萸二升[1]　大棗二十五枚，擘

右九味，以水六升，清酒六升[2]和，煮取五升[3]，去滓，溫分五服。一方，水酒各四升。

〔1〕吳茱萸二升　《玉函》卷八作“吳茱萸二兩”。
〔2〕水六升，清酒六升　《千金翼》卷十作“水四升，清酒四升”。
〔3〕五升　《千金翼》卷十作“三升”。

按語　以上兩條，論厥陰肝血虛而寒凝之證治，辨證要點在脉細欲絕。當歸四逆湯擅治厥陰經中之寒，當歸、芍藥補肝血。加吳茱萸、生薑者，取吳茱萸湯之義，以暖肝胃之寒。

大汗出，熱不去，內[1]拘急，四肢疼，又[2]下利厥逆而惡寒者，**四逆湯**主之。方五。

甘草二兩，炙　乾薑一兩半　附子一枚，生用，去皮，破八片

右三味，以水三升，煮取一升二合，去滓，分溫再服。若強人可用大附子一枚，乾薑三兩。

〔1〕內　《千金翼》卷十無。
〔2〕又　《千金翼》卷十作“若”。

大汗，若大下利，而厥冷者，四逆湯主之。六。用前第五方。

病人手足厥冷，脉乍緊[1]者，邪結在胸中，心下滿而煩，飢不能食者，病在胸中，當須吐之，宜**瓜蒂散**。方七。

瓜蒂　赤小豆

右二味,各等分,異擣篩,合內臼中,更治之,別以香
豉一合,用熱湯七合,煮作稀糜,去滓取汁,和散一錢匕,
溫頓服之。不吐者,少少加,得快吐乃止。諸亡血虛家,
不可與瓜蒂散。

〔1〕乍緊 本書卷八作"乍結"。

按語 本條辨痰鬱之證治,當參太陽病下篇"病如桂枝證,
頭不痛,項不強……此爲胸有寒也,當吐之,宜瓜蒂散"條。

傷寒厥而心下悸[1],宜先治水,當服[2]茯苓甘草湯,却
治其厥。不爾,水漬入胃,必作利也。**茯苓甘草湯**。方八。

茯苓二兩　甘草一兩,炙　生薑三兩,切　桂枝二兩,去皮

右四味,以水四升,煮取二升,去滓,分溫三服。

〔1〕悸 《玉函》卷四、《註解傷寒論》卷六下有"者"。
〔2〕服 《玉函》卷四作"與"。

按語 本條論"水厥"證治特點。水停於心下則悸,陽氣
被遏則厥,下注於腸則利。先治其水,則突出了治病求本之義。

傷寒六七日,大下後,寸[1]脉沉而遲,手足厥逆,下
部脉不至,喉咽[2]不利,唾膿血,泄利不止者,爲難治,
麻黃升麻湯主之。方九。

麻黃二兩半,去節　升麻一兩一分[3]　當歸一兩一分[3]
知母十八銖　黃芩十八銖　萎蕤十八銖一作菖蒲　芍藥六銖
天門冬[4]六銖,去心　桂枝六銖,去皮　茯苓六銖　甘草六銖,
炙　石膏六銖,碎,綿裹　白术六銖　乾薑六銖

右十四味,以水一斗,先煮麻黃一兩沸,去上沫,內
諸藥,煮取三升,去滓,分溫三服。相去如炊三斗米頃令
盡,汗出愈。

〔1〕寸 《千金翼》卷十,《脉經》卷七無。

〔2〕喉咽 《玉函》卷四、《千金翼》卷十、《註解傷寒論》卷六作"咽喉"。

〔3〕升麻一兩一分,當歸一兩一分 《玉函》卷七、《千金翼》卷十作"升麻一兩六銖""當歸一兩六銖"。

〔4〕天門冬 《玉函》卷七、《千金翼》卷十作"麥門冬"。

按語 誤下之後,表邪遏於胸中,陰寒逆於腹内,寒盛於中,乃是本證的病機特點。

麻黄升麻湯,擅於發越胸中陽鬱之邪,此乃寒熱併用而又能透邪外出的一種治療方法。

傷寒四五日,腹中痛,若轉氣下趣少腹者,此欲自利也。

傷寒本自寒下,醫復吐下之,寒格更逆吐下,若食入口即吐,**乾薑黄芩黄連人參湯**主之。方十。

乾薑 黄芩 黄連 人參各三兩

右四味,以水六升,煮取二升,去滓,分温再服。

下利,有微熱而渴,脉弱者,今〔1〕自愈。

〔1〕今 《玉函》卷四、《千金翼》卷十無。

下利,脉數,有微熱汗出〔1〕,今〔2〕自愈,設復緊爲未解。一云,設脉浮復緊。

〔1〕出 《玉函》卷四、《千金翼》卷十下有"者"。

〔2〕今 《玉函》卷四、《千金翼》卷十無。

下利,手足厥冷,無脉者,灸之不温,若脉不還,反微喘者,死。少陰負趺陽者,爲順也。

按語 "少陰負趺陽者,爲順也",因脾胃之氣不敗,則能制水消陰,故謂"順"也。

下利,寸脉反浮數,尺中自濇者,必清膿血。

按語 寸脉浮數,爲陽熱有餘,尺脉自濇爲陰不足,陰不足則陽往乘之，邪熱下陷陰中，故必便膿血。

下利清穀，不可攻表，汗出必脹滿。

下利，脉沉弦者，下重也；脉大者，爲未止；脉微弱數者，爲欲自止，雖發熱，不死。

下利，脉沉而遲，其人面少赤，身有微熱，下利清穀者，必鬱冒汗出而解，病人必微厥。所以然者，其面戴陽，下虛故也。

下利，脉數而渴者，今自愈。設不差，必清膿血，以有熱故也。

下利後脉絕，手足厥冷，晬時脉還，手足溫者生，脉不還者死。

按語 下利後脉絕，有生死之辨，辨在陽氣之存亡與脉之有還無還。

傷寒下利，日十餘行，脉反實者死。

按語 正虛而脉實，脉證不符，故主危。

下利清穀，裏寒外熱，汗出而厥者，**通脉四逆湯**主之。方十一。

甘草二兩，炙　附子大者一枚,生,去皮,破八片　乾薑三兩,強人可四兩

右三味，以水三升，煮取一升二合，去滓，分溫再服，其脉即出者愈。

熱利下重者，**白頭翁湯**主之。方十二。

白頭翁二兩[1]　黃蘗三兩　黃連三兩　秦皮三兩

右四味，以水七升，煮取二升，去滓，溫服一升，不愈，更服一升。

〔1〕白頭翁二兩　《玉函》卷八作“白頭翁三兩”。

按語 以上兩條論厥陰熱利證治特點。厥陰熱利必伴下重而欲飲水,所下之物亦必臭穢難聞。

下利腹脹滿,身體疼痛者,先溫其裏,乃攻其表,溫裏宜四逆湯,攻表宜桂枝湯。十三。四逆湯,用前第五方。

桂枝湯方

桂枝三兩,去皮　芍藥三兩　甘草二兩,炙　生薑三兩,切
大棗十二枚,擘

右五味,以水七升,煮取三升,去滓,溫服一升,須臾,歠熱稀粥一升,以助藥力。

下利欲飲水者,以有熱故也[1],白頭翁湯主之。十四。用前第十二方。

[1] 故也　《玉函》卷四無"故"字,《千金翼》卷十無"故也"。

下利讝語者,有燥屎也,宜**小承氣湯**。方十五。

大黃四兩,酒洗　枳實三枚,炙　厚朴二兩,去皮,炙

右三味,以水四升,煮取一升二合,去滓,分二服。初一服讝語止,若更衣者,停後服。不爾盡服之。

下利後更煩,按之心下濡者,爲虛煩也,宜**梔子豉湯**。方十六。

肥梔子十四箇,擘　香豉四合,綿裹

右二味,以水四升,先煮梔子,取二升半,内豉,更煮取一升半,去滓,分再服。一服得吐,止後服。

嘔家有癰膿者,不可治嘔,膿盡自愈。

嘔而脉弱,小便復利,身有微熱,見厥者難治,四逆湯主之。十七。用前第五方。

乾嘔吐涎沫[1],頭痛者,**吳茱萸湯**主之。方十八。

吴茱萸一升,湯洗七遍　人参三兩　大棗十二枚,擘　生薑六兩,切

右四味,以水七升,煮取二升,去滓,温服七合,日三服。

〔1〕沫　《玉函》卷四、《千金翼》卷十下有"而復"。

按語　厥陰肝寒犯胃而上逆于顚,故見乾嘔,吐涎沫,頭痛等證。治以吴茱萸湯,温肝胃,散寒飲。陽明病篇與少陰病篇各有一吴茱萸湯證,當與此合觀,以體察吴茱萸湯證之全貌。

嘔而發熱者,**小柴胡湯**主之。方十九。

柴胡八兩　黄芩三兩　人参三兩　甘草三兩,炙　生薑三兩,切　半夏半升,洗　大棗十二枚,擘

右七味,以水一斗二升,煮取六升,去滓,更煎取三升,温服一升,日三服。

按語　本條當與桂枝加芍藥湯、桂枝加大黄湯條,與"少陰病,八九日,一身手足盡熱者,以熱在膀胱,必便血也"條合參,説明了三陰病皆有陰陽表裏之義,虚實轉化之機。

傷寒大吐大下之,極虚,復極汗者,其人外氣怫鬱,復與之水,以發其汗,因得噦,所以然者,胃中寒冷故也。

傷寒噦而腹滿,視[1]其前後,知何部不利,利之即[2]愈。

〔1〕視　《玉函》卷四作"問"。

〔2〕即　《千金翼》卷十、《註解傷寒論》作"則"。

按語　上條之噦屬虚,此條之噦爲實,故噦與腹滿並見。實噦治以通利之法,腑氣暢達,氣不逆則噦平。

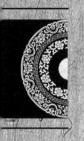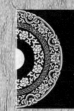

卷 第 七

漢　張仲景述　晉　王叔和撰次
宋　林　億校正
明　趙開美校刻
沈　琳仝校

辨霍亂病脉證并治第十三

辨陰陽易差後勞復病脉證并治第十四

辨不可發汗病脉證并治第十五

辨可發汗病脉證并治第十六

辨霍亂病脉證并治第十三 合六法,方六首。

提要　本篇主要論述了以吐利並作爲主證的霍亂病證治。內容包括中焦陽虛,寒濕內擾的理中丸證;外有表邪,內兼停飲的五苓散證。同時還簡述霍亂病吐利日久所引起的亡陽之四逆湯證,以及陽亡兼陰竭的通脉四逆加猪膽汁湯證。

惡寒脉微而利,利止者,亡血也,四逆加人參湯主之。第一。

四味,前有吐利三證。

霍亂,頭痛,發熱,身疼,熱多飲水者,五苓散主之。寒多不用水者,理中丸主之。第二。五苓散,五味。理中丸,四味。作加減法附。

吐利止,身痛不休,宜桂枝湯小和之。第三。五味。

吐利汗出,發熱惡寒,四肢拘急,手足厥冷者,四逆湯主之。第四。三味。

吐利,小便利,大汗出,下利清穀,內寒外熱,脉微欲絶,四逆湯主之。第五。用前第四方。

吐已下斷,汗出而厥,四肢不解,脉微絶,通脉四逆加猪膽湯主之。第六。四味。下有不勝穀氣一證。

問曰:病有霍亂者何? 答曰:嘔吐而利,此名霍亂。

按語 霍亂病,以吐利交作爲主證,後世稱此爲"濕霍亂",對於心腹絞痛而又吐利不得的,稱之爲"乾霍亂"。

問曰:病發熱頭痛,身疼惡寒,吐利者,此屬何病? 答曰:此名霍亂。霍亂自吐下,又利止,復更發熱也。

傷寒,其脉微濇者,本是霍亂,今是傷寒,却四五日,至陰經上,轉入陰必利,本嘔下利者,不可治也。欲似大便,而反失氣,仍不利者,此屬陽明也,便必鞕,十三日愈,所以然者,經盡故也。下利後當便鞕,鞕則能食者愈,今反不能食,到後經中,頗能食[1],復過一經能食,過之一日當愈,不愈者,不屬陽明也。

[1] 頗能食 稍能食。《廣雅》卷三下:"頗,少也。"清王念孫《疏證》:"頗者,略之少也。"

惡寒脉微一作緩。而復利,利止亡血也,**四逆加人參湯**主之。方一。

甘草二兩,炙　附子一枚,生,去皮,破八片　乾薑一兩半

人參一兩

右四味,以水三升,煮取一升二合,去滓,分溫再服。

按語 霍亂吐利,以致陽虛液竭,故治用四逆湯以扶陽,加人參以救陰。

霍亂,頭痛發熱,身疼痛,熱多欲飲水者,五苓散主之;寒多不用水者,理中丸[1]主之。二。

五苓散方

猪苓去皮 白术 茯苓各十八銖 桂枝半兩,去皮 澤瀉一兩六銖

右五味,爲散,更治之,白飲和服方寸匕,日三服,多飲煖水,汗出愈。**理中丸**[2]方下有作湯加減法。

人參 乾薑 甘草炙 白术各三兩

右四味,擣篩[3],蜜和爲丸,如雞子黄許大。以沸湯數合,和一丸,研碎,溫服之,日三四[4],夜二服。腹中未熱,益至三四丸,然不及湯。湯法,以四物依兩數切,用水八升,煮取三升,去滓,溫服一升,日三服。若臍上築者,腎氣動也,去术,加桂四兩;吐多者,去术,加生薑三兩;下多者,還用术;悸者,加茯苓二兩;渴欲得水者,加术,足前成四兩半;腹中痛者,加人參,足前成四兩半;寒者,加乾薑,足前成四兩半;腹滿者,去术,加附子一枚。服湯後如食頃,飲熱粥一升許,微自溫,勿發揭衣被。

〔1〕丸 《玉函》卷四、《千金翼》卷十作"湯"。
〔2〕丸 《玉函》卷四作"圓"。
〔3〕擣篩 《玉函》卷八、《註解傷寒論》卷七下有"爲末"。

〔4〕三四 《玉函》卷八、《註解傷寒論》卷七作"三服"。

按語 五苓散所主之霍亂,系水濕內停而邪客於外之證;理中丸所主之霍亂,乃中焦陽虛而寒濕內擾之證。方後注云服理中丸而腹中覺熱者,方爲病愈,乃是臨床經驗之言,值得借鑒。

吐利止,而身痛不休者,當消息和解其外,宜**桂枝湯**小和之。方三。

桂枝三兩,去皮　芍藥三兩　生薑三兩　甘草二兩,炙
大棗十二枚,擘

右五味,以水七升,煮取三升,去滓,温服一升。

按語 吐利之餘,定無完氣,雖有表證亦不能用麻黃湯峻汗,當與桂枝湯"小和之"。

吐利汗出,發熱惡寒,四肢拘急,手足厥冷者,**四逆湯**主之。方四。

甘草二兩,炙　乾薑一兩半　附子一枚,生,去皮,破八片

右三味,以水三升,煮取一升二合,去滓,分温再服。強人可大附子一枚,乾薑三兩。

按語 霍亂吐利,可有亡陽之機,當用四逆湯回陽救逆。

既吐且利,小便復利,而大汗出,下利清穀,內寒外熱,脉微欲絶者,四逆湯主之。五。用前第四方。

吐已下斷,汗出而厥,四肢拘急不解,脉微欲絶者,**通脉四逆加猪膽湯**主之。方六。

甘草二兩,炙　乾薑三兩,強人可四兩　附子大者一枚,生,去皮,破八片　猪膽汁半合

右四味,以水三升,煮取一升二合,去滓,内猪膽汁,分温再服,其脉即來。無猪膽,以羊膽代之。

吐利發汗〔1〕,脉平,小煩者,以新虛不勝穀氣故也。

〔1〕汗　本書卷十下有"後"。

辨陰陽易差後勞復病脉證并治第十四_{合六法,方六首}

提要　本篇繼六經病脉證并治之後,論述了病後諸證:陰陽易之燒褌散證、大病差後勞復之枳實梔子豉湯證、傷寒差後發熱的小柴胡湯證、大病差後病腰以下有水氣的牡蠣澤瀉散證、大病差後喜唾的理中丸證、以及傷寒解後形氣内耗,氣陰兩傷兼有邪熱的竹葉石膏湯證。並簡述病後要節飲食,以保胃氣之法。

傷寒陰易病,身重,少腹裏急,熱上衝胸,頭重不欲舉,眼中生花,燒褌散主之。第一。一味。

大病差後,勞復者,枳實梔子豉湯主之。第二。三味。下有宿食,加大黄法附。

傷寒差以後,更發熱,小柴胡湯主之。第三。七味。

大病差後,從腰以下有水氣者,牡蠣澤瀉散主之。第四。七味。

大病差後,喜唾,久不了了,胸上有寒,當以丸藥温之,宜理中丸。第五。四味。

傷寒解後,虛羸少氣,氣逆欲吐,竹葉石膏湯主之。第六。七味。下有病新差一證。

傷寒陰易^[1]之爲病,其人身體重,少氣,少腹裏急,或引陰中拘攣,熱上衝胸,頭重不欲舉,眼中生花,花一作眵。膝脛拘急者,燒褌散主之。方一。

婦人中褌^[2],近隱處,取燒作灰。

右一味,水服方寸匕,日三服,小便即利,陰頭微腫,此爲愈矣。婦人病取男子褌燒服。

〔1〕陰易　《玉函》卷四、《註解傷寒論》卷七作"陰陽易"。

〔2〕中褌　内褲。"中",内也。"褌"(kūn 昆),有襠之褲。《急就篇》卷二:"襜褕、袷、複、褶、袴、褌。"顏師古注:"合襠謂之褌,最親身者也。"

按語　陰陽易究屬何病,在臨牀是否可以見到,用燒褌散有無療效,是引人發疑之處。先賢有驗案,近人有病例報導,讀者可參。後世醫家將本證分爲熱、寒兩型:熱者治用竹茹、花粉、白薇送服燒褌散;寒者則用四逆湯送服燒褌散。

大病差後,勞復者,**枳實梔子豉湯**主之。方二。

枳實三枚,炙　梔子十四箇,擘　豉一升,綿裹

右三味,以清漿水[1]七升,空煮取四升,内枳實、梔子,煮取二升,下豉,更煮五六沸,去滓,溫分再服,覆令微似汗。若有宿食者,内大黃如博碁子五六枚,服之愈。

〔1〕清漿水　《千金翼》卷十作"酢漿"。"清漿水"即酸漿水。清吳儀洛《傷寒分經》:"清漿水,一名酸漿水。炊粟米熟,投冷水中浸五六日,味酢生白花,色類漿,故名。若浸至敗者害人。其性凉善走,能調中氣,通關開胃,解煩渴,化滯物。"又以淘米泔水爲清漿水,如清徐靈胎《傷寒論類方》:"漿水即淘米泔水,久貯味酸爲佳。"

按語　本條論勞復證治。言外之意,大病初愈,當節勞靜養,以收全功。本文既言其治,又論預防,可謂言短而義長。

傷寒差以後,更發熱[1],**小柴胡湯**主之。脉浮者,以汗解之;脉沉實一作緊。者,以下解之。方三。

柴胡八兩　人參二兩　黃芩二兩　甘草二兩,炙　生薑二兩[2]　半夏半升,洗　大棗十二枚,擘

右七味,以水一斗二升,煮取六升,去滓,再煎取三升,溫服一升,日三服。

〔1〕熱　《玉函》卷四、《註解傷寒論》卷七下有"者"。

〔2〕人參二兩,黃芩二兩,甘草二兩,炙生薑二兩　本書卷三作"人參三兩,黃芩三兩,甘草三兩,生薑三兩"。

172

按語　本條論傷寒差後復發熱的三種證治：一、復感外邪者治以發汗。二、陽明裏熱成實者，治之以下。三、既非表邪又無裏實，則治之以和解。

大病差後，從腰以下有水氣者，**牡蠣澤瀉散**主之。方四。

牡蠣熬　澤瀉　蜀漆煖水洗，去腥　葶藶子熬　商陸根熬　海藻洗，去鹹　栝樓根各等分

右七味，異擣，下篩爲散，更於臼中治之。白飲和服方寸匕，日三服。小便利，止後服。

按語　此證水氣在下，當有小便不利與小腹脹滿等證，方後注有"小便利，止後服"可證。

大病差後，喜唾，久不了了，胸[1]上有寒，當以丸藥溫之，宜**理中丸**。方五。

人參　白术　甘草炙　乾薑各三兩

右四味，擣篩，蜜和爲丸，如雞子黄許大，以沸湯數合，和一丸，研碎，溫服之，日三服。

〔1〕胸　《注解傷寒論》卷七作"胃"。

按語　肺脾虛寒，氣冷津凝，是本證之病機。考《金匱要略》"肺中冷，必眩，多涎唾，甘草乾薑湯以溫之"。彼此可互補。

傷寒解後，虛羸少氣，氣逆欲吐[1]，**竹葉石膏湯**主之。方六。

竹葉二把　石膏一斤　半夏半升，洗　麥門冬一升，去心　人參二兩　甘草二兩，炙　粳米半升

右七味，以水一斗，煮取六升，去滓，内粳米，煮米熟，湯成去米，溫服一升，日三服。

〔1〕吐　《註解傷寒論》卷七下有"者"。

按語 形氣內傷,氣陰不足,邪熱上逆,胃失和降,是本證病機之所在。治不用白虎加人參湯,而用竹葉石膏湯,在于清熱兼益氣陰之中尚有養胃降逆之義。

病人[1]脈已解,而日暮微煩,以病新差,人強與穀,脾胃氣尚弱,不能消穀,故令微煩,損穀[2]則愈。

〔1〕病人 《玉函》卷四作"傷寒"。

〔2〕損穀 減少飲食,節制飲食。《漢書·食貨志》:"則貧民之賦可損。"顏師古注:"損,減也。"

辨不可發汗病脉證并治第十五一法方本闕。

提要 本篇重集六經病篇有關不可發汗之病證。並闡述了誤汗後的各種變證,從而重申了汗法的正確運用。

汗家不可發汗,發汗必恍惚心亂,小便已,陰疼,宜禹餘粮丸。第一。方本闕,前後有二十九病證。

夫以爲疾病至急,倉卒[1]尋按,要者難得,故重集諸可與不可方治,比之三陰三陽篇中,此易見也。又時有不止是三陽三陰,出在諸可與不可中也。

〔1〕倉卒 匆促,亦作"倉猝"。《漢書·王嘉傳》:"臨事倉卒迺求。"王充《論衡·逢遇》:"倉猝之業,須臾之名。"

少陰病,脉細沉數,病爲在裏,不可發汗。

脉浮緊者,法當身疼痛,宜以汗解之。假令尺中遲者,不可發汗,何以知然? 以榮氣不足,血少故也。

少陰病,脉微不可發汗,亡陽故也。

脉濡而弱,弱反在關,濡反在巔[1],微反在上,濇反在下。微則陽氣不足,濇則無血,陽氣反微,中風汗出,而反躁煩,濇則無血,厥而且寒。陽微發汗,躁不得眠。

〔1〕巔　高處曰巔，此指寸口高骨處之關脉。胃氣虛，脉不能及於寸、尺，惟見於關脉本部。

按語　本條文意有兩層：一，突出了平脉辨證思想。二，脉微，脉濇，脉濡弱，屬陰脉，爲正虛而陰陽氣血不足之候，故不可汗。

動氣在右〔1〕，不可發汗，發汗則衄而渴，心苦煩，飲即吐水。

〔1〕動氣在右　臍右有築築然跳動之感。爲肺虛之內證。《難經·第十六難》載肝內證見"齊(通臍)左有動氣。"心內證見"齊上有動氣。"脾內證見"當齊有動氣。"肺內證見"齊右有動氣。"腎內證見"齊下有動氣。"

動氣在左，不可發汗。發汗則頭眩，汗不止，筋惕肉瞤。

動氣在上，不可發汗。發汗則氣上衝，正在心端。

動氣在下，不可發汗。發汗則無汗，心中大煩，骨節苦疼，目運〔1〕惡寒，食則反吐，穀不得前。

〔1〕目運　頭目眩暈。"運"通"暈"。《周禮·保章氏》釋文："暈，本又作煇，亦作運"。

按語　以上四條，據動氣在臍之左、右、上、下部位不同，診知肝虛、肺虛、心虛、腎虛。這與《內經》和《難經》中五藏動氣之理論相一致。內藏之氣已虛，故不可發汗。

咽中閉塞，不可發汗。發汗則吐血，氣微〔1〕絶，手足厥冷，欲得踡臥，不能自溫。

〔1〕微　《注解傷寒論》卷七作"欲"。

按語　咽喉干燥不可發汗，因伐少陰之陰也。咽中閉塞不可發汗，避劫少陰之陽也。對比分析，凡少陰病而出現咽喉之證者，皆當禁辛溫發汗之法。

諸脉得數動微弱者，不可發汗。發汗則大便難，腹中乾—云小便難,胞中乾。胃躁[1]而煩,其形相象,根本異源。

〔1〕躁 《注解傷寒論》卷七作"燥"。躁通燥。《釋名》:"躁,燥也。"

按語 脉動數而微弱,爲邪實而正虛之象,與純實無虛相比,可謂其形相像,而根殊源異,故不可發汗。

脉濡[1]而弱,弱反在關,濡反在巔,弦反在上,微反在下。弦爲陽運[2],微爲陰寒,上實下虛,意欲得溫。微弦爲虛,不可發汗,發汗則寒慄,不能自還。

〔1〕脉濡 《注解傷寒論》卷七作"脉微"。

〔2〕陽運 陽氣運動。

欬者則劇,數吐涎沫,咽中必乾,小便不利,心中飢煩,晬時而發,其形似瘧,有寒無熱,虛而寒慄,欬而發汗,踡而苦滿,腹中復堅。

厥,脉緊,不可發汗。發汗則聲亂,咽嘶舌萎,聲不得前[1]。

〔1〕聲不得前 猶聲不得出。

諸逆發汗,病微者難差,劇者言亂,目眩者死,—云譫言目眩,睛亂者死。命將難全。

按語 傷寒厥證,總以陰陽氣不相順接爲其病機,就病因而論,有氣鬱陽阻、血虛受寒、陽虛陰盛、邪熱內閉、水氣逆阻、痰濁阻遏、以及藏厥、蚘厥等,皆非表邪爲害,故無可汗之理。汗之則氣機逆阻,陰陽離絕,而命將難全。

太陽病,得之八九日,如瘧狀,發熱惡寒,熱多寒少,其人不嘔,清便續[1]自可,一日二三度發[2],脉微而惡寒者,此陰陽俱虛,不可更發汗[3]也。

〔1〕續 本書卷二作"欲"。

〔2〕一日二三度發　本書卷二下有"脉微緩者,爲欲愈也"。

〔3〕汗　本書卷二下有"更下更吐"。

太陽病,發熱惡寒,熱多寒少,脉微弱者,無[1]陽也,不可發汗[2]。

〔1〕無　本書卷二上有"此"字。

〔2〕汗　本書卷二下有"宜桂枝二越婢一湯"。

咽喉乾燥者,不可發汗。

亡血[1]不可發汗,發汗則寒慄而振。

〔1〕血　本書卷三下有"家"字。

衄家不可發汗,汗出必額上陷,脉急緊,直視不能眴,不得眠。音見上。

汗家不可發汗[1],發汗[2]必恍惚心亂,小便已,陰疼,宜[3]禹餘粮丸。一。方本闕。

〔1〕汗家不可發汗　本書卷三作"汗家重發汗"。

〔2〕發汗　本書卷三無。

〔3〕宜　本書卷三作"與"。

淋家不可發汗,發汗必便血。

瘡家雖身疼痛,不可發汗,汗出則痓。

下利不可發汗,汗出必脹滿。

欬而小便利,若失小便者,不可發汗,汗出則四肢厥逆冷。

按語　《內經》言:"五藏六府皆令人欬,非獨肺也。"又言"腎欬不已,膀胱受之,膀胱欬狀,欬而遺尿。"故不可發汗,發汗則少陰陽虛致厥。

傷寒一二日至四五日,厥者必發熱,前厥者後必熱,厥深者熱亦深,厥微者熱亦微。厥應下之,而反發汗者,必口傷爛赤。

傷寒脉弦細,頭痛發熱者,屬少陽,少陽不可發汗。

傷寒頭痛,翕翕發熱,形象中風,常微汗出,自嘔者,下之益煩,心懊憹如飢,發汗則致痓,身强難以伸屈。熏之則發黃,不得小便,久則發欬唾。

太陽與少陽并病,頭項强痛,或眩冒,時如結胸,心下痞鞕者[1],不可發汗[2]。

〔1〕者　本書卷四下有"當刺大椎第一間,肺俞、肝俞、慎"十二字。

〔2〕不可發汗　本書卷四下有"發汗則讝語脉弦,五日讝語不止,當刺期門"十七字。

太陽病發汗[1],因致痓。

〔1〕汗　本書卷二下有"太多"二字。

少陰病,欬而不利,讝語者,此[1]被火氣劫故也。小便必難,以强責少陰汗也。

〔1〕此　本書卷六無。

少陰病,但厥無汗,而强發之,必動其血,未知從何道出,或從口鼻,或從目出者,是名下厥上竭,爲難治。

辨可發汗病脉證并治第十六合四十一法,方一十四首。

提要　本篇在中醫理論整體觀思想的指導下,首揭"春夏宜發汗"以隨順升發之氣這一治療大法。繼而論述了汗法在應用時的具體要求和注意事項。並重集六經病篇中諸可汗之病脉證治內容:麻黃湯證、桂枝湯證、大青龍湯證、小青龍湯證、葛根湯證及其加減證、小柴胡湯證、柴胡桂枝湯證、麻黃附子甘草湯證、五苓散證等。通覽本篇,可曉汗法之大局。

太陽病,外證未解,脉浮弱,當以汗解,宜桂枝湯。第一。五味,前有四法。

脉浮而數者,可發汗,屬桂枝湯證。第二。用前第一方。一法用麻黄湯。

陽明病,脉遲,汗出多,微惡寒,表未解也,屬桂枝湯證。第三。用前第一方。下有可汗二證。

病人煩熱,汗出解,又如瘧狀,脉浮虛者,當發汗,屬桂枝湯證。第四。用前第一方。

病常自汗出,此榮衛不和也,發汗則愈,屬桂枝湯證。第五。用前第一方。

病人藏無他病,時發熱汗出,此衛氣不和也,先其時發汗則愈,屬桂枝湯證。第六。用前第一方。

脉浮緊,浮爲風,緊爲寒,風傷衛,寒傷榮,榮衛俱病,骨節煩疼,可發汗,宜麻黄湯。第七。四味。

太陽病不解,熱結膀胱,其人如狂,血自下愈,外未解者,屬桂枝湯證。第八。用前第一方。

太陽病,下之微喘者,表未解,宜桂枝加厚朴杏子湯。第九。七味。

傷寒脉浮緊,不發汗,因衄者,屬麻黄湯證。第十。用前第七方。

陽明病,脉浮無汗而喘者,發汗愈,屬麻黄湯證。第十一。用前第七方。

太陰病,脉浮者,可發汗,屬桂枝湯證。第十二。用前第一方。

太陽病,脉浮緊,無汗,發熱身疼痛,八九日表證在,當發汗,屬麻黄湯證。第十三。用前第七方。

脉浮者,病在表,可發汗,屬麻黄湯證。第十四。用前第七方。一法用桂枝湯。

傷寒不大便六七日,頭痛有熱者,與承氣湯。其小便清者,知不在裏,續在表,屬桂枝湯證。第十五。用前第一方。

下利腹脹滿，身疼痛者，先溫裏，乃攻表。溫裏宜四逆湯，攻表宜桂枝湯。第十六。四逆湯三味。桂枝湯用前第一方。

下利後，身疼痛，清便自調者，急當救表，宜桂枝湯。第十七。用前第一方。

太陽病，頭痛發熱，汗出惡風寒者，屬桂枝湯證。第十八。用前第一方。

太陽中風，陽浮陰弱，熱發汗出，惡寒惡風，鼻鳴乾嘔者，屬桂枝湯證。第十九。用前第一方。

太陽病，發熱汗出，此爲榮弱衛强，屬桂枝湯證。第二十。用前第一方。

太陽病下之，氣上衝者，屬桂枝湯證。第二十一。用前第一方。

太陽病，服桂枝湯反煩者，先刺風池風府，却與桂枝湯愈。第二十二。用前第一方。

燒針被寒，針處核起者，必發奔豚氣，與桂枝加桂湯。第二十三。五味。

太陽病，項背强几几，汗出惡風者，宜桂枝加葛根湯。第二十四。七味。注見第二卷中。

太陽病，項背强几几，無汗惡風者，屬葛根湯證。第二十五。用前方。

太陽陽明合病，自利，屬葛根湯證。第二十六。用前方。一云用後第二十八方。

太陽陽明合病，不利，但嘔者，屬葛根加半夏湯。第二十七。八味。

太陽病，桂枝證，反下之，利遂不止，脉促者，表未解也；喘而汗出，屬葛根黃芩黃連湯。第二十八。四味。

太陽病，頭痛發熱，身疼，惡風無汗，屬麻黃湯證。第二十九。用前第七方。

太陽陽明合病,喘而胸滿者,不可下,屬麻黃湯證。第三十。用前第七方。

太陽中風,脉浮緊,發熱惡寒,身疼不汗而煩躁者,大青龍湯主之。第三十一。七味,下有一病證。

陽明中風,脉弦浮大,短氣腹滿,脇下及心痛,鼻乾,不得汗,嗜臥,身黃,小便難,潮熱,外不解,過十日,脉浮者,與小柴胡湯。脉但浮,無餘證者,與麻黃湯。第三十二。小柴胡湯七味。麻黃湯用前第七方。

太陽病,十日以去,脉浮細嗜臥者,外解也;設胸滿脇痛者,與小柴胡湯;脉但浮,與麻黃湯。第三十三。並用前方。

傷寒脉浮緩,身不疼但重,乍有輕時,無少陰證,可與大青龍湯發之。第三十四。用前第三十一方。

傷寒表不解,心下有水氣,乾嘔發熱而欬,或渴,或利,或噎,或小便不利,或喘,小青龍湯主之。第三十五。八味。加減法附。

傷寒心下有水氣,欬而微喘,發熱不渴,屬小青龍湯證。第三十六。用前方。

傷寒五六日中風,往來寒熱,胸脇苦滿,不欲飲食,心煩喜嘔者,屬小柴胡湯證。第三十七。用前第三十二方。

傷寒四五日,身熱惡風,頸項强,脇下滿,手足溫而渴,屬小柴胡湯證。第三十八。用前第三十二方。

傷寒六七日,發熱微惡寒,支節煩疼,微嘔,心下支結,外證未去者,柴胡桂枝湯主之。第三十九。九味。

少陰病,得之二三日,麻黃附子甘草湯,微發汗。第四十。三味。

脉浮,小便不利,微熱消渴者,與五苓散。第四十一。五味。

大法,春夏宜發汗。

凡發汗,欲令手足俱周,時出似[1]漐漐然,一時閒許[2]益[3]佳,不可令如水流離。若病不解,當重發汗。

汗多者〔4〕必亡陽,陽虛不得重發汗也。

〔1〕似 《註解傷寒論》卷七作"以"。

〔2〕一時閒許 一個時辰左右,即今之兩小時左右。"閒",通"間"。

〔3〕益 《註解傷寒論》卷七作"亦"。

〔4〕者 《註解傷寒論》卷七無。

凡服湯發汗,中病便止,不必盡劑也。

按語 以上兩條,重申了汗法的具體要求和注意事項,其內容已詳見於本書卷二桂枝湯方後注。

凡云可發汗,無湯者,丸散亦可用,要以汗出爲解,然不如湯隨證良驗。

按語 發汗之劑,湯優於丸。不僅在於湯劑可隨證加減,且因湯藥效速而丸藥效緩,汗法宜速而不宜遲。

太陽病,外證未解,脉浮弱者,當以汗解,宜**桂枝湯**。方一。

桂枝三兩,去皮　芍藥三兩　甘草二兩,炙　生薑三兩,切　大棗十二枚,擘

右五味,以水七升,煮取三升,去滓,溫服一升。歠粥,將息如初法。

脉浮而數者,可發汗,屬〔1〕桂枝湯證〔2〕。二。用前第一方。一法用麻黃湯。

〔1〕屬 本書卷三作"宜"。

〔2〕桂枝湯證 本書卷三作"麻黃湯"。

陽明病,脉遲,汗出多,微惡寒者,表未解也,可發汗,屬桂枝湯〔1〕證。三。用前第一方。

〔1〕屬桂枝湯證 本書卷五作"宜桂枝湯"。

夫病脉浮大,問病者,言但便鞕耳。設利者,爲大

逆。鞕爲實，汗出而解。何以故？脉浮當以汗解。

傷[1]寒，其脉不弦緊而弱，弱者必渴，被火必讝語，弱者發熱脉浮，解之，當汗出愈。

〔1〕傷　本書卷三上有"形作"。

病人煩熱，汗出即[1]解，又如瘧狀，日晡所發熱者，屬陽明也[2]。脉浮虛者，當[3]發汗，屬桂枝湯證[4]。四。用前第一方。

〔1〕即　本書卷五作"則"。

〔2〕屬陽明也　本書卷五下有"脉實者，宜下之"。

〔3〕當　本書卷五作"宜"。下有"下之與大承氣湯"。

〔4〕屬桂枝湯證　本書卷五作"發汗宜桂枝湯"。

病常自汗出者，此爲榮氣和，榮氣和者，外不諧，以衛氣不共榮氣諧和故爾。以榮行脉中，衛行脉外，復發其汗，榮衛和則愈，屬桂枝湯證[1]。五。用前第一方。

〔1〕屬桂枝湯證　本書卷三作"宜桂枝湯"。

病人藏無他病，時發熱自汗出，而不愈者，此衛氣不和也。先其時發汗則愈，屬桂枝湯證[1]。六。用前第一方。

〔1〕屬桂枝湯證　本書卷三作"宜桂枝湯"。

脉浮而緊，浮則爲風，緊則爲寒，風則傷衛，寒則傷榮，榮衛俱病，骨節煩疼，可發其汗，宜**麻黃湯**。方七。

麻黃三兩,去節　桂枝二兩　甘草一兩,炙　杏仁七十箇,去皮尖

右四味，以水八升，先煮麻黃，減二升，去上沫，内諸藥，煮取二升半，去滓，溫服八合。溫覆取微似汗，不須歠粥，餘如桂枝將息。

太陽病不解，熱結膀胱，其人如狂，血自下，下者愈。其外未解者，尚未可攻，當先解其外，屬桂枝湯證[1]。

八。用前第一方。

〔1〕屬桂枝湯證　本書卷三無。

太陽病,下之微喘者,表未解[1]也,宜桂枝加厚朴杏子湯[2]。方九。

桂枝三兩,去皮　芍藥三兩　生薑三兩,切　甘草二兩,炙
厚朴二兩,炙,去皮　杏仁五十箇,去皮尖　大棗十二枚,擘

右七味,以水七升,煮取三升,去滓,溫服一升。

〔1〕表未解　本書卷三下有"故"。

〔2〕宜桂枝加厚朴杏子湯　本書卷三作"桂枝加厚朴杏子湯主之"。

傷寒脉浮緊,不發汗,因致衄者,屬麻黃湯證[1]。十。用前第七方。

〔1〕屬麻黃湯證　本書卷三作"麻黃湯主之"。

陽明病,脉浮無汗而喘者,發汗則愈,屬麻黃湯證[1]。十一。用前第七方。

〔1〕屬麻黃湯證　本書卷五作"宜麻黃湯"。

太陰病,脉浮者,可發汗,屬桂枝湯證[1]。十二。用前第一方。

〔1〕屬桂枝湯證　本書卷六作"宜桂枝湯"。

太陽病,脉浮緊,無汗發熱,身疼痛,八九日不解,表證仍在,當復發汗。服湯[1]已微除,其人發煩目瞑,劇者必衄,衄乃解。所以然者,陽氣重故也。屬麻黃湯證[2]。十三。用前第七方。

〔1〕服湯　本書卷三作"服藥"。

〔2〕屬麻黃湯證　本書卷三作"麻黃湯主之"。

脉浮者,病在表,可發汗,屬麻黃湯證[1]。十四。用前第七方。一法用桂枝湯。

〔1〕屬麻黃湯證　本書卷三作"宜麻黃湯"。

傷寒不大便六七日,頭痛有熱者,與承氣湯。其小便清者,一云,大便青。知不在裏,續[1]在表也,當須發汗。若頭痛者,必衄,屬桂枝湯證[2]。十五。用前第一方。

〔1〕續　本書卷三作“仍”。

〔2〕屬桂枝湯證　本書卷三作“宜桂枝湯”。

下利腹脹滿,身體疼痛者,先溫其裏,乃攻其表,溫裏宜四逆湯,攻表宜桂枝湯。十六。用前第一方。

四逆湯方

甘草二兩,炙　乾薑一兩半　附子一枚,生,去皮,破八片

右三味,以水三升,煮取一升二合,去滓,分溫再服。強人可大附子一枚,乾薑三兩。

下利後,身疼痛,清便自調者,急當救表,宜桂枝湯發汗。十七。用前第一方。

太陽病,頭痛發熱,汗出惡風寒者[1],屬桂枝湯證[2]。十八。用前第一方。

〔1〕寒者　本書卷二無。

〔2〕屬桂枝湯證　本書卷二作“桂枝湯主之”。

太陽中風,陽浮而陰弱,陽浮者,熱自發,陰弱者,汗自出,嗇嗇惡寒,淅淅惡風,翕翕發熱,鼻鳴乾嘔者,屬桂枝湯證[1]。十九。用前第一方。

〔1〕屬桂枝湯證　本書卷二作“桂枝湯主之”。

太陽病,發熱汗出者,此爲榮弱衛强,故使汗出,欲救邪風[1],屬桂枝湯證[2]。二十。用前第一方。

〔1〕邪風　本書卷二下有“者”。

〔2〕屬桂枝湯證　本書卷二作“宜桂枝湯”。

太陽病,下之後,其氣上衝者,屬桂枝湯證[1]。二

十一。用前第一方。

〔1〕屬桂枝湯證　本書卷二作"可與桂枝湯"。

太陽病,初服桂枝湯,反煩不解者,先刺風池風府,却與桂枝湯則愈。二十二。用前第一方。

燒針令其汗,針處被寒,核起而赤者,必發奔豚,氣從少腹上撞[1]心者,灸其核上各一壯,與**桂枝加桂湯**[2]。方二十三。

桂枝五兩,去皮　甘草二兩,炙　大棗十二枚,擘　芍藥三兩　生薑三兩,切

右五味,以水七升,煮取三升,去滓,溫服一升。本云,桂枝湯,今加桂滿五兩。所以加桂者,以能洩奔豚氣也。

〔1〕撞　本書卷三作"衝"。

〔2〕湯　本書卷三下有"更加桂二兩也"。

太陽病,項背強几几,反汗出惡風者,宜**桂枝加葛根湯**[1]。方二十四。

葛根四兩　麻黃三兩,去節　甘草二兩,炙　芍藥三兩　桂枝二兩　生薑三兩　大棗十二枚,擘

右七味,以水一斗,煮麻黃、葛根,減二升,去上沫,內諸藥,煮取三升,去滓,溫服一升。覆取微似汗,不須歠粥助藥力,餘將息依桂枝法。注見第二卷中。

〔1〕宜桂枝加葛根湯　本書卷二作"桂枝加葛根湯主之"。

太陽病,項背強几几,無汗惡風者[1],屬葛根湯證[2]。二十五。用前第二十四方

〔1〕者　本書卷三無。

〔2〕屬葛根湯證　本書卷三無"屬"字。"證"作"主之"。

太陽與陽明合病[1]，必自下利，不嘔者[2]，屬葛根湯證[3]。二十六。用前方。一云，用後第二十八方。

〔1〕病　本書卷四下有"者"。

〔2〕不嘔者　本書卷四無。

〔3〕屬葛根湯證　本書卷四作"葛根湯主之"。

太陽與陽明合病，不下利，但嘔者，宜[1]**葛根加半夏湯**[2]。方二十七。

葛根四兩　半夏半升，洗　大棗十二枚，擘　桂枝去皮，二兩　芍藥二兩　甘草二兩，炙　麻黃三兩，去節　生薑三兩

右八味，以水一斗，先煮葛根、麻黃，減二升，去上沫，内諸藥，煮取三升，去滓，溫服一升，覆取微似汗。

〔1〕宜　本書卷三無。

〔2〕湯　本書卷三下有"主之"。

太陽病，桂枝證，醫反下之，利遂不止，脉促者，表未解也；喘而汗出者，宜[1]**葛根黃芩黃連湯**[2]。方二十八。促作縱。

葛根八兩　黃連三兩　黃芩三兩　甘草二兩，炙

右四味，以水八升，先煮葛根，減二升，内諸藥，煮取二升，去滓，分溫再服。

〔1〕宜　本書卷三無。

〔2〕湯　本書卷三下有"主之"。

太陽病，頭痛發熱，身疼腰痛，骨節疼痛，惡風無汗而喘者，屬[1]麻黃湯證[2]。二十九。用前第七方。

〔1〕屬　本書卷三無。

〔2〕證　本書卷三作"主之"。

太陽與陽明合病，喘而胸滿者，不可下，屬[1]麻黃湯證[2]。三十。用前第七方。

〔1〕屬 本書卷三作"宜"。

〔2〕證 本書卷三無。

太陽中風,脉浮緊,發熱惡寒,身疼痛,不汗出而煩躁者,大青龍湯主之。若脉微弱,汗出惡風者,不可服之,服之則厥逆,筋惕肉瞤,此爲逆也。**大青龍湯**方。三十一。

麻黃六兩,去節　桂枝二兩,去皮　杏仁四十枚,去皮尖　甘草二兩,炙　石膏如雞子大,碎　生薑三兩,切　大棗十二枚,擘

右七味,以水九升,先煮麻黃,減二升,去上沫,内諸藥,煮取三升,温服一升。覆取微似汗。汗出多者,温粉粉之。一服汗者,勿更服。若復服,汗出多者,亡陽遂一作逆。虛,惡風煩躁,不得眠也。

陽明中風,脉弦浮大而短氣,腹都滿,脇下及心痛,久按之氣不通,鼻乾不得汗,嗜臥,一身及目悉黃,小便難,有潮熱,時時噦,耳前後腫,刺之小差,外不解,過十日〔1〕,脉續浮者,與小柴胡湯。脉但浮,無餘證者,與麻黃湯。用前第七方。不溺〔2〕,腹滿加噦者,不治。三十二。

小柴胡湯方

柴胡八兩　黃芩三兩　人參三兩　甘草三兩,炙　生薑三兩,切　半夏半升,洗　大棗十二枚,擘

右七味,以水一斗二升,煮取六升,去滓,再煎取三升,温服一升,日三服。

〔1〕過十日 本書卷五"過"上有"病"。

〔2〕不溺　本書卷五作"若不尿"。

太陽病,十日以去,脉浮而細,嗜臥者[1],外已解也;設胸滿脇痛者,與小柴胡湯;脉但浮者,與麻黄湯。三十三。並用前方

〔1〕脉浮而細,嗜臥者　本書卷三作"脉浮細而嗜臥者"。

傷寒脉浮緩,身不疼,但重,乍有輕時,無少陰證者,可與[1]大青龍湯發之。三十四。用前第三十一方。

〔1〕可與　本書卷三無。

傷寒表不解,心下有水氣,乾嘔,發熱而欬,或渴,或利,或噎,或小便不利、少腹滿,或喘者,宜[1]**小青龍湯**[2]。方三十五。

麻黄二兩,去節　芍藥二兩　桂枝二兩,去皮　甘草二兩,炙　細辛二兩　五味子半升　半夏半升,洗　乾薑三兩

右八味,以水一斗,先煮麻黄,減二升,去上沫,内諸藥,煮取三升,去滓,温服一升。若渴,去半夏,加栝樓根三兩。若微利,去麻黄,加蕘花如一雞子,熬令赤色。若噎,去麻黄,加附子一枚,炮。若小便不利,少腹滿,去麻黄,加茯苓四兩。若喘,去麻黄,加杏仁半升,去皮尖。且蕘花不治利,麻黄主喘,今此語反之,疑非仲景意。注見第三卷中。

〔1〕宜　本書卷三無。

〔2〕湯　本書卷三下有"主之"。

傷寒心下有水氣,欬而微喘,發熱不渴,服湯已渴者,此寒去欲解也,屬[1]小青龍湯證[2]。三十六。用前方。

〔1〕屬　本書卷三無。

〔2〕證　本書卷三作"主之"。

中風往來寒熱，傷寒五六日以後[1]，胸脇苦滿，嘿嘿不欲飲食，煩心[2]喜嘔，或胸中煩而不嘔，或渴，或腹中痛，或脇下痞鞕，或心下悸、小便不利，或不渴、身有微熱，或欬者，屬[3]小柴胡湯證[4]。三十七。用前第三十二方。

〔1〕中風往來寒熱，傷寒五六日以後　本書卷三作"傷寒五六日中風，往來寒熱"。

〔2〕煩心　本書卷三作"心煩"。

〔3〕屬　本書卷三無。

〔4〕證　本書卷三作"主之"。

傷寒四五日，身熱惡風，頸項强，脇下滿，手足溫而渴者，屬[1]小柴胡湯證[2]。三十八。用前第三十二方。

〔1〕屬　本書卷三無。

〔2〕證　本書卷三作"主之"。

傷寒六七日，發熱微惡寒，支節煩疼，微嘔，心下支結，外證未去者，**柴胡桂枝湯**主之。方三十九。

柴胡四兩　黃芩一兩半　人參一兩半　桂枝一兩半,去皮
生薑一兩半,切　半夏二合半,洗　芍藥一兩半　大棗六枚,擘　甘草一兩,炙

右九味，以水六升，煮取三升，去滓，溫服一升，日三服。本云，人參湯，作如桂枝法，加半夏柴胡黃芩，如柴胡法，今著人參，作半劑。

少陰病，得之二三日，**麻黃附子甘草湯**微發汗，以二三日無證，故微發汗也。四十。

麻黃二兩,去根節　甘草二兩,炙　附子一枚,炮,去皮,破八片

右三味，以水七升，先煮麻黃一二沸，去上沫，内諸

藥,煮取二升半,去滓,温服八合,日三服。

　　脉[1]浮,小便不利,微熱消渴者,與**五苓散**[2],利小便發汗[3]。四十一。

　　猪苓十八銖,去皮　茯苓十八銖　白术十八銖　澤瀉一兩六銖　桂枝半兩,去皮

　　右五味,擣爲散,以白飲和,服方寸匕,日三服。多飲煖水,汗出愈。

　　〔1〕脉　本書卷三上有"若"字。

　　〔2〕與五苓散　本書卷三作"五苓散主之"。

　　〔3〕利小便發汗　本書卷三無。

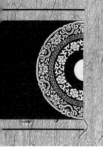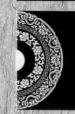

卷 第 八

漢　張仲景述　晉　王叔和撰次
宋　林　億校正
明　趙開美校刻
沈　琳仝校

辨發汗後病脉證并治第十七

辨不可吐第十八

辨可吐第十九

辨發汗後病脉證并治第十七合二十五法,方二十四首。

　　提要　本篇重集了六經病篇中發汗後諸病證治:汗後表邪未解仍需再汗的麻黄湯證和桂枝湯證、桂枝二麻黄一湯證;汗後陽虚的桂枝加附子湯證;汗後邪熱入裏兼津氣兩傷的白虎加人参湯證;汗後榮衛氣血不足之身痛的桂枝加芍藥生薑各一兩人参三兩新加湯證;汗後邪熱壅肺而作喘的麻黄杏仁甘草石膏湯證;汗後心陽虚心悸的桂枝甘草湯證;汗後胃虚致水停心下的茯苓甘草湯證;汗後水停的五苓散證;汗後氣滯飲停兼脾虚的厚薑半甘參湯證;汗後脾虛,水邪欲乘虛上衝的苓桂棗甘湯證;汗後水飲食滯致痞的生薑瀉心湯證;汗後但熱不寒的調胃承氣湯證;汗後腹滿痛的大承氣湯急下證;汗後亡陽的四逆湯證等等。從而可以看出發汗要得法,汗不得法就會造成汗後所致陰陽表裏寒熱虛實等諸多變證,而對於這些汗後諸病證辨治之法,大大地超出了六經範疇。我們又可以將其用於辨治雜病之中,亦符合昔時仲景傷寒與雜病共論之心意。

太陽病,發汗,遂漏不止,惡風,小便難,四肢急,難以屈伸者,屬桂枝加附子湯。第一。六味,前有八病證。

太陽病,服桂枝湯,煩不解,先刺風池、風府,却與桂枝湯。第二。五味。

服桂枝湯,汗出,脉洪大者,與桂枝湯。若形似瘧,一日再發者,屬桂枝二麻黃一湯。第三。七味。

服桂枝湯,汗出後,煩渴不解,脉洪大者,屬白虎加人參湯。第四。五味。

傷寒,脉浮,自汗出,小便數,心煩,惡寒,脚攣急,與桂枝攻表,得之便厥,咽乾,煩躁吐逆,作甘草乾薑湯。厥愈,更作芍藥甘草湯,其脚即伸。若胃氣不和,與調胃承氣湯。若重發汗,加燒針者,與四逆湯。第五。甘草乾薑湯、芍藥甘草湯并二味。調胃承氣湯、四逆湯並三味。

太陽病,脉浮緊,無汗發熱,身疼,八九日不解,服湯已,發煩必衄,宜麻黃湯。第六。四味。

傷寒發汗已解,半日復煩,脉浮數者,屬桂枝湯證。第七。用前第二方。

發汗後,身疼,脉沉遲者,屬桂枝加芍藥生薑各一兩人參三兩新加湯。第八。六味。

發汗後,不可行桂枝湯,汗出而喘,無大熱者,可與麻黃杏子甘草石膏湯。第九。四味。

發汗過多，其人叉手自冒心，心下悸，欲得按者，屬桂枝甘草湯。第十。二味。

發汗後，臍下悸，欲作奔豚，屬茯苓桂枝甘草大棗湯。第十一。四味，甘瀾水法附。

發汗後，腹脹滿者，屬厚朴生薑半夏甘草人參湯。第十二。五味。

發汗病不解，反惡寒者，虛也，屬芍藥甘草附子湯。第十三。三味。

發汗後，不惡寒，但熱者，實也，當和胃氣，屬調胃承氣湯證。第十四。用前第五方。

太陽病，發汗後，大汗出，胃中乾，煩躁不得眠。若脉浮小便不利，渴者，屬五苓散。第十五。五味。

發汗已，脉浮數，煩渴者，屬五苓散證。第十六。用前第十五方。

傷寒汗出而渴者，宜五苓散；不渴者，屬茯苓甘草湯。第十七。四味。

太陽病，發汗不解，發熱，心悸，頭眩，身瞤動，欲擗一作僻地者，屬真武湯。第十八。五味。

傷寒汗出解之後，胃中不和，心下痞，乾噫，腹中雷鳴下利者，屬生薑瀉心湯。第十九。八味。

傷寒汗出不解，心中痞，嘔吐下利者，屬大柴胡湯。第二十。八味。

陽明病自汗，若發其汗，小便自利，雖鞕不可攻，須自欲大便，宜蜜煎、若土瓜根、豬膽汁爲導。第二十一。蜜煎一味，豬膽方二味。

太陽病三日，發汗不解，蒸蒸發熱者，屬調胃承氣湯證。第二十二。用前第五方。

大汗出，熱不去，内拘急，四肢疼，又下利厥逆惡寒者，屬四逆湯證。第二十三。用前第五方。

發汗後不解,腹滿痛者,急下之,宜大承氣湯。第二十四。四味。

發汗多,亡陽譫語者,不可下,與柴胡桂枝湯和其榮衛,後自愈。第二十五。九味。

二陽併病,太陽初得病時,發其汗,汗先出不徹,因轉屬陽明,續自微汗出,不惡寒。若太陽病證不罷者,不可下,下之爲逆,如此可小發汗。設面色緣緣正赤者,陽氣怫鬱在表,當解之熏之。若發汗不徹,不足言,陽氣怫鬱不得越,當汗不汗,其人煩躁[1],不知痛處,乍在腹中,乍在四肢,按之不可得,其人短氣,但坐以汗出不徹故也,更發汗則愈。何以知汗出不徹,以脉濇故知也。

〔1〕煩躁 本書卷三作"躁煩"。

未持脉時,病人叉手[1]自冒心,師因教試令欬,而不即[2]欬者,此必兩耳聾無聞也。所以然者,以重發汗,虛故如此。

〔1〕叉手 本書卷三作"手叉"。

〔2〕即 本書卷三無。

發汗後,飲水多必喘,以水灌之亦喘。

發汗後,水藥不得入口爲逆,若更發汗,必吐下不止。

陽明病,本自汗出,醫更重發汗,病已差,尚微煩不了了者,必[1]大便鞕故也。以亡津液,胃中乾燥,故令大便鞕。當問[2]小便日幾行,若本小便日三四行,今日再行,故知大便不久出。今爲小便數少,以津液當還入胃中,故知不久必大便也。

〔1〕必　本書卷五上有"此"。

〔2〕問　本書卷五下有"其"。

發汗多,若重發汗者,亡其陽,讝語。脉短者死,脉自和者不死。

傷寒發汗已,身目爲黄,所以然者,以寒濕一作温。在裏不解故也。以爲不可下也,於寒濕中求之。

病人有寒,復發汗,胃中冷,必吐蚘。

太陽病,發汗,遂漏不止,其人惡風,小便難,四肢微急,難以屈伸者,屬**桂枝加附子湯**〔1〕。方一。

桂枝三兩,去皮　芍藥三兩　甘草二兩,炙　生薑三兩,切大棗十二枚,擘　附子一枚,炮

右六味,以水七升,煮取三升,去滓,温服一升。本云,桂枝湯今加附子。

〔1〕屬桂枝加附子湯　本書卷二作"桂枝加附子湯主之。"

太陽病,初服桂枝湯,反煩不解者,先刺風池、風府,却與**桂枝湯**則愈。方二。

桂枝三兩,去皮　芍藥三兩　生薑三兩,切　甘草二兩,炙大棗十二枚,擘

右五味,以水七升,煮取三升,去滓,温服一升。須臾歠熱稀粥一升,以助藥力。

服桂枝湯,大汗出,脉洪大者,與桂枝湯如前法。若形似瘧,一日再發者,汗出必解,屬〔1〕**桂枝二麻黄一湯**。方三。

桂枝一兩十七銖　芍藥一兩六銖　麻黄十六銖,去節　生薑一兩六銖　杏仁十六箇,去皮尖　甘草一兩二銖,炙　大棗五

枚,擘

右七味,以水五升,先煮麻黄一二沸,去上沫,内諸藥,煮取二升,去滓,温服一升,日再服。本云,桂枝湯二分,麻黄湯一分,合爲二升,分再服,今合爲一方。

〔1〕屬　本書卷二作"宜"。

服桂枝湯,大汗出後,大煩渴不解,脉洪大者,屬**白虎加人參湯**[1]。方四。

知母六兩　石膏一斤,碎,綿裹　甘草二兩,炙　粳米六合
人參二兩

右五味,以水一斗,煮米熟湯成去滓,温服一升,日三服。

〔1〕屬白虎加人參湯　本書卷二作"白虎加人參湯主之。"

傷寒脉浮,自汗出,小便數,心煩,微惡寒,脚攣急。反與桂枝欲攻其表,此誤也。得之便厥,咽中乾,煩躁吐逆者,作甘草乾薑湯與之,以復其陽;若厥愈足温者,更作芍藥甘草湯與之,其脚即伸;若胃氣不和,讝語者,少與調胃承氣湯;若重發汗,復加燒針者,與四逆湯[1]。五。

甘草乾薑湯方

甘草四兩,炙　乾薑二兩
右二味,以水三升,煮取一升五合,去滓,分温再服。

芍藥甘草湯方

白芍藥四兩　甘草四兩,炙
右二味,以水三升,煮取一升五合,去滓,分温再服。

調胃承氣湯方

大黃四兩,去皮,清酒洗　甘草二兩,炙　芒消半升

右三味,以水三升,煮取一升,去滓,内芒消,更上微火煮,令沸,少少溫服之。

四逆湯方

甘草二兩,炙　乾薑一兩半　附子一枚,生用,去皮,破八片

右三味,以水三升,煮取一升二合,去滓,分溫再服。強人可大附子一枚,乾薑三兩。

〔1〕與四逆湯　本書卷二作"四逆湯主之"。

太陽病,脉浮緊,無汗發熱,身疼痛,八九日不解,表證仍在,此當復發汗。服湯已,微除,其人發煩目瞑,劇者必衄,衄乃解。所以然者,陽氣重故也,宜**麻黃湯**。方六。

麻黃三兩,去節　桂枝二兩,去皮　甘草一兩,炙　杏仁七十箇,去皮尖

右四味,以水九升,先煮麻黃減二升,去上沫,内諸藥,煮取二升半,去滓,溫服八合,覆取微似汗,不須歠粥。

傷寒發汗已解,半日許復煩,脉浮數者,可更發汗,屬桂枝湯證[1]。七。用前第二方。

〔1〕屬桂枝湯證　本書卷二作"與桂枝湯。"

發汗後身疼痛,脉沉遲者,屬**桂枝加芍藥生薑各一兩人參三兩新加湯**[1]。方八。

桂枝三兩,去皮　芍藥四兩　生薑四兩　甘草二兩,炙

人參三兩　大棗十二枚,擘

　　右六味,以水一斗二升,煮取三升,去滓,溫服一升。本云,桂枝湯今加芍藥生薑人參。

　　〔1〕屬桂枝加芍藥生薑各一兩人參三兩新加湯　本書卷三作"桂枝加芍藥生薑各一兩人參三兩新加湯主之。"

　　發汗後,不可更行桂枝湯,汗出而喘,無大熱者,可與**麻黄杏子甘草石膏湯**。方九。

　　麻黄四兩,去節　杏仁五十箇,去皮尖　甘草二兩,炙　石膏半斤,碎

　　右四味,以水七升,先煮麻黄,減二升,去上沫,内諸藥,煮取二升,去滓,溫服一升。本云,黄耳杯。

　　發汗過多,其人叉手自冒心,心下悸,欲得按者,屬**桂枝甘草湯**[1]。方十。

　　桂枝二兩,去皮　甘草二兩,炙

　　右二味,以水三升,煮取一升,去滓,頓服。

　　〔1〕屬桂枝甘草湯　本書卷三作"桂枝甘草湯主之。"

　　發汗後,其人臍下悸者,欲作奔豚,屬**茯苓桂枝甘草大棗湯**[1]。方十一。

　　茯苓半斤　桂枝四兩,去皮　甘草一兩[2],炙　大棗十五枚,擘

　　右四味,以甘爛水一斗,先煮茯苓減二升,内諸藥,煮取三升,去滓,溫服一升,日三服。作甘爛水法:取水二斗,置大盆内,以杓揚之,水上有珠子五六千顆相逐,取用之。

　　〔1〕屬茯苓桂枝甘草大棗湯　本書卷三作"茯苓桂枝甘草大棗湯主之。"

　　〔2〕一兩　本書卷三作"二兩"。

發汗後，腹脹滿者，屬**厚朴生薑半夏甘草人參湯**[1]。方十二。

厚朴半斤,炙　生薑半斤　半夏半升,洗　甘草二兩,炙

人參一兩

右五味，以水一斗，煮取三升，去滓，溫服一升，日三服。

〔1〕屬厚朴生薑半夏甘草人參湯　本書卷三作"厚朴生薑半夏甘草湯主之。"

發汗病不解，反惡寒者，虛故也，屬**芍藥甘草附子湯**[1]。方十三。

芍藥三兩　甘草三兩　附子一枚,炮,去皮,破六片

右三味，以水三升，煮取一升二合，去滓，分溫三服。疑非仲景方。

〔1〕屬芍藥甘草附子湯　本書卷三作"芍藥甘草附子湯主之。"

發汗後，惡寒者，虛故也；不惡寒，但熱者，實也，當和胃氣，屬調胃承氣湯證[1]。十四。用前第五方,一法用小承氣湯。

〔1〕屬調胃承氣湯證　本書卷三作"與調胃承氣湯"。

太陽病，發汗後，大汗出，胃中乾，煩躁不得眠，欲得飲水者，少少與飲之，令胃氣和則愈。若脉浮，小便不利，微熱消渴者，屬**五苓散**[1]。方十五。

豬苓十八銖,去皮　澤瀉一兩六銖　白术十八銖　茯苓十八銖　桂枝半兩,去皮

右五味，擣爲散，以白飲和服方寸匕，日三服，多飲煖水，汗出愈。

〔1〕屬五苓散　本書卷三作"五苓散主之。"

發汗已，脉浮數，煩渴者，屬五苓散證[1]。十六。用前第十五方。

〔1〕屬五苓散證　本書卷三作"五苓散主之。"

傷寒汗出而渴者，宜五苓散；不渴者，屬**茯苓甘草湯**[1]。方十七。

茯苓二兩　　桂枝二兩　　甘草一兩，炙　　生薑一兩

右四味，以水四升，煮取二升，去滓，分溫三服。

〔1〕屬茯苓甘草湯　本書卷三作"茯苓甘草湯主之。"

太陽病發汗，汗出不解，其人仍發熱，心下悸，頭眩，身瞤動，振振欲擗一作僻地者，屬**真武湯**[1]。方十八。

茯苓三兩　　芍藥三兩　　生薑三兩，切　　附子一枚，炮，去皮，破八片　　白术二兩

右五味，以水八升，煮取三升，去滓，溫服七合，日三服。

〔1〕屬真武湯　本書卷三作"真武湯主之。"

傷寒汗出解之後，胃中不和，心下痞鞕，乾噫食臭，脇下有水氣，腹中雷鳴下利者，屬**生薑瀉心湯**[1]。方十九。

生薑四兩　　甘草三兩，炙　　人參三兩　　乾薑一兩　　黃芩三兩　　半夏半升，洗　　黃連一兩　　大棗十二枚，擘

右八味，以水一斗，煮取六升，去滓，再煎取三升，溫服一升，日三服。生薑瀉心湯本云，理中人參黃芩湯去桂枝、术，加黃連，並瀉肝法。

〔1〕屬生薑瀉心湯　本書卷四作"生薑瀉心湯主之。"

傷寒發熱，汗出不解，心中痞鞕，嘔吐而下利者，屬**大柴胡湯**[1]。方二十。

柴胡半斤　枳實四枚,炙　生薑五兩　黃芩三兩　芍藥三兩　半夏半升,洗　大棗十二枚,擘

右七味,以水一斗二升,煮取六升,去滓,再煎取三升,温服一升,日三服。一方加大黄二兩,若不加,恐不名大柴胡湯。

〔1〕屬大柴胡湯　本書卷四作"大柴胡湯主之。"

陽明病,自汗出,若發汗,小便自利者,此爲津液内竭,雖鞕不可攻之。須[1]自欲大便,宜蜜煎導而通之。若土瓜根及大猪膽汁,皆可爲導。二十一。

蜜煎方

食蜜七合

右一味,於銅器内,微火煎,當須凝如飴狀,攬之勿令焦著,欲可丸,併手捻作挺,令頭鋭,大如指許,長二寸。當熱時急作,冷則鞕。以内穀道中,以手急抱,欲大便時,乃去之。疑非仲景意,已試甚良。

又大猪膽一枚,瀉汁,和少許法醋,以灌穀道内,如一食頃,當大便出宿食惡物,甚效。

〔1〕須　本書卷五上有"當"。

太陽病三日,發汗不解,蒸蒸發熱者,屬胃也,屬調胃承氣湯證[1]。二十二。用前第五方。

〔1〕屬調胃承氣湯證　本書卷五作"調胃承氣湯主之。"

大汗出,熱不去,内拘急,四肢疼,又下利厥逆而惡寒者,屬四逆湯證[1]。二十三。用前第五方。

〔1〕屬四逆湯證　本書卷六作"四逆湯主之。"

發汗后不解,腹滿痛者,急下之,宜**大承氣湯**。方二

十四。

大黄四兩,酒洗　厚朴半斤,炙　枳實五枚,炙　芒消三合

右四味,以水一斗,先煮二物,取五升,内大黄,更煮取二升,去滓,内芒消,更一二沸,分再服。得利者,止後服。

發汗多,亡陽譫語者,不可下,與**柴胡桂枝湯**,和其榮衛,以通津液,後自愈。方二十五。

柴胡四兩　桂枝一兩半,去皮　黄芩一兩半　芍藥一兩半

生薑一兩半　大棗六箇,擘　人參一兩半　半夏二合半,洗

甘草一兩,炙

右九味,以水六升,煮取三升,去滓,温服一升,日三服。

按語　柴胡桂枝湯在太陽病篇用於治療太少併病,此條則推廣其用。即和榮衛者,功在桂枝湯;通利三焦津液者,貴在柴胡湯。陽明病篇有"與小柴胡湯,上焦得通,津液得下,胃氣因和,身濈然汗出而解"可證。

辨不可吐第十八合四證

提要　本篇概括地指出了不可吐之證:太陽病表證不可用吐法;少陰病裏證不可用吐法;陰寒内盛和正虛之人均不可用吐法。歸納言之,凡屬表證、裏證、虛證、寒證皆禁用吐法,如妄用之,必敗胃氣。

太陽病,當惡寒發熱,今自汗出,反不惡寒發熱,關上脉細數者,以醫吐之過也。若得病[1]一二日吐之者,腹中飢,口不能食;三四日吐之者,不喜糜粥,欲食冷食,

朝食暮吐。以醫吐之所致也，此爲小逆。

〔1〕若得病　本書卷三無。

太陽病，吐之，但太陽病當惡寒，今反不惡寒，不欲近衣者[1]，此爲吐之内煩也。

〔1〕者　本書卷三無。

少陰病，飲食入口則吐，心中温温欲吐，復不能吐，始得之，手足寒，脉弦遲者，此胸中實，不可下也[1]。若膈上有寒飲，乾嘔者，不可吐也，當温之[2]。

〔1〕不可下也　本書卷六下有“當吐之”。

〔2〕當温之　本書卷六有“宜四逆湯”。

諸四逆厥者，不可吐[1]之，虚家亦然。

〔1〕吐　本書卷六作“下”。

按語　厥陰病篇言本證不可下，此言本證不可吐，是知諸四逆厥冷屬虚寒者以及諸虚證，皆當禁吐、下。

辨可吐第十九合二法[1]，五證。

提要　本篇首言“春宜吐”之法，以應天時升發之機。繼而論可吐之證情：胸膈有痰濁、宿食在上脘、正氣驅邪並寓上越之機者，皆當因勢利導而吐之。

〔1〕二法　“二法”二字誤。元·王履《醫經溯洄集》云：“可吐篇却有五法只言二法者恐誤也”。按，此節七條皆法也。

大法，春宜吐。

凡用吐，湯中病便[1]止，不必盡劑也。

〔1〕便　《註解傷寒論》卷八作“即”。

病如桂枝證，頭不痛，項不强，寸脉微浮，胸中痞鞕，氣上撞[1]咽喉不得息者，此爲有[2]寒，當吐之[3]。一云，此以内有久痰,宜吐之。

〔1〕撞　本書卷四作“衝”。

〔2〕有　本書卷四上有“胸”。

〔3〕當吐之　本書卷四下有“宜瓜蒂散”。

病胸上諸實,一作寒。胸中鬱鬱而痛,不能食,欲使人按之,而反有涎唾,下利日十餘行,其脉反遲,寸口脉微滑,此可吐之。吐之,利則止。

少陰病,飲食入口則吐,心中温温欲吐復不能吐[1]者[2],宜吐之[3]。

〔1〕欲吐復不能吐　本書卷六下有“始得之,手足寒,脉弦遲者,此胸中實,不可下也”。

〔2〕者　本書卷六無。

〔3〕宜吐之　本書卷六作“當吐之”。

宿食在上管[1]者,當吐之。

〔1〕管　《註解傷寒論》卷八作“脘”。

病手足逆冷[1],脉乍結,以客氣在胸中,心下滿而煩,欲食不能食者,病在胸中,當吐之。

〔1〕病手足逆冷　《註解傷寒論》卷八作“病人手足厥冷”。

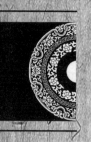

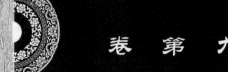

卷 第 九

漢　張仲景述　晉　王叔和撰次

宋　林　億校正

明　趙開美校刻

沈　琳仝校

辨不可下病脉證并治第二十

辨可下病脉證并治第二十一

辨不可下病脉證并治第二十合四法，方六首。

提要　本篇重集了六經病篇中"不可下"之證：即太陽表證不可下；陽明病見心下鞕滿者、面合色赤者、嘔多者亦不可下；虛寒之厥證不可下；藏結證不可下；太陰病脉弱不可下；寒熱錯雜的厥陰病不可下；少陰病陰虛、陽虛均不可下。本篇在此基礎上又補述了藏虛而有動氣的不可下之證。概而言之，非陽明實熱燥結證和血瘀水結之證，均在不可下之列。

陽明病，潮熱，大便微鞕，與大承氣湯；若不大便六七日，恐有燥屎，與小承氣湯和之。第一。大承氣四味，小承氣三味。前有四十病證。

傷寒，中風，反下之，心下痞，醫復下之，痞益甚，屬甘草瀉心湯。第二。六味。

下利脉大者，虛也，以强下之也，設脉浮革，腸鳴者，屬當歸四逆湯。第三。七味，下有陽明病二證。

陽明病，汗自出，若發汗，小便利，津液内竭，雖鞕，不可攻，須自大便，宜蜜煎，若土瓜根，豬膽汁導之。第四。蜜煎一味，豬膽汁二味。

脉濡而弱，弱反在關，濡反在巔，微反在上，濇反在下。微則陽氣不足，濇則無血，陽氣反微，中風汗出，而反躁煩；濇則無血，厥而且寒。陽微則[1]不可下，下之則心下痞鞕。

〔1〕則 《註解傷寒論》卷九無。

按語 本條脉證已見於不可汗篇，在此又言不可下，其用意在於説明虛人不可妄施汗下等攻伐之法。

動氣在右，不可下，下之則津液内竭，咽燥鼻乾，頭眩心悸也。

動氣在左，不可下，下之則腹内拘急，食不下，動氣更劇，雖有身熱，卧則欲踡。

動氣在上，不可下，下之則掌握[1]熱煩，身上浮冷，熱汗自泄，欲得水自灌。

〔1〕掌握 掌心。"握"，謂中央也。《儀禮·鄉射禮》："以茅上握焉。"鄭玄注："握，謂中央也。"

動氣在下，不可下，下之則腹脹滿，卒起頭眩，食則下清穀，心下痞也。

按語 以上四條證情之所以不可下，皆因正氣之虛也。

咽中閉塞，不可下，下之則上輕下重，水漿不下，卧則欲踡，身急痛，下利日數十行。

按語 本條證情已見于不可汗篇，可對比互參。

諸外實者，不可下，下之則發微熱，亡脉厥者，當齊握[1]熱。

〔1〕齊握　臍腹的中部。"齊"通"臍"此指臍腹。"握"謂中心。

按語 本條論述了誤下可損陰傷血，致發虛熱等證。

諸虛者，不可下，下之則大渴，求水者易愈，惡水者劇。

脉濡而弱，弱反在關，濡反在巔，弦反在上，微反在下。弦爲陽運，微爲陰寒，上實下虛，意欲得溫。微弦爲虛，虛者不可下也。微則爲欬，欬則吐涎，下之則欬止，而利因不休，利不休，則胸中如蟲齧，粥入則出，小便不利，兩脇拘急，喘息爲難，頸背相引，臂則不仁。極寒反汗出，身冷若冰，眼睛不慧，語言不休，而穀氣多入，此爲除中，亦云消中。口雖欲言，舌不得前。

按語 本條與不可汗篇主旨相同，提示胃氣虛寒者不可妄行汗下之法。

脉濡而弱，弱反在關，濡反在巔，浮反在上，數反在下。浮爲陽虛，數爲無血。浮爲虛，數生熱[1]，浮爲虛，自汗出而惡寒；數爲痛，振而寒慄。微弱在關，胸下爲急，喘汗而不得呼吸，呼吸之中，痛在於脇，振寒相摶，形如瘧狀。醫反下之，故令脉數發熱，狂走見鬼，心下爲痞，小便淋漓，少腹甚鞕，小便則尿血也。

〔1〕數生熱　《註解傷寒論》卷九作"數爲熱"。

按語 在平脉辨證基礎上說明陽虛血少之人不可妄用下法。

脉濡而緊，濡則衛[1]氣微，緊則榮中寒，陽微衛中

風,發熱而惡寒,榮緊胃氣冷,微嘔心內煩。醫謂[2]有
大熱,解肌而發汗,亡陽虛煩躁,心下苦痞堅,表裏俱虛
竭,卒起而頭眩,客熱在皮膚,悵怏[3]不得眠。不知胃
氣冷,緊寒在關元,技巧無所施,汲水灌其身。客熱應時
罷,慄慄而振寒,重被而覆之,汗出而冒巔,體惕而又振,
小便爲微難。寒氣因水發,清穀不容閒[4],嘔變反腸
出,顛倒不得安,手足爲微逆,身冷而內煩,遲欲從後救,
安可復追還。

〔1〕衛 《註解傷寒論》卷九作“胃”。

〔2〕謂 《註解傷寒論》卷九作“爲”。

〔3〕悵怏 失意不悦貌。

〔4〕閒 《註解傷寒論》卷九作“間”。閒通間。

按語 表裏俱虛者,發汗或水灌尚且不可,則不可下之意
自見。

脉浮而大,浮爲氣實,大爲血虛。血虛爲無陰,孤陽
獨下陰部者,小便當赤而難,胞中當虛,今反小便利,而
大汗出,法應衛家當微,今反更實,津液四射,榮竭血盡,
乾煩而不眠[1],血薄肉消,而成暴一云黑。液[2]。醫復以
毒藥攻其胃,此爲重虛,客陽去有期,必下如汙泥[3]
而死。

〔1〕不眠 《註解傷寒論》卷九作“不得眠”。

〔2〕暴液 疑爲病證名。

〔3〕汙泥 《註解傷寒論》卷九作“污塹”。

按語 本條論述了氣實血虛之脉證,以及誤下後重虛而致
陰竭陽脱之死證。

脉浮而緊,浮則爲風,緊則爲寒,風則傷衛,寒則傷
榮,榮衛俱病,骨節煩疼,當發其汗,而不可下也。

趺陽脉遲而緩,胃氣如經也。趺陽脉浮而數,浮則傷胃,數則動脾,此非本病,醫特下之所爲也。榮衛內陷,其數先微,脉反但浮,其人必大便鞕,氣噫而除。何以言之,本以數脉動脾,其數先微,故知脾氣不治,大便鞕,氣噫而除。今脉反浮,其數改微,邪氣獨留,心中則飢,邪熱不殺穀,潮熱發渴,數脉當遲緩,脉因前後度數如法,病者則飢。數脉不時,則生惡瘡也。

脉數者,久數不止。止則邪結,正氣不能復,正氣却結於藏,故邪氣浮之,與皮毛相得。脉數者不可下,下之必煩[1],利不止。

〔1〕必煩 《註解傷寒論》卷九上有"則"。

按語 實者瀉之,熱者清之。數脉主熱而不主實,故不可下。

少陰病,脉微,不可發汗,亡陽故也。陽已虛,尺中弱濇者,復不可下之。

脉浮大,應發汗,醫反下之,此爲大逆也[1]。

〔1〕也 《註解傷寒論》卷九無。

脉浮而大,心下反鞕,有熱屬藏者,攻之,不令發汗;屬府者,不令溲數,溲數則大便鞕。汗多則熱愈,汗少則便難。脉遲尚未可攻。

二陽併病,太陽初得病時,而[1]發其汗,汗先出不徹,因轉屬陽明,續自微汗出,不惡寒。若太陽證不罷者,不可下,下之爲逆。

〔1〕而 本書卷三無。

結胸證,脉[1]浮大者,不可下,下之即死[2]。

〔1〕脉 本書卷四上有"其"字。

〔2〕即死　本書卷四作"則死"。

太陽與陽明合病,喘而胸滿者,不可下〔1〕。

〔1〕不可下　本書卷三下有"宜麻黄湯"四字。

太陽與少陽合病〔1〕者,心下鞕,頸項强而眩者〔2〕,不可下〔3〕。

〔1〕合病　本書卷四作"併病"。

〔2〕者　本書卷四下有"當刺大椎、肺俞、肝俞"八字。

〔3〕不可下　本書卷四作"慎勿下之"。

諸四逆厥者,不可下之,虚家亦然。

病欲吐者,不可下。

太陽病,有外證未解,不可下,下之爲逆。

病發於陽,而反下之,熱入因作結胸;病發於陰,而反下之,因作痞〔1〕。

〔1〕痞　本書卷三下有"也"。

病〔1〕脉浮而緊,而復下之,緊反入裹,則作痞〔2〕。

〔1〕病　本書卷四無。

〔2〕痞　本書卷四下有"按之自濡,但氣痞耳"。

夫病陽多者熱,下之則鞕。

本虚,攻其熱必噦。

無陽陰强〔1〕,大便鞕者,下之必〔2〕清穀腹滿。

〔1〕無陽陰强　指陽衰寒盛之冷秘。

〔2〕必　《註解傷寒論》卷九上有"則"。

太陰之爲病,腹滿而吐,食不下,自利益甚,時腹自痛,下〔1〕之,必胸下結鞕。

〔1〕下　本書卷二上有"若"。

厥陰之爲病,消渴,氣上撞心,心中疼熱,飢而不欲食,食則吐蚘。下之利不止。

少陰病,飲食入口則吐,心中溫溫欲吐,復不能吐,始得之,手足寒,脉弦遲者,此胸中實,不可下也。

傷寒五六日,不結胸,腹濡,脉虛,復厥者,不可下。此亡血,下之死。

傷寒發熱頭痛,微汗出,發汗則不識人;熏之則喘,不得小便,心腹滿;下之則短氣,小便難,頭痛背強;加溫針則衄。

傷寒脉陰陽俱緊,惡寒發熱,則脉欲厥。厥者,脉初來大,漸漸小,更來漸大[1],是其候也。如此者惡寒,甚者翕翕汗出,喉中痛,若[2]熱多者,目赤脉多,睛不慧。醫復發之,咽中則傷;若復下之,則兩目閉,寒多[3]便清穀,熱多便膿血;若熏之,則身發黃;若熨之,則咽燥。若小便利者,可救之;若[4]小便難者,爲危殆。

〔1〕漸大 《註解傷寒論》卷九作“漸漸大”。

〔2〕若 《註解傷寒論》卷九無。

〔3〕寒多 《註解傷寒論》卷九下有“者”。

〔4〕若 《註解傷寒論》卷九無。

按語 此言病傷寒而經脉虛者,不宜汗下熏熨之法。小便利者可救,小便難者危,乃取決於陰液之存亡。

傷寒發熱,口中勃勃[1]氣出,頭痛目黃,衄不可制,貪水者,必嘔,惡水者厥。若下之,咽中生瘡,假令手足溫者,必下重便膿血。頭痛目黃者,若下之,則[2]目閉。貪水者,若下之,其[3]脉必厥,其聲嚶,咽喉塞;若發汗,則戰慄,陰陽俱虛。惡水者,若下之,則裏冷不嗜食,大便完穀出;若發汗,則口中傷,舌上白胎,煩躁。脉數實,不大便六七日,後必便血;若發汗,則小便自利也。

〔1〕勃勃　出氣盛貌。

〔2〕則　《註解傷寒論》卷九作"兩"。

〔3〕若下之,其　《註解傷寒論》卷九無。

按語　傷寒邪熱散漫而絡脉空虛之證,故不可汗下。

得病二三日,脉弱,無太陽柴胡證,煩躁,心下痞〔1〕。至四〔2〕日,雖能食,以〔3〕承氣湯,少少與微和之,令小安,至六日與承氣湯一升。若不大便六七日,小便少〔4〕,雖不大便〔5〕,但〔6〕頭鞕,後必溏,未定成鞕,攻之必溏;須小便利,屎定鞕,乃可攻之〔7〕。

〔1〕痞　本書卷五作"鞕"。

〔2〕四　本書卷五下有"五"。

〔3〕以　本書卷五下有"小"。

〔4〕少　本書卷五下有"者"。

〔5〕大便　本書卷五作"受食"。

〔6〕但　本書卷五作"初"。

〔7〕乃可攻之　本書卷五下有"宜大承氣湯"。

藏結無陽證,不往來寒熱,其人反静,舌上胎滑者,不可攻也。

傷寒嘔多,雖有陽明證,不可攻之。

陽明病,潮熱,大便微鞕者,可與大承氣湯;不鞕者,不可與之。若不大便六七日,恐有燥屎,欲知之法,少與小承氣湯,湯入腹中,轉失氣者,此有燥屎也,乃可攻之。若不轉失氣者,此但初頭鞕後必溏,不可攻之,攻之必脹滿不能食也,欲飲水者,與水則噦。其後發熱者,大便必復鞕〔1〕而少也,宜〔2〕小承氣湯和之。不轉失氣者,慎不可攻也。**大承氣湯**。方一。

大黃四兩　厚朴八兩,炙　枳實五枚,炙　芒消三合。

右四味,以水一斗,先煮二味,取五升,下大黄,煮取二升,去滓,下芒消,再煮一二沸,分二服,利則止後服。

小承氣湯方

大黄四兩,酒洗　厚朴二兩,炙,去皮　枳實三枚,炙

右三味,以水四升,煮取一升二合,去滓,分溫再服。

〔1〕大便必復鞕　本書卷五作“必大便復鞕”。

〔2〕宜　本書卷五作“以”。

傷寒中風,醫反下之,其人下利日數十行,穀不化,腹中雷鳴,心下痞鞕而滿,乾嘔,心煩不得安。醫見心下痞,謂病不盡,復下之,其痞益甚。此非結熱,但以胃中虛,客氣上逆,故使鞕也,屬**甘草瀉心湯**[1]。方二。

甘草四兩,炙　黄芩三兩　乾薑三兩　大棗十二枚,擘
半夏半升,洗　黄連一兩

右六味,以水一斗,煮取六升,去滓,再煎取三升,溫服一升,日三服。有人參,見第四卷中。

〔1〕屬甘草瀉心湯　本書卷四作“甘草瀉心湯主之”。

下利脉大者,虛也,以[1]强下之故也。設脉浮革,因爾腸鳴者,屬**當歸四逆湯**[2]。方三。

當歸三兩　桂枝三兩,去皮　細辛三兩　甘草二兩,炙
通草二兩　芍藥三兩　大棗二十五枚,擘

右七味,以水八升,煮取三升,去滓,溫服一升,半日三服。

〔1〕以　《註解傷寒論》卷九下有“其”。

〔2〕湯　《註解傷寒論》卷九下有“主之”。

按語　脉浮革爲血虛,腸鳴下利爲寒,血虛且寒,故治以當

歸四逆湯。

陽明病,身[1]合色赤,不可攻之,必發熱,色黃者,小便不利也。

[1] 身 本書卷五作"面"。

陽明病,心下鞕滿者,不可攻之。攻之,利遂不止者,死,利止者愈。

陽明病,自汗出,若發汗,小便自利者,此爲津液内竭,雖鞕不可攻之。須[1]自欲大便,宜蜜煎導而通之,若土瓜根及豬膽汁[2],皆可爲導。方四。

食蜜七合

右一味,於銅器内,微火煎,當須凝如飴狀,攪之勿令焦著,欲可丸,併手捻作挺,令頭銳,大如指,長二寸許。當熱時急作,冷則鞕。以内穀道中,以手急抱,欲大便時,乃去之。疑非仲景意,已試甚良。又大豬膽一枚,瀉汁,和少許法醋,以灌穀道内。如一食頃,當大便出宿食惡物,甚效。

[1] 須 本書卷五上有"當"。
[2] 豬膽汁 本書卷五上有"大"。

辨可下病脉證并治第二十一 合四十四法[1],方一十一首。

提要 本篇首揭"秋宜下"之大法,繼則重集了六經病篇中諸可下之方證:計有少陽氣鬱兼裏熱的大柴胡湯證、陽明府實燥熱初起的調胃承氣湯證、陽明府實痞滿之小承氣湯證、陽明燥屎已成的大承氣湯證、陽明病之急下三證、熱結膀胱的桃核承氣湯證、瘀熱在裏的抵當湯(丸)證、水停胸脇的十棗湯證、水熱互結的大陷胸湯證等。歸納起來不外有形之實邪内停,或宿食燥屎、或血蓄於裏、或水飲內結三個方面。尤其對大承氣湯證的脉法論述較詳,對大柴胡湯證亦有補充發揮之處,皆可與六經病篇對照互補。又由於濕熱發黃之茵陳蒿湯證,共病機爲"瘀熱在裏",故亦集入本篇論及。

〔1〕合四十四法　本節子目第一條小註"前別有二法",謂"大法秋宜下"及"凡可下者用湯勝丸散"諸句爲"法",則當云"合四十六法"。

陽明病,汗多者,急下之,宜大柴胡湯。第一。加大黄,八味。一法用小承氣湯,前別有二法。

少陰病,得之二三日,口燥咽乾者,急下之,宜大承氣湯。第二。四味。

少陰病,六七日腹滿不大便者,急下之,宜大承氣湯。第三。用前第二方。

少陰病,下利清水,心下痛,口乾者,可下之,宜大柴胡、大承氣湯。第四。大柴胡湯用前第一方,大承氣湯用前第二方。

下利,三部脉皆平,心下鞕者,急下之,宜大承氣湯。第五。用前第二方。

下利,脉遲滑者,內實也。利未止,當下之,宜大承氣湯。第六。用前第二方。

陽明少陽合病,下利,脉不負者,順也。脉滑數者,有宿食,當下之,宜大承氣湯。第七。用前第二方。

寸脉浮大反濇,尺中微而濇,故知有宿食。當下之,宜大承氣湯。第八。用前第二方。

下利,不欲食者,以有宿食,當下之,宜大承氣湯。第九。用前第二方。

下利差,至其年月日時復發者,以病不盡,當下之,宜大承氣湯。第十。用前第二方。

病腹中滿痛,此爲實,當下之,宜大承氣、大柴胡湯。第十一。大承氣用前第二方,大柴胡用前第一方。

下利,脉反滑,當有所去,下乃愈,宜大承氣湯。第十二。用前第二方。

腹滿不減,減不足言,當下之,宜大柴胡、大承氣湯。第十三。大柴胡用前第一方,大承氣用前第二方。

傷寒後,脉沉。沉者,内實也,下之解,宜大柴胡湯。第十四。用前第一方。

傷寒六七日,目中不了了,睛不和,無表裏證,大便難,身微熱者,實也,急下之。宜大承氣、大柴胡湯。第十五。大柴胡用前第一方,大承氣用前第二方。

太陽病未解,脉陰陽俱停,必先振慄汗出而解。陰脉微者,下之解,宜大柴胡湯。第十六。用前第一方,一法,用調胃承氣湯。

脉雙弦而遲者,心下鞕,脉大而緊者,陽中有陰也,可下之,宜大承氣湯。第十七。用前第二方。

結胸者,項亦强,如柔痓狀,下之和。第十八。結胸門用大陷胸丸。

病人無表裏證,發熱七八日,雖脉浮數者,可下之,宜大柴胡湯。第十九。用前第一方。

太陽病,表證仍在,脉微而沉,不結胸,發狂,少腹滿,小便利,下血愈。宜下之,以抵當湯。第二十。四味。

太陽病,身黄脉沉結,少腹鞕,小便自利,其人如狂,血證諦,屬抵當湯證。第二十一。用前第二十方。

傷寒有熱,少腹滿,應小便不利,今反利,爲有血,當下之,宜抵當丸。第二十二。四味。

陽明病,但頭汗出,小便不利,身必發黄,宜下之,茵蔯蒿湯。第二十三。三味。

陽明證,其人喜忘,必有蓄血,大便色黑,宜抵當湯下之。第二十四。用前第二十方。

汗出讝語,以有燥屎,過經可下之,宜大柴胡、大承氣湯。第二十五。大柴胡用前第一方,大承氣用前第二方。

病人煩熱,汗出,如瘧狀,日晡發熱,脉實者,可下之,宜大柴胡、大承氣湯。第二十六。大柴胡用前第一方,大承氣用前第二方。

陽明病,譫語,潮熱,不能食,胃中有燥屎。若能食,但鞕耳。屬大承氣湯證。第二十七。用前第二方。

下利譫語者,有燥屎也,屬小承氣湯。第二十八。三味。

得病二三日,脉弱,無太陽柴胡證,煩躁,心下痞。小便利,屎定鞕,宜大承氣湯。第二十九。用前第二方,一云大柴胡湯。

太陽中風,下利嘔逆。表解,乃可攻之。屬十棗湯。第三十。二味。

太陽病不解,熱結膀胱,其人如狂,宜桃核承氣湯。第三十一。五味。

傷寒七八日,身黃如橘子色,小便不利,腹微滿者,屬茵蔯蒿湯證。第三十二。用前第二十三方。

傷寒發熱,汗出不解,心中痞鞕,嘔吐下利者,屬大柴胡湯證。第三十三。用前第一方。

傷寒十餘日,熱結在裏,往來寒熱者,屬大柴胡湯證。第三十四。用前第一方。

但結胸,無大熱,水結在胸脇也,頭微汗出者,屬大陷胸湯。第三十五。三味。

傷寒六七日,結胸熱實,脉沉緊,心下痛者,屬大陷胸湯證。第三十六。用前第三十五方。

陽明病,多汗,津液外出,胃中燥,大便必鞕,譫語,屬小承氣湯證。第三十七。用前第二十八方。

陽明病,不吐下,心煩者,屬調胃承氣湯。第三十八。三味。

陽明病脉遲,雖汗出不惡寒,身必重,腹滿而喘,有潮熱,大便鞕,大承氣湯主之;若汗出多,微發熱惡寒,桂枝湯主之。熱不潮,腹大滿不通,與小承氣湯。三十九。大承氣湯用前第二方,小承氣湯用前第二十八方,桂枝湯五味。

　　陽明病,潮熱,大便微鞕,與大承氣湯。若不大便六七日,恐有燥屎,與小承氣湯。若不轉氣,不可攻之。後發熱,大便復鞕者,宜以小承氣湯和之。第四十。並用前方。

　　陽明病,讝語,潮熱,脉滑疾者,屬小承氣湯證。第四十一。用前第二十八方。

　　二陽併病,太陽證罷,但發潮熱,汗出,大便難,讝語者,下之愈,宜大承氣湯。第四十二。用前第二方。

　　病人小便不利,大便乍難乍易,微熱喘冒者,屬大承氣湯證。第四十三。用前第二方。

　　大下,六七日不大便,煩不解,腹滿痛者,屬大承氣湯證。第四十四。用前第二方。

　　大法,秋宜下。

　　按語　秋氣肅降,故宜下。此順天應人之大法。

　　凡可下者〔1〕,用湯勝丸散〔2〕,中病便〔3〕止,不必盡劑也。

　　〔1〕凡可下者　《註解傷寒論》卷九作"凡服下藥"。

　　〔2〕散　《註解傷寒論》卷九無。

　　〔3〕便　《註解傷寒論》卷九作"即"。

　　陽明病,發熱,汗多者,急下之,宜**大柴胡湯**〔1〕。方一。一法用小承氣湯〔2〕。

　　柴胡八兩　枳實四枚,炙　生薑五兩　黃芩三兩　芍藥三兩　大棗十二枚,擘　半夏半升,洗

　　右七味,以水一斗二升,煮取六升,去滓,更煎取三升,溫服一升,日三服。一方云,加大黃二兩。若不加,恐不成大柴胡湯。

　　〔1〕大柴胡湯　本書卷五作"大承氣湯"。

〔2〕一法用小承氣湯　本書卷五作"用前第二方,一云大柴胡湯"。

少陰病,得之二三日,口燥咽乾者,急下之,宜**大承氣湯**。方二。

大黄四兩,酒洗　厚朴半斤,炙,去皮　枳實五枚,炙　芒消三合

右四味,以水一斗,先煮二物,取五升,内大黄,更煮取二升,去滓,内芒消,更上微火一兩沸,分温再服。得下餘勿服。

少陰病,六七日腹滿[1]不大便者,急下之,宜大承氣湯。三。用前第二方。

〔1〕滿　本書卷六作"脹"。

少陰病,下利[1]清水,色純青,心下必痛,口乾燥者,可下之,宜大柴胡[2]、大承氣湯。四。用前第二方。

〔1〕下利　本書卷六篇作"自利"。

〔2〕大柴胡　本書卷六無。

下利,三部脉皆平,按之心下鞕者,急下之,宜大承氣湯。五。用前第二方。

按語　下利而邪氣内實,當行通因通用之法,故急下之。

下利,脉遲而滑者,内實也,利未欲止,當下之,宜大承氣湯。六。用前第二方。

按語　"遲"主邪滯,"滑"爲邪實,故當下之。

陽明少陽合病,必下利,其脉不負者,爲順也。負者,失也,互相剋賊,名爲負也。脉滑而數者,有宿食,當下之,宜大承氣湯。七。用前第二方。

問曰:人病有宿食,何以别之? 師曰:寸口脉浮而大,按之反濇,尺中亦微而濇,故知有宿食。當下之,宜

大承氣湯。八。用前第二方。

按語　測知宿食,當四診合參。

下利,不欲食者,以有宿食故也,當下之[1],宜[2]大
承氣湯。九。用前第二方。

〔1〕當下之　《註解傷寒論》卷九作"當宜下之"。

〔2〕宜　《註解傷寒論》卷九作"與"。

下利差[1],至其年月日時[2]復發者,以病不盡故
也,當下之,宜大承氣湯。十。用前第二方。

〔1〕下利差　《註解傷寒論》卷九作"下利差後"。

〔2〕時　《註解傷寒論》卷九無。

病腹中滿痛者,此爲實也,當下之,宜大承氣、大柴
胡湯[1]。十一。用前第一、第二方。

〔1〕宜大承氣、大柴胡湯　《註解傷寒論》卷九作"宜大承氣湯"。

下利,脉反滑,當有所去,下[1]乃愈,宜大承氣湯。
十二。用前第二方。

〔1〕下　《註解傷寒論》卷九下有"之"。

按語　下利一證,寒熱虛實俱可見。今下利脉反見滑,滑
爲陽脉,《素問》云"滑者陽氣盛",故知實熱未盡,"當有所去"
而下之。

腹滿不減,減不足言,當下之,宜大柴胡、大承氣
湯[1]。十三。用前第一、第二方。

〔1〕大柴胡、大承氣湯　本書卷五作"大承氣湯"。

傷寒後脉沉,沉者,內實也,下之解[1],宜大柴胡
湯。十四。用前第一方。

〔1〕下之解　《註解傷寒論》卷九作"下解之"。

按語　本条言脉而略于證,乃詳于前而略于後之筆法,故
當與論中有關條文互參。

傷寒六七日，目中不了了，睛不和，無表裏證，大便難，身微熱者，此爲實也，急下之，宜大承氣、大柴胡湯[1]。十五。用前第一、第二方。

〔1〕大柴胡湯　本書卷五無。

太陽病未解，脉陰陽俱停，—作微。必先振慄汗出而解[1]。但陰脉微—作尺脉實。者，下之而解，宜大柴胡湯[2]。十六。用前第一方。一法，用調胃承氣湯。

〔1〕必先振慄汗出而解　本書卷三下有“但陽脉微者，先汗出而解”。

〔2〕宜大柴胡湯　本書卷三作“若欲下之，宜調胃承氣湯”。

脉雙弦而遲者，必心下鞕，脉大而緊者，陽中有陰也，可[1]下之，宜大承氣湯。十七。用前第二方。

〔1〕可　《註解傷寒論》卷九下有“以”。

按語　此省文之法而重在言脉，當與陽明病篇互補。

結胸者，項亦强，如柔痓狀，下之則和[1]。十八。結胸門用大陷胸丸。

〔1〕下之則和　本書卷四下有“宜大陷胸丸”。

病人無表裏證，發熱七八日，雖脉浮數者，可下之，宜大柴胡湯[1]。十九。用前第一方。

〔1〕宜大柴胡湯　本書卷五無。

太陽病，六七日表證仍在，脉微而沉，反不結胸，其人發狂者，以熱在下焦，少腹當鞕滿，而[1]小便自利者，下血乃愈。所以然者，以太陽隨經，瘀熱在裏故也，宜下之[2]，以**抵當湯**[3]。方二十。

水蛭三十枚，熬　桃仁二十枚，去皮尖　䗪蟲三十枚，去翅足，熬　大黄三兩，去皮，破六片

右四味，以水五升，煮取三升，去滓，温服一升。不

下者,更服。

〔1〕而 本書卷三無。

〔2〕宜下之 本書卷三無。

〔3〕以抵當湯 本書卷三作"抵當湯主之"。

太陽病,身黃,脉沉結,少腹鞕滿[1],小便不利者,爲無血也;小便自利,其人如狂者,血證諦[2],屬抵當湯證[3]。二十一。用前第二十方。

〔1〕滿 本書卷三無。

〔2〕諦 本書卷三下有"也"。

〔3〕屬抵當湯證 本書卷三作"抵當湯主之"。

傷寒有熱,少腹滿,應小便不利,今反利者,爲有血也。當下之[1],宜**抵當丸**。方二十二。

大黃三兩 桃仁二十五箇,去皮尖 䗪蟲去翅足,熬 水蛭各二十箇,熬

右四味,擣篩,爲四丸,以水一升,煮一丸,取七合,服之。晬時當下血,若不下者,更服。

〔1〕當下之 本書卷三下有"不可餘藥"。

陽明病,發熱汗出者,此爲熱越,不能發黃也;但頭汗出,身無汗,劑頸而還,小便不利,渴引水漿者,以瘀熱在裏[1],身必發黃,宜下之[2],以**茵陳蒿湯**[3]。方二十三。

茵陳蒿六兩 梔子十四箇,擘 大黃二兩,破

右三味,以水一斗二升,先煮茵陳,減六升,内二味,煮取三升,去滓,分温三服。小便當利,尿如皂莢汁狀,色正赤,一宿腹減,黃從小便去也。

〔1〕以瘀熱在裏 本書卷五作"此爲瘀熱在裏"。

〔2〕宜下之 本書卷五無。

〔3〕以茵蔯蒿湯　本書卷五作"茵蔯蒿湯主之"。

陽明證,其人喜忘者,必有畜血。所以然者,本有久瘀血,故令喜忘。屎雖鞕,大便反易,其色必黑[1],宜抵當湯下之。二十四。用前第二十方。

〔1〕必黑　本書卷五下有"者"。

汗一作臥。出譫語者,以有燥屎在胃中,此爲風也。須下者,過經乃可下之。下之若早者[1],語言必亂,以表虛里實故也。下之愈,宜大柴胡、大承氣湯[2]。二十五。用前第一、第二方。

〔1〕者　本書卷五無。

〔2〕大柴胡、大承氣湯　本書卷五作"大承氣湯"。

病人煩熱,汗出則解,又如瘧狀,日晡所發熱者,屬陽明也。脉實者[1],可下之,宜大柴胡、大承氣湯。二十六。用前第一、第二方。

〔1〕脉實者　本書卷五以下作"宜下之,脉浮虛者,宜發汗,下之與大承氣湯,發汗宜桂枝湯"。

陽明病,譫語有潮熱,反不能食者,胃中[1]有燥屎五六枚也;若能食者,但鞕耳,屬大承氣湯證[2]。二十七。用前第二方。

〔1〕中　本書卷五下有"必"。

〔2〕屬大承氣湯證　本書卷五作"宜大承氣湯下之"。

下利譫語者,有燥屎也,屬[1]**小承氣湯**。方二十八。

大黃四兩　厚朴二兩,炙,去皮　枳實三枚,炙

右三味,以水四升,煮取一升二合,去滓,分溫再服。若更衣者,勿服之。

〔1〕屬　本書卷六作"宜"。

得病二三日,脉弱,無太陽、柴胡證,煩躁,心下

痞[1],至四五日,雖能食,以承氣湯[2],少少與微和之,令小安,至六日,與承氣湯一升。若不大便六七日,小便少者,雖不大便[3],但初頭鞕,後必溏,此未定成鞕也[4],攻之必溏。須小便利,屎定鞕,乃可攻之,宜大承氣湯。二十九。用前第二方。一云大柴胡湯。

〔1〕心下痞　本書卷五作"心下鞕"。

〔2〕承氣湯　本書卷五作"小承氣湯"。

〔3〕大便　本書卷五作"受食"。

〔4〕此未定成鞕也　本書卷五作"未定成鞕"。

太陽病[1]中風,下利嘔逆,表解者,乃可攻之。其人漐漐汗出,發作有時,頭痛,心下痞鞕滿,引脇下痛,乾嘔則[2]短氣,汗出不惡寒者,此表解裏未和也,屬**十棗湯**[3]。方三十。

芫花熬赤　甘遂　大戟各等分

右三味,各異擣篩,秤已,合治之。以水一升半,煮大肥棗十枚,取八合,去棗,內藥末,強人服重一錢匕,羸人半錢,溫服之,平旦服。若下少,病不除者,明日更服,加半錢。得快下利後,糜粥自養。

〔1〕病　本書卷四無。

〔2〕則　本書卷四無。

〔3〕屬十棗湯　本書卷四作"十棗湯主之"。

太陽病不解,熱結膀胱,其人如狂,血自下,下者愈。其外未[1]解者,尚未可攻,當先解其外;外解已,但少腹急結者,乃可攻之,宜**桃核承氣湯**。方三十一。

桃仁五十枚,去皮尖　大黃四兩　甘草二兩,炙　芒消二兩
桂枝二兩,去皮

右五味,以水七升,煮四物,取二升半,去滓,內芒

消,更上火煎微沸,先食温服五合,日三服,當微利。

〔1〕未　本書卷三作"不"。

傷寒七八日,身黄如橘子色,小便不利,腹微滿者,屬茵陳蒿湯證[1]。三十二。用前第二十三方。

〔1〕屬茵陳蒿湯證　本書卷五作"茵陳蒿湯主之"。

傷寒發熱,汗出不解,心中痞鞕,嘔吐而下利者,屬大柴胡湯證[1]。三十三。用前第一方。

〔1〕屬大柴胡湯證　本書卷四作"大柴胡湯主之"。

傷寒十餘日,熱結在裏,復往來寒熱者,屬[1]大柴胡湯證。三十四。用前第一方。

〔1〕屬　本書卷四作"與"。

但結胸,無大熱者,以[1]水結在胸脇也,但頭微汗出者,屬**大陷胸湯**[2]。方三十五。

大黄六兩　芒消一升　甘遂末一錢匕

右三味,以水六升,先煮大黄,取二升,去滓,内芒消,更煮一二沸,内甘遂末,温服一升。

〔1〕以　本書卷四作"此爲"。

〔2〕屬大陷胸湯　本書卷四作"大陷胸湯主之"。

傷寒六七日,結胸熱實,脉沉而緊,心下痛,按之石鞕者,屬大陷胸湯證[1]。三十六。用前第三十五方。

〔1〕屬大陷胸湯證　本書卷四作"大陷胸湯主之"。

陽明病,其人多汗,以津液外出,胃中燥,大便必鞕,鞕則讝語,屬小承氣湯證[1]。三十七。用前第二十八方。

〔1〕屬小承氣湯證　本書卷五作"小承氣湯主之。若一服讝語止者,更莫復服。"

陽明病不吐不下,心煩者,屬**調胃承氣湯**[1]。方三十八。

大黄四兩,酒洗　甘草二兩,炙　芒消半升

右三味,以水三升,煮取一升,去滓,内芒消,更上火微煮令沸,温頓服之。

〔1〕屬調胃承氣湯　本書卷五作"調胃承氣湯主之。"

陽明病脉遲,雖汗出不惡寒者,其身必重,短氣腹滿而喘,有潮熱者,此外欲解,可攻裏也。手足漐然汗出者,此大便已鞕也,大承氣湯主之;若汗出多[1],微發熱惡寒者,外未解也,桂枝湯主之[2]。其熱不潮,未可與承氣湯;若腹大滿不通者,與[3]小承氣湯,微和胃氣,勿令至大泄下。三十九。大承氣湯用前第二方,小承氣用前第二十八方。

桂枝湯方

桂枝去皮　芍藥　生薑切,各三兩　甘草二兩,炙　大棗十二枚,擘

右五味,以水七升,煮取三升,去滓,温服一升。服湯後,飲熱稀粥一升餘,以助藥力,取微似汗。

〔1〕汗出多　本書卷五作"汗多"。

〔2〕桂枝湯主之　本書卷五無。

〔3〕與　本書卷五作"可與"。

陽明病潮熱,大便微鞕者,可與大承氣湯;不鞕者,不可與之。若不大便六七日,恐有燥屎,欲知之法,少與小承氣湯,湯入腹中,轉失氣者,此有燥屎也,乃可攻之。若不轉失氣者,此但初頭鞕,後必溏,不可攻之,攻之必脹滿不能食也,欲飲水者,與水則噦。其後發熱者,大便必復鞕而少也[1],宜[2]以小承氣湯和之。不轉失氣者,

慎不可攻也。四十。並用前方。

〔1〕大便必復鞕而少也　本書卷五作"必大便復鞕而少也"。

〔2〕宜　本書卷五無。

陽明病,讝語,發潮熱,脉滑而疾者,小承氣湯主之。因與承氣湯一升,腹中轉氣者,更服一升;若不轉氣者,勿更與之。明日又不大便,脉反微濇者,裏虛也,爲難治,不可更與承氣湯。四十一。用前第二十八方。

二陽併病,太陽證罷,但發潮熱,手足漐漐汗出,大便難,而讝語者,下之則愈,宜大承氣湯。四十二。用前第二方。

病人小便不利,大便乍難乍易,時有微熱,喘冒不能臥者,有燥屎也,屬[1]大承氣湯證。四十三。用前第二方。

〔1〕屬　本書卷五作"宜"。

大下後,六七日不大便,煩不解,腹滿痛者,此有燥屎也。所以然者,本有宿食故也,屬大承氣湯證[1]。四十四。用前第二方。

〔1〕屬大承氣湯證　本書卷五作"大承氣湯主之。"

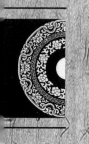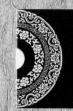

卷 第 十

漢　張仲景述　晉　王叔和撰次
　　　　　　　宋　林　億校正
　　　　　　　明　趙開美校刻
　　　　　　　　　沈　琳仝校

辨發汗吐下後病脉證并治第二十二合四十八法，方三十九首。

提要　本篇重集論中汗、吐、下後所引起的陰陽不和諸般變證，意在重申汗、吐、下三法爲驅除病邪的治法，用之不當，則反傷正氣致變證百出，爲害甚劇。并借此體現"觀其脉證，知犯何逆，隨證治之"之救逆原則。故本篇内容醫理深微，於臨床實踐很有指導意義。

太陽病八九日，如瘧狀，熱多寒少，不嘔，清便，脉微而惡寒者，不可更發汗吐下也，以其不得小汗，身必癢，屬桂枝麻黃各半湯。第一。七味，前有二十二病證。

服桂枝湯，或下之，仍頭項强痛，發熱，無汗，心下滿痛，小便不利，屬桂枝去桂加茯苓白术湯。第二。六味。

太陽病，發汗不解，而下之，脉浮者，爲在外，宜桂枝湯。第三。五味。

下之後，復發汗，晝日煩躁，夜安静，不嘔，不渴，無表證，脉沉微者，屬乾薑附子湯。第四。二味。

傷寒若吐下後，心下逆滿，氣上衝胸，起則頭眩，脉沉緊，發汗則身爲振搖者，屬茯苓桂枝白术甘草湯。第五。四味。

發汗若下之，病不解，煩躁者，屬茯苓四逆湯。第六。五味。

發汗吐下後，虛煩不得眠，若劇者，反覆顛倒，心中懊憹，屬梔子豉湯。少氣者，梔子甘草豉湯；嘔者，梔子生薑豉湯。第七。梔子豉湯二味；梔子甘草豉湯、梔子生薑豉湯，并三味。

發汗下之，而煩熱胸中窒者，屬梔子豉湯證。第八。用上初方。

太陽病，過經十餘日，心下欲吐，胸中痛，大便溏，腹滿，微煩，先此時極吐下者，與調胃承氣湯。第九。三味。

太陽病，重發汗，復下之，不大便五六日，舌上燥而渴，日晡潮熱，心腹鞕滿，痛不可近者，屬大陷胸湯。第十。三味。

傷寒五六日，發汗復下之，胸脇滿微結，小便不利，渴而不嘔，頭汗出，寒熱，心煩者，屬柴胡桂枝乾薑湯。第十一。七味。

傷寒發汗、吐下解後，心下痞鞕，噫氣不除者，屬旋復代赭湯。第十二。七味。

傷寒下之，復發汗，心下痞，惡寒，表未解也。表解乃可攻痞，解表宜桂枝湯；攻痞宜大黃黃連瀉心湯。第十三。桂枝湯用前第三方。大黃瀉心湯二味。

傷寒吐下後，七八日不解，熱結在裏，表裏俱熱，惡風，大渴，舌上燥而煩，欲飲水數升者，屬白虎加人參湯。第十四。五味。

傷寒吐下後，不解，不大便至十餘日，日晡發潮熱，不惡寒，如見鬼狀。劇者不識人，循衣摸床，惕而不安，微喘直視，發熱讝語者，屬大承氣湯。第十五。四味。

三陽合病，腹滿身重，口不仁面垢，讝語遺尿。發汗則讝語，下之則額上汗，手足逆冷，自汗出者，屬白虎湯。第十六。四味。

陽明病，脉浮緊，咽燥口苦，腹滿而喘，發熱汗出，反惡熱，身重。若發汗則讝語;加温針必怵惕,煩躁不眠;若下之,則心中懊憹,舌上胎者,屬梔子豉湯證。第十七。用前第七方。

陽明病,下之,心中懊憹而煩,胃中有燥屎,可攻,宜大承氣湯。第十八。用前第十五方。

太陽病,吐下發汗後,微煩,小便數,大便鞕者,與小承氣湯和之。第十九。三味。

大汗大下而厥者,屬四逆湯。第二十。三味。

太陽病,下之,氣上衝者,與桂枝湯。第二十一。用前第三方。

太陽病,下之後,脉促胸滿者,屬桂枝去芍藥湯。第二十二。四味。

若微寒者,屬桂枝去芍藥加附子湯。第二十三。五味。

太陽桂枝證,反下之,利不止,脉促,喘而汗出者,屬葛根黄芩黄連湯。第二十四。四味。

太陽病,下之微喘者,表未解也,屬桂枝加厚朴杏子湯。第二十五。七味。

傷寒,不大便六七日,頭痛有熱者,與承氣湯。小便清者,一云大便青。知不在裏,當發汗,宜桂枝湯。第二十六。用前第三方。

傷寒五六日,下之後,身熱不去,心中結痛者,屬梔子豉湯證。第二十七。用前第七方。

傷寒下後,心煩腹滿,卧起不安,屬梔子厚朴湯。第二十八。三味。

傷寒,以丸藥下之,身熱不去,微煩者,屬梔子乾薑湯。第二十九。二味。

傷寒下之,續得下利不止,身疼痛,急當救裏。後身疼痛,清便自調者,急當救表。救裏宜四逆湯,救表宜桂枝湯。第三十。並用前方。

太陽病,過經十餘日,二三下之,柴胡證仍在,與小柴胡。嘔止小安,鬱鬱微煩者,可與大柴胡湯。第三十一。八味。

傷寒十三日不解,胸脇滿而嘔,日晡發潮熱,微利。潮熱者,實也。先服小柴胡湯以解外,後以柴胡加芒消湯主之。第三十二。八味。

傷寒十三日,過經譫語,有熱也。若小便利,當大便鞕,而反利者,知以丸藥下之也。脉和者,内實也,屬調胃承氣湯證。第三十三。用前第九方。

傷寒八九日,下之,胸滿煩驚,小便不利,譫語,身重不可轉側者,屬柴胡加龍骨牡蠣湯。第三十四。十二味。

火逆下之,因燒針煩躁者,屬桂枝甘草龍骨牡蠣湯。第三十五。四味。

太陽病,脉浮而動數,頭痛發熱,盗汗,惡寒,反下之,膈内拒痛,短氣躁煩,心中懊憹,心下因鞕,則爲結胸,屬大陷胸湯證。第三十六。用前第十方。

傷寒五六日,嘔而發熱者,小柴胡湯證具,以他藥下之,柴胡證仍在者,復與柴胡湯,必蒸蒸而振,却發熱汗出而解。若心滿而鞕痛者,此爲結胸,大陷胸湯主之。但滿而不痛者,爲痞,屬半夏瀉心湯。第三十七。七味。

本以下之,故心下痞,其人渴而口燥煩,小便不利者,屬五苓散。第三十八。五味。

傷寒中風,下之,其人下利日數十行,腹中雷鳴,心下痞鞕,乾嘔,心煩。復下之,其痞益甚,屬甘草瀉心湯。第三十九。六味。

傷寒服藥,下利不止,心下痞鞕。復下之,利不止,與理中,利益甚,屬赤石脂禹餘粮湯。第四十。二味。

太陽病,外證未除,數下之,遂協熱而利,利不止,心下痞鞕,表裏不解,屬桂枝人參湯。第四十一。五味。

下後,不可更行桂枝湯,汗出而喘,無大熱者,屬麻黄杏子甘草石膏湯。第四十二。四味。

　　陽明病,下之,外有熱,手足溫,心中懊憹,飢不能食,但頭汗出,屬梔子豉湯證。第四十三。用前第七方。

　　傷寒吐後,腹脹滿者,屬調胃承氣湯證。第四十四。用前第九方。

　　病人無表裏證,發熱七八日,脉雖浮數,可下之。假令已下,脉數不解,不大便者,有瘀血,屬抵當湯。第四十五。四味。

　　本太陽病,反下之,腹滿痛,屬太陰也,屬桂枝加芍藥湯。第四十六。五味。

　　傷寒六七日,大下,寸脉沉而遲,手足厥,下部脉不至,喉咽不利,唾膿血者,屬麻黄升麻湯。第四十七。十四味。

　　傷寒本自寒下,復吐下之,食入口即吐,屬乾薑黄芩黄連人參湯。第四十八。四味。

　　師曰:病人脉微而濇者,此爲醫所病也。大發其汗,又數大下之,其人亡血,病當惡寒,後乃發熱,無休止時。夏月盛熱,欲著複衣,冬月盛寒,欲裸其身。所以然者,陽微則惡寒,陰弱則發熱,此醫發其汗,使陽氣微,又大下之,令陰氣弱。五月之時,陽氣在表,胃中虛冷,以陽氣內微,不能勝冷,故欲著複衣;十一月之時,陽氣在裏,胃中煩熱,以陰氣內弱,不能勝熱,故欲裸其身。又陰脉遲濇,故知亡血也。

　　寸口脉浮大,而醫反下之,此爲大逆。浮則無血,大則爲寒,寒氣相搏,則爲腸鳴。醫乃不知,而反飲冷水,令汗大出,水得寒氣,冷必相搏,其人則𩜹。

　　太陽病三日,已發汗,若吐,若下,若溫針,仍不解者,此爲壞病,桂枝不中與之也。觀其脉證,知犯何逆,隨證治之。

　　脉浮數者,法當汗出而愈,若下之,身重,心悸者,不可發汗,當自汗出乃解。所以然者,尺中脉微,此裏虛,須表裏實,津液和[1],便自汗出愈。

〔1〕和　本書卷三上有"自"。

凡病若發汗,若吐,若下,若亡血,無[1]津液,陰陽脉[2]自和者,必自愈。

〔1〕無　本書卷三作"亡"。

〔2〕脉　本書卷三無。

大下之後,復發汗,小便不利者,亡津液故也,勿治之,得小便利,必自愈。

下之後,復發汗,必振寒,脉微細。所以然者,以內外俱虛故也。

本發汗,而復下之,此爲逆也;若先發汗,治不爲逆。本先下之,而反汗之,爲逆;若先下之,治不爲逆。

太陽病,先下而不愈,因復發汗,以此表裏俱虛,其人因致冒,冒家汗出自愈。所以然者,汗出表和故也。得表和[1],然後復下之。

〔1〕得表和　本書卷三作"裏未和"。

得病六七日,脉遲浮弱,惡風寒,手足溫,醫二三下之,不能食,而脇下滿痛,面目及身黄,頸項强,小便難者,與柴胡湯,後必下重。本渴飲水而嘔者,柴胡不中與也[1],食穀者噦。

〔1〕柴胡不中與也　本書卷三作"柴胡湯不中與也"。

太陽病,二三日不能臥,但欲起,心下必結,脉微弱者,此本有寒分也。反下之,若利止,必作結胸,未止者,四日復下之,此作協熱利也。

太陽病,下之,其脉促,一作縱。不結胸者,此爲欲解也。脉浮者，必結胸；脉緊者，必咽痛；脉弦者，必兩脇拘急；脉細數者，頭痛未止；脉沉緊者，必欲嘔；脉沉滑者，協熱利；脉浮滑者，必下血。

太陽少陽併病，而反下之，成結胸，心下鞕，下利不止，水漿不下，其人心煩。

脉浮而緊，而復下之，緊反入裹，則作痞，按之自濡，但氣痞耳。

傷寒吐下發汗後[1]，虛煩，脉甚微，八九日心下痞鞕，脇下痛，氣上衝咽喉，眩冒，經脉動惕者，久而成痿。

〔1〕傷寒吐下發汗後　本書卷四作"傷寒吐下後發汗"。

陽明病[1]，能食，下之不解者，其人不能食[2]，若[3]攻其熱必噦。所以然者，胃中虛冷故也，以其人本虛，攻其熱必噦。

〔1〕陽明病　本書卷五其下無"能食下之不解者"七字。
〔2〕其人不能食　本書卷五作"不能食"。
〔3〕若　本書卷五無。

陽明病，脉遲，食難用飽，飽則發煩[1]，頭眩，必小便難，此欲作穀疸[2]。雖下之，腹滿如故，所以然者，脉遲故也。

〔1〕發煩　本書卷五作"微煩"。
〔2〕疸　原作疽，據本書卷五、《脉經》卷七、《玉函》卷三、《千金翼方》卷九、《註解傷寒論》卷十改。

夫病陽多者熱，下之則鞕；汗多，極發其汗亦鞕。

按語　本篇首言誤汗傷陽、誤下傷陰，此則又云誤汗傷津，說明誤汗或誤下既可傷陽，又可傷陰，當須活看。更以誤汗誤下造成津傷便鞕之證爲例，說明凡邪熱盛實之患，務以保存津液爲貴。這爲後世論治溫熱病要時時固護津液之法開了先河。

太陽病,寸緩關浮尺弱,其人發熱,汗出,復惡寒,不嘔,但心下痞者,此以醫下之也。

太陰之爲病,腹滿而吐,食不下,自利益甚,時腹自痛。若下之,必胸下結鞕。

傷寒大吐大下之,極虛,復極汗者,其人外氣怫鬱,復與之水,以發其汗,因得噦。所以然者,胃中寒冷故也。

吐利發汗後[1],脉平,小煩者,以新虛不勝穀氣故也。

〔1〕後　本書卷七無。

太陽病,醫發汗,遂發熱惡寒,因復下之,心下痞。表裏俱虛,陰陽氣並竭,無陽則陰獨。復加燒針,因胸煩,面色青黃,膚瞤者,難治。今色微黃,手足溫者,易愈。

太陽病,得之八九日,如瘧狀,發熱惡寒,熱多寒少,其人不嘔,清便欲自可,一日二三度發。脉微緩者,爲欲愈也;脉微而惡寒者,此陰陽俱虛,不可更發汗更下更吐也;面色反有熱色者,未欲解也,以其不能得小汗出,身必癢,屬**桂枝麻黃各半湯**[1]。方一。

桂枝一兩十六銖　芍藥一兩　生薑一兩,切　甘草一兩,炙　麻黃一兩,去節　大棗四枚,擘　杏仁二十四箇,湯浸,去皮尖及兩人者

右七味,以水五升,先煮麻黃一二沸,去上沫,内諸藥,煮取一升八合,去滓,溫服六合。本云,桂枝湯三合,麻黃湯三合,併爲六合,頓服。

〔1〕屬桂枝麻黃各半湯　本書卷二作"桂枝麻黃各半湯主之。"

服桂枝湯,或下之,仍頭項强痛,翕翕發熱,無汗,心

下滿微痛，小便不利者，**屬桂枝去桂加茯苓白术湯**[1]。
方二。

芍藥三兩 甘草二兩，炙 生薑三兩，切 白术三兩 茯
苓三兩 大棗十二枚，擘

右六味，以水八升，煮取三升，去滓，溫服一升，小便
利則愈。本云，桂枝湯，今去桂枝，加茯苓白术。

〔1〕屬桂枝去桂加茯苓白术湯 本書卷二作"桂枝去桂加茯苓白术
湯主之。"

太陽病，先發汗不解，而下之[1]，脉浮者不愈。浮
爲在外，而反下之，故令不愈。今脉浮，故在外，當須解
外則愈，宜**桂枝湯**。方三。

桂枝三兩，去皮 芍藥三兩 生薑三兩，切 甘草二兩，炙
大棗十二枚，擘

右五味，以水七升，煮取三升，去滓，溫服一升，須臾
歠熱稀粥一升，以助藥力，取汗。

〔1〕而下之 本書卷三作"而復下之"。

下之後，復發汗，晝日煩躁不得眠，夜而安静，不嘔，
不渴，無表證，脉沉微，身無大熱者，**屬乾薑附子湯**[1]。
方四。

乾薑一兩 附子一枚，生用，去皮，破八片

右二味，以水三升，煮取一升，去滓，頓服。

〔1〕屬乾薑附子湯 本書卷三作"乾薑附子湯主之。"

傷寒若吐若下後，心下逆滿，氣上衝胸，起則頭眩，
脉沉緊，發汗則動經，身爲振振摇者，**屬茯苓桂枝白术甘
草湯**[1]。方五。

茯苓四兩 桂枝三兩，去皮 白术二兩 甘草二兩，炙

右四味，以水六升，煮取三升，去滓，分溫三服。

〔1〕屬茯苓桂枝白术甘草湯　本書卷三作"茯苓桂枝白术甘草湯主之"。

發汗若下之後〔1〕，病仍不解，煩躁者，屬**茯苓四逆湯**〔2〕。方六。

茯苓四兩　人參一兩　附子一枚，生用，去皮，破八片　甘草二兩，炙　乾薑一兩半

右五味，以水五升，煮取二升，去滓，溫服七合，日三服。

〔1〕後　本書卷三無。

〔2〕屬茯苓四逆湯　本書卷三作"茯苓四逆湯主之"。

發汗吐下後，虛煩不得眠，若劇者，必反覆顛倒，心中懊憹，屬梔子豉湯〔1〕。若少氣者，梔子甘草豉湯〔2〕；若嘔者，**梔子生薑豉湯**〔3〕。七。

肥梔子十四枚，擘　香豉四合，綿裹

右二味，以水四升，先煮梔子，得二升半，內豉，煮取一升半，去滓，分爲二服，溫進一服。得吐者，止後服。

梔子甘草豉湯方

肥梔子十四箇，擘　甘草二兩，炙　香豉四合，綿裹

右三味，以水四升，先煮二味，取二升半，內豉，煮取一升半，去滓，分二服，溫進一服。得吐者，止後服。

梔子生薑豉湯方

肥梔子十四箇，擘　生薑五兩，切　香豉四合，綿裹

右三味，以水四升，先煮二味，取二升半，內豉，煮取

一升半,去滓,分二服,温進一服。得吐者,止後服。

〔1〕屬梔子豉湯　本書卷三作"梔子豉湯主之"。

〔2〕湯　本書卷三此下有"主之"二字。

〔3〕湯　本書卷三此下有"主之"二字。

發汗若下之,而煩熱胸中窒者,屬梔子豉湯證[1]。八。用前初方。

〔1〕屬梔子豉湯證　本書卷三作"梔子豉湯主之。"

太陽病,過經十餘日,心下温温欲吐,而胸中痛,大便反溏,腹微滿,鬱鬱微煩,先此時極吐下者,與調胃承氣湯。若不爾者,不可與。但欲嘔,胸中痛,微溏者,此非柴胡湯證。以嘔故知極吐下也,**調胃承氣湯**。方九。

大黄四兩,酒洗　甘草二兩,炙　芒消半升

右三味,以水三升,煮取一升,去滓,内芒消,更上火令沸,頓服之。

太陽病,重發汗,而復下之,不大便五六日,舌上燥而渴,日晡所小有潮熱,一云,日晡所發心胸大煩。從心下至少腹鞕滿而痛,不可近者,屬**大陷胸湯**[1]。方十。

大黄六兩,去皮,酒洗　芒消一升　甘遂末一錢匕

右三味,以水六升,煮大黄,取二升,去滓,内芒消,煮兩沸,内甘遂末,温服一升,得快利,止後服。

〔1〕屬大陷胸湯　本書卷四作"大陷胸湯主之。"

傷寒五六日,已發汗,而復下之,胸脇滿微結,小便不利,渴而不嘔,但頭汗出,往來寒熱,心煩者,此爲未解也,屬**柴胡桂枝乾薑湯**[1]。方十一。

柴胡半斤　桂枝三兩,去皮　乾薑二兩　栝樓根四兩黄芩三兩　甘草二兩,炙　牡蠣二兩,熬

右七味，以水一斗二升，煮取六升，去滓，再煎取三升，温服一升，日三服。初服微煩，後汗出便愈。

〔1〕屬柴胡桂枝乾薑湯　本書卷四作"柴胡桂枝乾薑湯主之。"

傷寒發汗，若吐若下，解後，心下痞鞕，噫氣不除者，屬**旋復代赭湯**[1]。方十二。

旋復花三兩　人參二兩　生薑五兩　代赭一兩　甘草三兩，炙　半夏半升，洗　大棗十二枚，擘

右七味，以水一斗，煮取六升，去滓，再煎取三升，温服一升，日三服。

〔1〕屬旋復代赭湯　本書卷四作"旋復代赭湯主之。"

傷寒大下之，復發汗，心下痞，惡寒者，表未解也，不可攻痞，當先解表，表解乃攻痞[1]，解表宜桂枝湯，用前方[2]；攻痞宜**大黃黃連瀉心湯**。方十三。

大黃二兩，酒洗　黃連一兩

右二味，以麻沸湯二升漬之，須臾絞去滓，分温再服。有黃芩，見第四卷中。

〔1〕表解乃攻痞　本書卷四作"表解乃可攻痞"。

〔2〕用前方　本書卷四無。

傷寒若吐下後[1]，七八日不解，熱結在裏，表裏俱熱，時時惡風，大渴，舌上乾燥而煩，欲飲水數升者，屬**白虎加人參湯**[2]。方十四。

知母六兩　石膏一斤，碎　甘草二兩，炙　粳米六合　人參三兩

右五味，以水一斗，煮米熟湯成，去滓，温服一升，日三服。

〔1〕傷寒若吐下後　本書卷四作"傷寒若吐若下後"。

〔2〕屬白虎加人參湯　本書卷四作"白虎加人參湯主之"。

傷寒若吐若下後，不解，不大便五六日，上至十餘日，日晡所發潮熱，不惡寒，獨語如見鬼狀。若劇者，發則不識人，循衣摸牀，惕而不安，一云順衣妄撮，怵惕不安。微喘直視，脉弦者生，濇者死。微者，但發熱，讝語者，屬**大承氣湯**[1]。方十五。

大黃四兩,去皮,酒洗　厚朴半斤,炙　枳實五枚,炙　芒消三合

右四味，以水一斗，先煮二味，取五升，内大黃，煮取二升，去滓，内芒消，更煮令一沸，分溫再服。得利者，止後服。

〔1〕屬大承氣湯　本書卷五作"大承氣湯主之。若一服利，則止後服"。

三陽合病，腹滿身重，難以轉側，口不仁面垢。又作枯,一云向經。

讝語遺尿，發汗則讝語，下之則額上生汗，若手足逆冷，自汗出者[1]，屬**白虎湯**[2]。十六。

知母六兩　石膏一斤,碎　甘草二兩,炙　粳米六合

右四味，以水一斗，煮米熟湯成，去滓，溫服一升，日三服。

〔1〕自汗出者　本書卷五作"若自汗出者"。
〔2〕屬白虎湯　本書卷五作"白虎湯主之"。

陽明病，脉浮而緊，咽燥口苦，腹滿而喘，發熱汗出，不惡寒，反惡熱，身重。若發汗則躁，心憒憒而[1]反讝語；若加溫針，必怵惕煩躁不得眠；若下之，則胃中空虛，客氣動膈，心中懊憹，舌上胎者，屬梔子豉湯證[2]。十七。用前第七方。

〔1〕而　本書卷五無。

〔2〕屬梔子豉湯證　本書卷五作"梔子豉湯主之"。

陽明病，下之，心中懊憹而煩，胃中有燥屎者，可攻。腹微滿，初頭鞕，後必溏，不可攻之。若有燥屎者，宜大承氣湯。第十八。用前第十五方。

太陽病，若吐若下若發汗後，微煩，小便數，大便因鞕者，與**小承氣湯**和之愈。方十九。

大黃四兩，酒洗　厚朴二兩，炙　枳實三枚，炙

右三味，以水四升，煮取一升二合，去滓，分溫二服。

大汗若大下〔1〕，而厥冷者，屬**四逆湯**〔2〕。方二十。

甘草二兩，炙　乾薑一兩半　附子一枚，生用，去皮，破八片

右三味，以水三升，煮取一升二合，去滓，分溫再服，強人可大附子一枚，乾薑四兩。

〔1〕下　本書卷六下有"利"。

〔2〕屬四逆湯　本書卷六作"四逆湯主之"。

太陽病，下之後，其氣上衝者，可與桂枝湯〔1〕；若不上衝者，不得與之。二十一。用前第三方。

〔1〕可與桂枝湯　本書卷二其下有"方用前法"四字。

太陽病，下之後，脉促胸滿者，屬**桂枝去芍藥湯**〔1〕。方二十二。促，一作縱。

桂枝三兩，去皮　甘草二兩，炙　生薑三兩　大棗十二枚，擘

右四味，以水七升，煮取三升，去滓，溫服一升。本云，桂枝湯，今去芍藥。

〔1〕屬桂枝去芍藥湯　本書卷二作"桂枝去芍藥湯主之。"

若微寒者，屬**桂枝去芍藥加附子湯**〔1〕。方二十三。

桂枝三兩，去皮　甘草二兩，炙　生薑三兩，切　大棗十二

枚,擘　附子一枚,炮

右五味,以水七升,煮取三升,去滓,温服一升。本云,桂枝湯,今去芍藥加附子。

〔1〕屬桂枝去芍藥加附子湯　本書卷二作“桂枝去芍藥加附子湯主之。”

太陽病桂枝證,醫反下之,利遂不止,脉促者,表未解也;喘而汗出者,屬**葛根黃芩黃連湯**〔1〕。方二十四。促,一作縱。

葛根半斤　甘草二兩,炙　黃芩三兩　黃連三兩

右四味,以水八升,先煮葛根,減二升,内諸藥,煮取二升,去滓,温分再服。

〔1〕屬葛根黃芩黃連湯　本書卷三作“葛根黃芩黃連湯主之。”

太陽病,下之微喘者,表未解故也,屬**桂枝加厚朴杏子湯**〔1〕。方二十五。

桂枝三兩,去皮　芍藥三兩　生薑三兩,切　甘草二兩,炙厚朴二兩,炙,去皮　大棗十二枚,擘　杏仁五十箇,去皮尖

右七味,以水七升,煮取三升,去滓,温服一升。

〔1〕屬桂枝加厚朴杏子湯　本書卷三作“桂枝加厚朴杏子湯主之。”

傷寒,不大便六七日,頭痛有熱者,與承氣湯。其小便清者,一云大便青。知不在裏,仍在表也,當須發汗;若頭痛者,必衄。宜桂枝湯。二十六。用前第三方。

傷寒五六日,大下之後,身熱不去,心中結痛者,未欲解也,屬**梔子豉湯證**〔1〕。二十七。用前第七方。

〔1〕屬梔子豉湯證　本書卷三作“梔子豉湯主之。”

傷寒下後,心煩腹滿,臥起不安者,屬**梔子厚朴湯**〔1〕。方二十八。

栀子十四枚,擘　　厚朴四兩,炙　　枳實四箇,水浸,炙令赤

右三味,以水三升半,煮取一升半,去滓,分二服,温進一服。得吐者,止後服。

〔1〕屬栀子厚朴湯　本書卷三作"栀子厚朴湯主之。"

傷寒,醫以丸藥大下之,身熱不去,微煩者,屬**栀子乾薑湯**[1]。方二十九。

栀子十四箇,擘　　乾薑二兩

右二味,以水三升半,煮取一升半,去滓,分二服。一服得吐者,止後服。

〔1〕屬栀子乾薑湯　本書卷三作"栀子乾薑湯主之。"

凡用栀子湯,病人舊微溏者,不可與服之。

傷寒醫下之,續得下利,清穀不止,身疼痛者,急當救裏;後身疼痛,清便自調者,急當救表。救裏宜四逆湯,救表宜桂枝湯。三十。並用前方。

太陽病,過經十餘日,反二三下之,後四五日,柴胡證仍在者,先與小柴胡。嘔不止,心下急,一云,嘔止小安。鬱鬱微煩者,爲未解也,可[1]與**大柴胡湯**,下之則愈。方三十一。

柴胡半斤　　黃芩三兩　　芍藥三兩　　半夏半升,洗　　生薑五兩　　枳實四枚,炙　　大棗十二枚,擘

右七味,以水一斗二升,煮取六升,去滓,再煎取三升,温服一升,日三服。

一方加大黃二兩,若不加,恐不爲大柴胡湯。

〔1〕可　本書卷三無。

傷寒十三日不解,胸脇滿而嘔,日晡所發潮熱,已而微利,此本柴胡[1],下之不得利[2],今反利者,知醫以丸

藥下之，此非其治也。潮熱者，實也，先服[3]小柴胡湯以解外，後以**柴胡加芒消湯**主之。方三十二。

柴胡二兩十六銖　黃芩一兩　人參一兩　甘草一兩，炙　生薑一兩　半夏二十銖，舊云五枚，洗　大棗四枚，擘　芒消二兩

右八味，以水四升，煮取二升，去滓，内芒消，更煮微沸，溫分再服，不解更作。

〔1〕此本柴胡　本書卷三下有"證"。

〔2〕下之不得利　本書卷三作"下之以不得利"。

〔3〕先服　本書卷三作"先宜服"。

傷寒十三日，過經讝語者，以有熱也，當以湯下之。若小便利者，大便當鞕，而反下利，脉調和者，知醫以丸藥下之，非其治也。若自下利者，脉當微厥，今反和者，此爲内實也，屬調胃承氣湯證[1]。三十三。用前第九方。

〔1〕屬調胃承氣湯證　本書卷三作"調胃承氣湯主之。"

傷寒八九日，下之胸滿煩驚，小便不利，讝語，一身盡重，不可轉側者，屬**柴胡加龍骨牡蠣湯**[1]。方三十四。

柴胡四兩　龍骨一兩半　黃芩一兩半　生薑一兩半，切　鉛丹一兩半　人參一兩半　桂枝一兩半，去皮　茯苓一兩半　半夏二合半，洗　大黃二兩　牡蠣一兩半，熬　大棗六枚，擘

右十二味，以水八升，煮取四升，内大黃，切如碁子，更煮一兩沸，去滓，溫服一升。本云柴胡湯，今加龍骨等。

〔1〕屬柴胡加龍骨牡蠣湯　本書卷三作"柴胡加龍骨牡蠣湯主之。"

火逆下之，因燒針煩躁者，屬**桂枝甘草龍骨牡蠣湯**[1]。方三十五。

桂枝一兩,去皮　甘草二兩,炙　龍骨二兩　牡蠣二兩,熬

右四味,以水五升,煮取二升半,去滓,溫服八合,日三服。

〔1〕屬桂枝甘草龍骨牡蠣湯　本書卷三作"桂枝甘草龍骨牡蠣湯主之。"

太陽病,脉浮而動數,浮則爲風,數則爲熱,動則爲痛,數則爲虚。頭痛發熱,微盜汗出,而反惡寒者,表未解也。醫反下之,動數變遲,膈内拒痛,一云,頭痛即眩。胃中空虚,客氣動膈,短氣躁煩,心中懊憹,陽氣内陷,心下因鞕,則爲結胸,屬大陷胸湯證。若不結胸,但頭汗出,餘處無汗,劑頸而還,小便不利,身必發黄。三十六。用前第十方。

傷寒五六日,嘔而發熱者,柴胡湯證具,而以他藥下之,柴胡證仍在者,復與柴胡湯。此雖已下之,不爲逆,必蒸蒸而振,却發熱汗出而解。若心下滿而鞕痛者,此爲結胸也,大陷胸湯主之,用前方〔1〕。但滿而不痛者,此爲痞,柴胡不中與之,屬**半夏瀉心湯**〔2〕。方三十七。

半夏半升,洗　黄芩三兩　乾薑三兩　人參三兩　甘草三兩,炙　黄連一兩　大棗十二枚,擘

右七味,以水一斗,煮取六升,去滓,再煎取三升,溫服一升,日三服。

〔1〕用前方　本書卷四無。

〔2〕屬半夏瀉心湯　本書卷四作"宜半夏瀉心湯"。

本以下之,故心下痞,與瀉心湯。痞不解其人渴而口燥煩,小便不利者,屬**五苓散**〔1〕。方三十八。一方云,忍之一日乃愈。

猪苓十八銖,去黑皮　白术十八銖　茯苓十八銖　澤瀉一

兩六銖　桂心半兩,去皮

右五味,爲散,白飲和服方寸匕,日三服。多飲煖水,汗出愈。

〔1〕屬五苓散　本書卷四作"五苓散主之。"

傷寒中風,醫反下之,其人下利日數十行,穀不化,腹中雷鳴,心下痞鞕而滿,乾嘔,心煩不得安。醫見心下痞,謂病不盡,復下之,其痞益甚,此非結熱,但以胃中虛,客氣上逆,故使鞕也。屬甘草瀉心湯[1]。方三十九。

甘草四兩,炙　黄芩三兩　乾薑三兩　半夏半升,洗　大棗十二枚,擘　黄連一兩

右六味,以水一斗,煮取六升,去滓,再煎取三升,温服一升,日三服。有人參。見第四卷中

〔1〕屬甘草瀉心湯　本書卷四作"甘草瀉心湯主之。"

傷寒服湯藥,下利不止,心下痞鞕。服瀉心湯已,復以他藥下之,利不止。醫以理中與之,利益甚。理中[1],理中焦,此利在下焦,屬**赤石脂禹餘粮湯**[2]。復不止者,當利其小便。方四十。

赤石脂一斤,碎　太一禹餘粮一斤,碎。

右二味,以水六升,煮取二升,去滓,分温三服。

〔1〕理中　本書卷四下有"者"。

〔2〕屬赤石脂禹餘糧湯　本書卷四作"赤石脂禹餘糧湯主之"。

太陽病,外證未除,而數下之,遂協熱而利,利下不止,心下痞鞕,表裏不解者,屬**桂枝人參湯**[1]。方四十一。

桂枝四兩,別切,去皮　甘草四兩,炙　白术三兩　人參三兩　乾薑三兩

右五味,以水九升,先煮四味,取五升,内桂,更煮取三升,去滓,温服一升,日再夜一服。

〔1〕屬桂枝人參湯　本書卷四作"桂枝人參湯主之。"

下後,不可更行桂枝湯,汗出而喘[1],無大熱者,屬**麻黄杏子甘草石膏湯**[2]。方四十二。

麻黄四兩,去節　杏仁五十箇,去皮尖。　甘草二兩,炙
石膏半斤,碎

右四味,以水七升,先煮麻黄,減二升,去上沫,内諸藥,煮取三升,去滓,温服一升。本云,黄耳杯。

〔1〕汗出而喘　本書卷三作"若汗出而喘"。

〔2〕屬麻黄杏子甘草石膏湯　本書卷三作"可與麻黄杏子甘草石膏湯"。

陽明病,下之,其外有熱,手足温,不結胸,心中懊憹,飢不能食,但頭汗出者,屬梔子豉湯證[1]。四十三。用前第七初方。

〔1〕屬梔子豉湯證　本書卷五作"梔子豉湯主之。"

傷寒吐後,腹脹滿者,屬調胃承氣湯證[1]。四十四。用前第九方。

〔1〕屬調胃承氣湯證　本書卷五作"與調胃承氣湯"。

病人無表裏證,發熱七八日,脉雖浮數[1]者,可下之。假令已下,脉數不解,今[2]熱則消穀喜飢,至六七日,不大便者,有瘀血,屬[3]**抵當湯**。方四十五。

大黄三兩,酒洗　桃仁二十枚,去皮尖　水蛭三十枚,熬
䗾蟲去翅足,三十枚,熬

右四味,以水五升,煮取三升,去滓,温服一升。不下更服。

〔1〕脉雖浮數　本書卷五作"雖脉浮數"。

〔2〕今　本書卷五作"合"。

〔3〕屬　本書卷五作"宜"。

本太陽病,醫反下之,因爾腹滿時痛者,屬太陰也,**屬桂枝加芍藥湯**[1]。方四十六。

桂枝三兩,去皮　芍藥六兩　甘草二兩,炙　大棗十二枚,擘　生薑三兩,切

右五味,以水七升,煮取三升,去滓,分温三服。本云,桂枝湯,今加芍藥。

〔1〕屬桂枝加芍藥湯　本書卷六作"桂枝加芍藥湯主之。"

傷寒六七日,大下[1],寸脉沉而遲,手足厥逆,下部脉不至,喉咽不利,唾膿血,泄利不止者,爲難治,屬**麻黄升麻湯**[2]。方四十七。

麻黄二兩半,去節　升麻一兩六銖　當歸一兩六銖　知母十八銖　黄芩十八銖　萎蕤十八銖,一作菖蒲　芍藥六銖　天門冬六銖,去心　桂枝六銖,去皮　茯苓六銖　甘草六銖,炙　石膏六銖,碎,綿裹　白术六銖　乾薑六銖

右十四味,以水一斗,先煮麻黄一兩沸,去上沫,内諸藥,煮取三升,去滓,分温三服。相去如炊三斗米頃令盡,汗出愈。

〔1〕大下　本書卷六作"大下後"。

〔2〕屬麻黄升麻湯　本書卷六作"麻黄升麻湯主之"。

傷寒本自寒下,醫復吐下之,寒格更逆吐下,若食入口即吐,屬**乾薑黄芩黄連人參湯**[1]。方四十八。

乾薑　黄芩　黄連　人參各三兩

右四味,以水六升,煮取二升,去滓,分温再服。

〔1〕屬乾薑黄芩黄連人參湯　本書卷六作"乾薑黄芩黄連人參湯主之。"

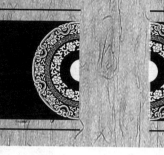

傷寒論後序

夫治傷寒之法,歷觀諸家方書,得仲景之多者,惟孫思邈。猶曰見大醫療傷寒,惟大青知母等諸冷物投之,極與仲景本意相反。又曰尋方之大意,不過三種,一則桂枝,二則麻黃,三則青龍,凡療傷寒不出之也。嗚呼!是未知法之深者也。奈何仲景之意,治病發於陽者,以桂枝、生薑、大棗之類;發於陰者,以乾薑、甘草、附子之類,非謂全用溫熱藥,蓋取《素問》辛甘發散之説。且風與寒,非辛甘不能發散之也。而又中風自汗用桂枝;傷寒無汗用麻黃;中風見寒脉、傷寒見風脉用青龍,若不知此,欲治傷寒者,是未得其門矣。然則此之三方,春冬所宜用之,若夏秋之時,病多中暍,當行白虎也。故《陰陽大論》云,脉盛身寒,得之傷寒,脉虛身熱,得之傷暑。又云,五月六月,陽氣已盛,爲寒所折,病熱則重。《別論》云,太陽中熱,暍是也,其人汗出惡寒,身熱而渴,白虎主之。若誤服桂枝、麻黃輩,未有不黃發斑出,脱血而得生者。此古人所未至,故附於卷之末云。

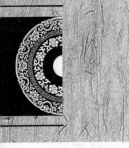
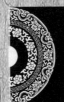

校注後記

張仲景名機,漢末南陽人,《後漢書》無傳,簡況見唐甘伯宗《名醫錄》(已佚)。北宋林億等校定《傷寒論序》云:"張仲景《漢書》無傳,見《名醫錄》,云:南陽人,名機,仲景乃其字也。舉孝廉,官至長沙太守。始受術於同郡張伯祖,時人言識用精微過其師。"張仲景《傷寒雜病論》自序云:"建安紀年以來,猶未十稔,其死亡者,三分有二,傷寒十居其七。感往昔之淪喪,傷横夭之莫救,乃勤求古訓,博採衆方,撰用《素問》《九卷》《八十一難》《陰陽大論》、《胎臚藥錄》,並平脈辨證,爲《傷寒雜病論》,合十六卷。"從序中知,仲景生當漢末靈、獻之世,但其生卒之年,已不可確考;寫《傷寒雜病論》,約在建安七八年左右。由於戰火連年,撰訖不久,書即散亂。王叔和得其遺篇編纂《張仲景方》十五卷,内含《傷寒論》《雜病論》,所編《脉經》亦載《傷寒論》大量條文。皇甫謐(公元二一五——二八二年)距仲景時代甚近,《甲乙經序》已稱仲景之書爲"遺論":"仲景論廣伊尹《湯液》,爲十數卷,用之多驗。近世太醫令王叔和撰次仲景遺論甚精,皆可施用。"仲景書賴王叔和整理撰次而流傳至今。

　　叔和撰次整理之本,歷代醫家莫不傳抄研習,因而傳本歧出,訛奪倒衍,不一而足,至北宋治平二年(公元一〇六五年)詔定校勘頒行,《傷寒論》之本,始定於一。

　　《傷寒論》將理法方藥結合在一起,闡述了多種外感病及雜病,始創辨證論治方法,繼往開來,博大精深,驗之臨床,效如桴鼓,爲後世醫學之發展奠定了堅實基礎。《傷寒論》不但對中國醫學的發展起到了極大推動作用,而且對世界醫學的發展,也有着深遠的影響。所以後世莫不將《傷寒論》視爲醫家之圭臬,用以指導中醫的臨床實踐。因此,整理研究《傷寒論》,對繼承和發揚祖國醫藥學遺産,對研究中醫臨證醫學及研究中醫辨證的理論和思想方法,都有着十分重要的意義。

一、底本與校本

　　自王叔和整理撰次《傷寒論》以後,至北宋凡八百餘年,《傷寒論》傳本顯晦離合,頗多歧異。正如《金匱玉函經序》所説:"自晉以來,傳之既久,方證訛謬不倫,歷代名醫雖學之,皆不得仿佛。"因此,極需對《傷寒論》進行整理。北宋校正醫書局於治平二年對《傷寒論》進行一次較詳細的校勘。林億孫奇校定《傷寒論序》説:"百病之急,無急於傷寒。今先校定張仲景傷寒論十卷,總二十二篇,證外合三百九十七法,除複重,定有一百一十二方,今請頒行。"這是我國第一次以官方名義對《傷寒論》進行的校勘與整理,結束了《傷寒論》傳本歧出的歷史,第一次整理出了一個《傷寒論》官定本。

　　此本於北宋治平二年二月四日進呈,彫成大字本頒行,元祐三年彫成小字本,以兩種版式頒行。從此書頒行,至金成無己《註解傷寒論》彫版刊行(案,《註解傷寒論》正式刊行於金大定十二年壬辰,即公元一一七九年。見王鼎所撰《註解傷寒論後序》),中間相隔一百零七年,在此期間,宋版《傷寒論》造就了一大批傑出的醫學家,如韓祇和、朱肱、龐安常、王實、許叔微等。一部重要醫籍的校定刊行,對於發展學術,培育人材,何等重要。

　　自《註解傷寒論》刊行以後,宋版《傷寒論》的流傳漸漸稀少。成無己所據之底本亦爲北宋治平校定本,他對《傷寒論》作了詳細註釋,既有醫理之闡發,又有一些文字訓詁和校勘,頗便醫家研習,逐漸取代了《傷寒論》白文本。明萬曆二十七年(公元一五九九年)趙開美輯刻《仲景全書》,在《刻仲景全書序》中說,他從其父那裏早就聽說有宋版《傷寒論》一書,但是從未一見,並且連"書肆間絕不可得",不得已,只得把成無己《註解傷寒論》、仲景《金匱要略》滙刻在一起,名《仲景全書》,但刻完以後,"復得宋版《傷寒論》焉。予曩固知成注非全文,及得是書,不啻拱璧,轉卷間而後知成之荒也,因復並刻之。"(《仲景全書》兼收宋雲公《傷寒類證》三卷)趙開美是明著名藏書家,見明末錢謙益《牧齋初學集》之《刑部郎中趙君墓表》及其孫錢曾《讀書敏求記》。趙氏所刊刻的《傷寒論》,采用摹刻之法,凡每頁行數、每行字數、行距、字體,均與宋版《傷寒論》完全相同。幸賴趙開美在宋版《傷寒論》處於存亡垂絶之際而摹刻之,使得一燈獨傳,引來千燈續熖,才得以流傳下來。

《仲景全書》從一五九九年刻訖至清初不到半個世紀,又湮晦不聞。故清初喻昌《尚論篇》説:"今世傳仲景《傷寒論》,乃宋秘閣林億所校正,宋人成無己所校正之書也。"至乾隆三十八年(公元一七七三年)修《四庫全書》時,僅著録成無己《註解傷寒論》,對宋版《傷寒論》未加著録。

劉渡舟教授主編的《傷寒論校注》所用底本爲北京圖書舘所收藏之《仲景全書·傷寒論》縮微膠卷本。2013 年 4 月修訂本所用底本爲臺灣故宮博物院珍藏之《仲景全書·傷寒論》。

本次校勘所用之校本如下:

《金匱玉函經》、《註解傷寒論》、《金匱要略》、《脉經》、《千金要方》、《千金翼方》、《外臺祕要》、《太平聖惠方》、《敦煌殘卷·傷寒論》S202 及 P3287。

二、校勘與註釋

《仲景全書·傷寒論》,在版本學上具有很高學術價值。趙開美輯刻《仲景全書·傷寒論》,盡管採用摹刻之法,逼真原版,但仔細通閱全書,尚有一些不同字體需簡説之。

(一)俗體字

用於記賬、抄寫醫書醫方和用於書信的與《説文》

規範化字體不同的字體稱爲"俗體"字。俗體字盛行於六朝唐宋。宋代興起刻版印刷，保留許多手寫俗字，元明翻刻，亦摹刻許多俗體字。俗體"衤"旁"衣"旁不分，如宋版《傷寒論》"複"、"初"、"被"之"衣"旁作"衤"旁，"裸"字之"衣"旁作"衤"旁而成"裸"（guàn）字，凡此，本書逕改爲規範化字體，不一一出註。

（二）形訛字

趙開美《仲景全書‧傷寒論》有少數幾個訛字。《辨脉》："若脉和，其人大煩，目重瞼"，"瞼"字誤，當作"瞼"，出註正之。《平脉第二》："設令向壁臥，聞師到，不惊起而盼視"，《說文》"盼"字訓爲"恨視也"，與文義不諧。考古書"盼"字與"眄"（miǎn）字常混淆，則此句之"盼"當爲"眄"之形訛。《說文》訓爲斜視，與句義合。此字未逕改，出註説之。卷三"筋惕肉瞤"之"惕"字《仲景全書‧註解傷寒論》作"惕"，"惕"義爲動，"惕"義爲敬，作"惕"義長，於註中説之，未改原文。《辨發汗後》第二十二節"陽明病，脉遲，食難用飽，飽則發煩，頭眩，必小便難，此欲作穀疸"。按"疸"字誤，當作"疸"，與上句"煩"、"眩"、"難"押韵，且《脉經》《玉函》《千金翼方》皆作"疸"，故逕改出註説之。

（三）宋本《傷寒論》經文偶誤，出註説明

如《太陽下篇》"寒實結胸，無熱證者，與三物小陷胸湯，白散亦可服"，林億等在"白散亦可服"下出校語云："一云與三物小白散"，考《金匱玉函經》卷三、《千金翼方》卷九正作"與三物小白散"。若作"與三物小陷胸湯"則寒熱相違，是經文有誤，出註説明之。

（四）幾個訛誤歷史較久需加説明的幾個字——"痓"、"鄭聲"、"几几"、"搏"與"搏"之考辨，下分説之。

1．痓　《傷寒論》"痓"字多次出現。按此字系訛字，當作"痙"（jìng）。"痓"字始見魏張揖《廣雅》，訓爲"惡也"，與《傷寒論》所論"痓濕暍"全不相諧。"痙"字與"痓"字形相近，故訛爲"痓"。西漢史游《急就篇》："癰疽瘛瘲痿痹疻"，此"疻"即"痙"之異體。唐顏師古讀"疻"爲"痙"，注云："痙，四體强急難用屈伸也。"《説文》亦云："痙，强急也。"梁顧野王《玉篇》："痙，風强病也。"宋徐鍇《説文繫傳》："字書痙，中寒體强急也。"據以上諸字書可知作"痙"方與《傷寒論》"柔痓"、"剛痓"之意相符。今作"柔痓"、"剛痓"等皆系"痙"字之訛。推廣而論之，凡醫書之"痓"字皆"痙"之訛字。《太素·經筋》："主癎瘛及痙"，楊上善註："痙，擎井反，身强急也。"《黄帝内經明堂類成》："魚際主痙上氣"，楊上善註："痙，强急也，巨井反。"上兩句之"痙"雖訛爲"痓"，但有"擎井反"和"巨井反"釋音，我們還可以看出"痓"確爲"痙"之訛。又考《金匱玉函經》皆作"痙"。金成無己在《辨痓濕暍脉證第四》注中指出："痓當作痙，傳寫之誤也。痓者，惡也，非强也。《内經》曰：肺移熱於腎，傳爲柔痓。（按，此句見《内經·氣厥論》。《仲景全書》所收《註解傷寒論》本亦作傳爲柔痓。成氏既引《内經氣厥論》，則成氏當時所見之《氣厥論篇》必不作“痓”
而作“痙”，可惜今本《氣厥論》亦誤作“痓”。後人又
據已誤之《氣厥論》改成無己注，故成氏注本今亦作
痓。“痓”字之淆亂醫書，幾不可究詰矣）柔爲筋柔而
無力，痙爲骨痙而不隨。痙者，强也。《千金》以强直
爲痙。經曰：頸項强急、口噤、背反張者痙。即是觀
之，痓爲痙字明矣。”據上述考證，《傷寒論》諸“痓”皆
當作“痙”，已於注中略加申説，而於經文，則仍保持
“痓”字。

　2. 鄭聲　《傷寒論》卷五：“夫實則讝語，虛則鄭
聲。鄭聲者，重語也。”《註解傷寒論》成氏云：“鄭聲
者，鄭音不正也。《論語》云：惡鄭聲之亂樂。又曰：放
鄭聲，遠佞人，鄭聲淫，佞人殆。鄭聲不正也。”《明理
論》云：“傷寒鄭聲者，則其聲如鄭衛之音，轉不正也。”
《外臺秘要》卷一“千金方六首”條下，“鄭聲，重語也”
爲“鄭聲”下之雙行小注，可知“鄭聲者重語也”原爲註
文竄入正文者。古語“鄭聲”有二義，一指淫亂之音。
《論語·衛靈公》：“樂則韶舞，放鄭聲，遠佞人。鄭聲
淫，佞人殆。”《禮記·樂記》“鄭衛之音，亂世之音也。”
唐孔穎達疏：“鄭國之音爲濫淫志，衛國之音促速煩志，
並是亂世之音也。”一指重複絮叨之語。古書又寫作
“鄭重”。《漢書·王莽傳》：“改元爲初始，欲以承塞天
命，剋厭上帝之心，然非皇天所以鄭重降符命之意。”顏
師古注：“鄭重猶言頻煩也。重音直用反。”細讀“實則
讝語，虛則鄭聲”，知“鄭聲”訓爲“淫亂的音樂聲”無疑

是不正確的,因爲"讕語"與"鄭聲"相對,若解爲淫亂之樂聲,則句意不倫不類。若訓爲"重複絮叨之語",則正符原意。

3. 几几 《傷寒論》卷三:"太陽病,項背強几几,反汗出惡風者,葛根湯主之。"《明理論》:"几音殊。几,引頸之貌。几,短羽鳥也。短羽之鳥,不能飛騰,動則先伸引其頭爾。項背強者,動亦如之,非若几案之几而偃屈也。"《註解傷寒論》亦云:"几几者,伸頸之貌也,動則伸頸搖身而行。項背強者,動則如之。"《傷寒論》卷二末"釋音":"几几,音殊,短羽鳥飛几几也。"自成無己釋"几"字的音義至今,凡八百餘年,讀《傷寒論》者,皆遵用成無己解說,以致沿誤至今,謬讀成習,積習成常,反而不容易接受它的正確釋音與釋義。

"几几"一詞除見於《傷寒論》外,還見於《素問·刺腰痛論》:"腰痛俠脊而痛,至頭几几然,目䀮䀮欲僵仆,刺足太陽郄中出血。"王冰無注,卷末所附之"釋音"亦無說。王冰註釋《素問》有時"逢疑則默"(見明馬蒔《黃帝内經素問注證發微》自序)。王氏無注,或許正是由於不得其音義而不能強爲之說。北宋醫學家謝復古讀"几几"爲"几案"之"几"(jī),亦誤。《醫學源流》說:"謝復古,宋人,有《難經注》。"《古今醫統大全》卷一載《謝復古傳》:"謝復古,爲宋翰林學士籍,醫藥尤工於傷寒,發仲景之奧旨。"稍後,許叔微也不能確切解釋"几几"的音義,但對於謝復古的解說却持批評態度。他在《本事方》卷九《傷寒時疫下》說:"有人患傷寒無汗惡風,項既屈而強。予曰:項強几几,葛根湯證。或人問曰:何謂几几? 予曰:几几者,如凡足疾屈而強也。謝復古謂病人羸弱,須憑几而起,誤也。蓋仲景論中極有難曉處,如振振欲擗地、心中懊憹、外鬱怫鬱、鬱冒不仁、膈內拒痛,如此之類甚多。"通過這段文字,我們看不出許叔微讀"几"爲何音。這些事實説明,從漢末至宋,在文獻裏,沒有留下關於"几几"明白的訓釋,在歷史上,第一個從讀音和釋義兩方面作出説明的是成無己。後代一些注家對成無己的解釋並不完全贊同,但又不能作出更令人滿意的解釋,於是,只好沿用成氏的音義,而在"几几"的形體上作些改動。程應旄《傷寒論後條辨》把"几几"改爲"兀兀"(wū),尤爲無據。程林《金匱要略直解》説:"按《説文》几(shū)字無鉤挑,有鉤挑者乃几案之几字也。几(shū)乃鳥之短羽,象小鳥毛羽未盛之形,飛几几也,故鳧字從几,蓋形容其頸項強急之意。"按,此説甚謬。《説文》卷十四上作"几案"講的"几"字,篆體寫作"∩",沒有什麼所謂鉤挑之類。《説文》卷三下訓爲"鳥之短羽飛几几也"的几(shū)字,篆體寫作"ℛ",也不存在有無鉤挑的問題。篆文之"∩"與"ℛ",到了隸書和楷書裏都寫作"几",均不存在无鉤挑的"几"字。可惜,自從程林創此無稽之説以後,《素問·刺腰痛論》與《傷寒論》的"几几"都改作無鉤挑的"几几"了。一個誤訓竟然產生了這麼大的影響,令人驚異。

明代王肯堂(一五四九年——一六一三年)對"几几"

的音義作過較深刻的分析,可惜又被當作錯誤的意見被後代醫家批駁了。《證治準繩》王氏注:"按《詩·豳風·狼跋》云:赤舄几几。註云:几几,絇貌。絇謂拘着舄屨頭爲行戒,狀如刀衣鼻,在屨頭。言拘者,取自拘持,使低目不妄顧視。按此可以想見項背拘强之狀。若作鳥羽釋,則几當音殊,而於拘强之義反不切矣!""舄"是古代之鞋,舄頭的梁上有小孔,可以穿結鞋帶把鞋勒緊。這種把鞋勒緊以便跟脚的樣子叫作"几几"。《毛傳》説"几几,絇貌",指的就是這個意思。"絇貌"就是"拘貌"。王肯堂認爲"几几"是"拘持""拘强"的意思,並引《狼跋》作爲佐證,是正確的;指出《傷寒論》的"几几"不當讀"殊"和不當訓爲"短羽之鳥飛行貌",也是正確的。可惜王肯堂沒有説明"几几"的讀音。

《説文》卷十四己部"卺"(jǐn)字云:"卺,謹身有所承也。从己、丞。讀若《詩》云赤舄几几。居隱切。""讀若"是用來釋音的,"卺"字《説文》居隱切,其音爲"緊",指出"卺"的讀音與"赤舄几几"之"几"相同,可見"几"的讀音亦爲"居隱切",是確然無疑的。又考《説文》卷十二手部:"掔,固也,讀若《詩》赤舄掔掔",則古代"几几"與"掔掔"(今音 qiān,古音 jǐn)讀音相同。"掔"訓"固","固"有拘持、拘强、不靈活之義,因而可以攷知"赤舄几几"之"几几"乃通假字,本字當作"掔掔",與《毛傳》所説"絇(拘)貌"的意思正相契合。

《傷寒論》"項背强几几"之"几几",亦當讀"赤舄几几"之"几"(jǐn),其本字爲"掔",取其拘持不靈活義。

張仲景撰寫《傷寒論》是爲了濟世救民，因而他斷然不會從《説文》中選取一個在任何古書中都没有使用過的"𠘧"(shū)字來形容項背拘强；但是選取"赤舄几几"之"几几"(jǐn jǐn)來形容拘强之貌却是完全合理的，因爲《詩經》是古人必讀之書，"几几"屬於古代的常用字和常用義，使用"几"(jǐn)字，正是爲了使讀者易讀易懂，便於理解。

自成無己誤訓"几几"以來，八百餘年歧義紛紛，我們今天有責任對"几几"給予正確的解釋，以糾正成氏的失誤。

4. 摶與搏之考辨

"摶"(tuán，簡體作"抟")之俗體作"搏"，與"搏"字形近。古代碑刻書法多將"專"字寫爲"専"，"摶"字則作"搏"字。

王羲之《佛遺教經》凡"轉"字之右半邊皆作"専"，1994 年中國書店影印發行。

《敦煌——紀念敦煌藏經洞發現一百周年》，甘肅人民政府及國家文物局聯合影印出版，收載唐初手寫本《説苑·反質篇》及《妙法蓮花經序品第一》，凡"轉"、"傳"之右半邊之"專"字皆寫爲俗體"専"字。朝華出版社 2000 年出版。

隋代張濬墓誌"專"字直接寫爲"専"，見《碑别字新編》十一畫"專"字附。秦公輯。1985 年文物出版社，155 頁。

唐初歐陽詢(577—641)《溫彥博碑》"搏風初矯"之"搏"字寫為"摶"字,碑帖釋文誤將此字釋為"搏"字。2000年5月華夏出版社出版。

唐代顏真卿(709—785)《顏勤禮碑》凡"專"字及以"專"為聲符的形聲字如"傳"、"轉","專"字皆寫為俗體"専"。《顏勤禮碑》於1922年在西安市出土,1948年遷入西安碑林。此碑久埋地下,字跡如新。華夏出版社影印出版。

唐代柳公權(778—865)《玄秘塔碑》凡"團"、"縳"、"傳"之"專"皆寫為俗體"専"。

唐代俗文字學家顏元孫《干祿字書》已辨之:"専、專,上通下正。"謂當時"專"字用通行之"專"字表示。

唐代俗文字學家張參《五經文字》云:"搏摶,上補各反,從専。専音敷。凡博、縳之類皆從専。下徒端反,從專。"

宋代孫奕《履齋示兒篇》云:"縳(fù)近縳(zhuān)。""搏"之訛為"搏",出於"専(fù)"、"專"(zhuān)形近,前賢多辨之。

近代中醫古籍鉛字排印本、電腦錄入本將俗體"搏"字訛為"搏"。"搏"義為"結合"、"聚集";"搏"義為"對打",形近而義殊,不容不辨。

本文僅就《傷寒論》"搏"訛為"搏"者,詳舉其證如下。

用以校讀劉渡舟本《傷寒論》之書,為臺灣故宮博物院文獻大樓趙開美翻刻宋版《傷寒論》(簡稱"臺灣

本”)、北京國家圖書館宋版《傷寒論》縮微膠捲本（簡稱
“北圖本”）、中國中醫科學院圖書館宋版《傷寒論》初刻
本（簡稱“中研本”）、光緒四年（1878）復刻日本文政十
二年（1829）重雕元大德《千金翼方》卷九卷十本（簡稱
“千金翼方本”），間參北京大學圖書館善本書室元代刊
刻成無己《傷寒論注解》（簡稱“成本”）。元刻本名《傷
寒論注解》，與趙開美本《注解傷寒論》書名有異，參考
之本有日本內閣文庫所藏趙開美《傷寒論》（簡稱“內閣
本”）、日本安政三年（1856）堀川濟據內閣文庫摹刻之
本（簡稱“安政本”）凡七種古本。

（1）陰陽相摶，名曰動（《辨脈法》）。“摶”誤，當作
“搏”。臺灣本、北圖本、中研本、成本、內閣本、安政本
皆作“搏”。

（2）脈弦而大，弦則為減，大則為芤，減則為寒，芤
則為虛，寒虛相摶，此名為革（《辨脈法》）。“摶”誤，當
作“搏”。臺灣本、北圖本、成本、內閣本、安政本皆
作“搏”。

（3）寸口脈浮大，而醫反下之，此為大逆。浮則無
血，大則為寒，寒氣相摶，則為腸鳴，醫乃不知，而反飲冷
水，令汗大出，水得寒氣，冷必相摶，其人即䭇（《辨脈
法》）。兩“摶”字均誤，當作“搏”。臺灣本、中研本、北
圖本、成本、內閣本、安政本皆作“搏”。

（4）趺陽脈浮，浮則為虛，浮虛相摶，故令氣䭇，言
胃氣虛竭也。（《辨脈法》）。“摶”字誤，當作“搏”。臺
灣本、中研本、北圖本、成本、內閣本、安政本皆作“搏”。

（5）脈浮而數，浮為風，數為虛，風為熱，虛為寒，風虛相搏，則洒淅惡寒也（《辨脈法》）。"搏"字誤，當作"搏"。臺灣本、中研本、北圖本、成本、內閣本、安政本皆作"搏"。

（6）脈浮而滑，浮為陽，滑為實，陽實相搏，其脈數疾，衛氣失度（《辨脈法》）。"搏"字誤，當作"搏"。臺灣本、中研本、北圖本、成本、內閣本、安政本皆作"搏"。

（7）寸口衛氣盛，名曰高。榮氣盛，名曰章。高章相搏，名曰綱。衛氣弱，名曰慄。榮氣弱，名曰卑。慄卑相搏，名曰損。衛氣和，名曰緩。榮氣和，名曰遲。緩遲相搏，名曰沉（《平脈法》）。三個"搏"字均誤，當作"搏"。臺灣本、中研本、北圖本、內閣本、安政本皆作"搏"。成無己《傷寒論注解》元刻本亦作"搏"，唯"慄卑相搏名曰損"之俗體"搏"右上角增加一點，與"搏"字更加形近。餘兩"搏"字皆無右上角之一點。

（8）脈浮而大，浮為風虛，大為氣強，風氣相搏，必成隱瘮，身體為癢（《平脈法》）。"搏"字誤，當作"搏"字。臺灣本、中研本、北圖本、成本、內閣本、安政本皆作"搏"。

（9）趺陽脈緊而浮，浮為氣，緊為寒，浮為腹滿，緊為絞痛，浮緊相搏，腸鳴而轉（《平脈法》）。"搏"字誤，當作"搏"。臺灣本、中研本、北圖本、成本、內閣本、安政本皆作"搏"。"浮緊相搏，腸鳴而轉"為押韻之句，若作"搏"，則失韻矣。

（10）趺陽脈浮而芤，浮者衛氣虛，芤者榮氣傷，其身體瘦,肌肉甲錯,浮芤相搏,宗氣微衰,四屬斷絕(《平脈法》)。"搏"字誤,當作"搏"。臺灣本、中研本、北圖本、成本、內閣本、安政本皆作"搏"。

(11)趺陽脈微而緊,緊則為寒,微則為虛,微緊相搏,則為短氣(《平脈法》)。"搏"字誤,當作"搏"。臺灣本、中研本、北圖本、成本、內閣本、安政本皆作"搏"。

(12)問曰:風濕相搏,一身盡疼痛,法當汗出而解(《辨痙濕暍脈證》)。"搏"字誤,當作"搏"。臺灣本、中研本、北圖本、成本、內閣本、安政本皆作俗體"搏"。

(13)傷寒八九日,風濕相搏,身體疼煩,不能自轉側(《辨太陽病脈證并治下》)。"搏"字誤,當作"搏"。臺灣本、中研本、北圖本、成本、內閣本、安政本皆作"搏"。日本文政十二年(1829)《千金翼方·太陽病雜療法》亦作"搏"。

(14)風濕相搏,骨節疼煩,掣痛不得屈伸,近之則痛劇,汗出短氣(《辨太陽病脈證并治下》)。"搏"字誤,當作"搏"。臺灣本、中研本、北圖本、內閣本、安政本皆作"搏"。《千金翼方·太陽病雜療法》作規範繁體字"搏"。

(15)脈浮而芤,浮為陽,芤為陰,浮芤相搏,胃氣生熱,其陽則絕(《辨陽明病脈證并治》)。"搏"字誤,當作"搏"。臺灣本、中研本、北圖本、內閣本、安政本均作"搏",《千金翼方·陽明病狀》作規範繁體字"搏"。

(16)趺陽脈浮而澀,浮則胃氣強,澀則小便數,浮數相搏,大便則鞕,其脾為約(《辨陽明病脈證并治》)。

"搏"字誤,當作"搏"。臺灣本、中研本、北圖本、内閣本、安政本均作"搏"。《千金翼方·陽明病狀》作規範繁體字"搏"。元刻本《傷寒論注解》、趙開美本《注解傷寒論》皆作"搏"。

(17)傷寒發汗已,身目為黄,所以然者,以寒濕在裏不解故也(《辨陽明病脈證并治》)。日本翻刻元大德《千金翼方·陽明病狀》"寒濕"二字下有"相搏"二字。疑宋版脱"相搏"二字。

(18)血弱氣盡,腠理開,邪氣因入,與正氣相搏,結於脇下。正邪分爭,往來寒熱,休作有時,嘿嘿不欲食(《辨太陽病脈證并治中》)。"搏"字誤,當作"搏"。臺灣本、中研本、北圖本、内閣本、安政本均作"搏"。日本翻刻元大德《千金翼方·太陽病用柴胡湯法》作規範繁體字"搏"。成無己本作"搏"。

本書將俗體"搏"字皆改為規範繁體"搏"字。

三、《傷寒論》子目簡攷

治平本《傷寒論》十卷,除卷一之《平脉法》、《辨脉法》,卷二之《傷寒例》、《辨痙濕暍脉證》無子目外,從卷二之"辨太陽病脉證并治上第五"至卷十"辨發汗吐下後病脉證并治第二十二"均有子目。子目的性質與目録不同,目録司記卷次及每卷所轄内容,子目用來統計每卷之"方"數與"法"數,而統計法數尤爲明確具體,實際上它起到提示本卷計有多少方、多少法的提綱挈領的作用。在全書中,子目絶非贅文,可惜成無己及其以後諸家均加删剟。子目的刊刻亦別於正文,正文每行滿刻十九字,子目低正文一字,滿刻十八字。標題下面均記有本節方數、法數。如"辨太陽病脉證並治上第五"下以小字注云:"合一十六法,方一十四首。"

在每卷中,子目所記之方數法數,均單獨計算,自爲起止。凡遇相同之方,雖然均加統計,但於後見之方下,均注前第幾方。如太陽上篇子目云:"太陽中風,陽浮陰弱,熱發汗出,惡寒、鼻鳴干嘔者,桂枝湯主之。第一。"下面以小字注云:"五味。前有太陽病一十一證。"這一提示很重要,它告訴讀者:正文中的桂枝湯方有五味藥,以便於讀者執子目與正文核對;在桂枝湯方之前,又有一十一證,此十一條無方,故在子目中不加提示。從這裏我們看到:子目的主要作用是計算《傷寒論》共有多少方、多少法的。在桂枝湯方第一之下,子目條文云:"太陽病頭痛、發熱、汗出、惡風者,桂枝湯主之。第二。"小注云:"用前第一方。"又子目條文云:"太陽病下之後,其氣上衝者,桂枝湯主之。第四。"小注云:"用前第一方。下有太陽壞病一證。"第十一方亦爲桂枝湯,小注云:"用前第一方。"在太陽上篇裏,子目共統計出桂枝湯方凡四見,於後三方的下面,均注云"用前第一方。"這就提示讀者,讀正文時,後三條的桂枝湯方已加删剟,參閱本篇第一方即可。通過這種辦法,林億等在校勘整理《傷寒論》時,把每篇中重見之方,均加删削,《傷寒論序》云:"除複重,定有一百一十二方。"其删重見之方具體作法見每篇子目小注,以從其簡。反過來看,當時所用之底本,每篇之中必不避重見之方,比如太陽上篇桂枝湯方凡四見,則出四個桂枝湯方。兩相對比觀之,刪去同篇中重出之方,並於被刪方下註明用前面第幾方,無疑是省去繁文,便於觀覽的好方法。經過刪削重複之方以計《傷寒論》藥方之總數凡一百一十二方。這一點,林億在序中講得十分明確:"今先校定張仲景《傷寒論十卷》,總二十二篇,證外合三百九十七法,除複重定有一百一十二方。"

　　北宋校正醫書局校定《傷寒論》所用底本是荆南國末帝高繼冲於宋開寶年間進獻之本,高繼冲所據之文本來自隋代,以"鞕""固""避""堅"爲隋本標誌。隋本來自梁代阮孝緒之《七錄》。《七錄》云:"《辨傷寒》十卷。"東晉劉宋時期陳延之《小品方》序稱據《辨傷寒》及《雜病方》以成書,則《辨傷寒》十卷與王叔和《張仲景方十五卷》時代相近矣。林億等刪高繼冲本之重複,確立"証"與"法"的區別。有方劑之條文曰"法",無方劑之條文曰"証"。所言"証外合三百九十七法"者,謂有方劑之條文凡三百九十七條,其中不包括屬於"證"的條文。當今將《傷寒論》條文按其自然順序不分"法"與"證"混排成三百九十七條,與"證外合三百九十七法"原則不合。區分條文之"証"與"法",且刪掉重複方劑,事關重大,故宋臣制定子目以顯示"法"與"證"之區別。每節題目下標明此節有若干法、若干方並將屬於"法"者之條文列舉之,屬"證"者之條文以小註言之,其義在於統計三百九十七法之所在,説明"法"與"証"之區別,於是從太陽上篇至第二十二篇均設子目以表明之。北宋校正醫書局所稱"三百九十七法"包括"可"與"不可"條文中之"法"條，而今人不計"可"與"不可"之"法"條，又與校正醫書局立意相悖矣。

四、序例及諸可諸不可概說

《傷寒雜病論》撰次不久即散佚，賴王叔和搜採仲景舊論而編次之，乃傳於世。叔和之功，與日月同輝；若無叔和搜採撰次，曠世鉅典，早已湮没無聞矣。

叔和編次整理之仲景書，魏晉學者及醫家皇甫謐曾見之。皇甫謐(公元二一五——二八二年)《甲乙經序》云："近代太醫令王叔和撰次仲景遺論甚精，皆可施用。"王氏整理撰次之作見《張仲景方十五卷》，《脈經》亦有部分內容。《張仲景方十五卷》已佚。自皇甫謐至金成無己凡八百餘年，其間醫家學者，對王氏整理撰次之《傷寒論》推崇有加，皆無異辭。北宋高保衡林億精於醫籍考證校讎，稱"自仲景於今八百餘年，惟王叔和能學之"，語見《傷寒論序》。金成無己始爲《傷寒論》作注，嚴器之爲之序。嚴器之《註解傷寒論序》云："晉太醫令王叔和以仲景之書撰次成序，得爲完帙"，《傷寒明理論》嚴氏序又云："自漢逮今，千有餘年，唯王叔和得其旨趣，後人皆不得其門而入，是以其間，少有注釋。"

自南宋至今又八百餘年，醫學家對叔和撰次之《傷寒論》漸生疑竇。提出質疑較早者如金代大醫家劉完素(約一一二〇——一二〇〇)云:"仲景之書,復經太醫王叔和撰次遺方,唐開寶(案開寶乃宋代年號,劉完素誤與唐代開元天寶年號相混)中節度使高繼冲編集進上,雖二公操心用智,自出心意,廣其法術,雜於舊説,亦有可取。其間或失仲景本意,未符古聖之經,愈令後人學之難也。"(《素問玄機原病式序》)元呂復《溯洄集》始把疑問揭示得鮮明具體:"夫叔和之增入者,辨脉、平脉與可汗可下等諸篇而已。其六經病篇,必非叔和所能贊辭也。"明方有執《傷寒論條辨》則云:"辨脉法,叔和述仲景之言,附己意以爲贊經之辭,譬則翼焉,傳類也。篇目舊名平脉,次第二,而僭經右。夫傳不可以先經,論脉亦無先各脉而後平脉之理……凡痙濕暍、辨脉上下篇、可汗、不可汗、可吐、不可吐、可下、不可下、發汗吐下後脉證,皆叔和分經,及述經外之餘言,附以己意以撰次之。"

方氏所論與呂復稍不同者,呂氏謂平脉辨脉諸可諸不可等篇,純系叔和所作而攙入仲景之書,方氏則謂辨脉上下系仲景所作而叔和附以己意,諸可諸不可亦然。自方有執之後,有喻嘉言者,指斥叔和不遺餘力,《尚論》云:"林、成二家,過於尊信叔和,往往先傳後經,將叔和緯翼仲景之辭,且混編爲仲景之書,況其他乎! 如一卷之平脉法,二卷之序例,其文原不雅馴,反首列之,以錯亂聖言"。又云:"序例一篇,蔓引贅辭;其後可與不可諸篇,獨遺精髓;平脉一篇,妄入己見。總之,碎剪美錦,綴以敗絮,盲瞽後世,無繇復睹黼黻之華。"其結論爲："仲景之書,叔和但言搜採,其非寤寐神游可知,所以不窺作者之原,漫無表章之實。孰謂叔和爲仲景之徒耶?"自方有執喻嘉言力主叔和雜己意以入聖經之説以後,清代學者頗有風從之勢。如張路玉撰《傷寒纘論》、吳儀洛撰《傷寒分經》、程應旄《傷寒論後條辨直解》、周揚俊撰《傷寒論三注》等等,皆演方喻餘緒而暢發之。自此而後,平脈、辨脈、傷寒例,諸可諸不可諸篇,謂叔和僞託或攙入叔和之語,聲勢甚大。

但在此期間,亦有醫家另持一説,魏荔彤《傷寒論本義》云:"辨脈一篇,的是醫聖原文,其辭簡括,其意深長,與傷寒雜病論,心思筆致,皆足令人細繹不盡,推暨無方矣。蓋辨脈爲論證之先務,所以叔和敍次爲第一,不可謂以傳僭經也。既非叔和所能擬議,原爲醫聖高文巨典,不妨置之諸論之首,以重珍視之矣。於平脈分篇,是醫聖本意。"又云:"其文古穆簡潔,其義精微廣大,惟醫聖獨擅其能,非王氏所可贊之辭。合傷寒例觀之,亦自明編次於六經之首,先脈後證,先辨乎平脈以審證,後條列乎證以處治,序次亦未紊也。"魏氏之言,無疑系針對方喻等人而發。

這個尖鋭的論爭,是怎樣引起的呢? 我們認爲,與以下兩個原因有密切關係。

第一,與王叔和編次仲景遺論未詳述編次原則、體例有關。王氏僅在《傷寒例》中説:"今搜採仲景舊論,録其證候、診脈、聲色、對病真方有神驗者,擬防世急也。"編次仲景遺論,事關重大,僅概括言之,讀者不明

材料所自及編撰成帙的原則,當然會産生疑竇。元代吕
復説:"若先備仲景之言,而次附己説,明書其名,則不
致惑於後人而累仲景矣。昔漢儒收拾殘篇斷簡於秦火
之餘,加以傳注,後之議者,謂其功過相等,叔和其亦未
免於後人之議歟。"(溯洄集)

第二,對古書進行辨僞,濫觴於唐、稍盛於宋,至明
清而呈長川巨波之態。元末吕復、明季方有執、清初喻
嘉言等對辨脉平脉傷寒例、諸可諸不可的考辨就是這一
學風影響下産物。特別是方喻二氏之書,對後世影響尤
爲巨大。

關於怎樣看待平脉辨脉傷寒例及諸可諸不可篇,下
面謹述我們一些看法。

王叔和已經指出:"今搜採仲景舊論,録其證候、
診脈、聲色、對病真方有神驗者,擬防世急也",則辨
脉、平脉及傷寒例爲仲景遺言,毫無疑義。但此三篇
之中,亦有叔和闡發仲景遺言之語。最明顯者,有以
下兩證。

其一,《千金要方》卷九有如下一段文字,明確指出
乃叔和之語。其文如次:"王叔和曰:夫陽盛陰虚(按,
林億等校正云:"《外臺》作表和裏病。"以下括號内文
字,皆林億校語),汗之則死,下之則愈。陽虚陰盛(《外
臺》作裏和表病),下之則死,汗之則愈。夫如是,則神
丹安可以誤發,甘遂何可以妄攻。虚盛之治(《外臺》作
表裏之治),相背千里,吉凶之機,應若影響。然則桂枝
下嚥,陽盛則斃(《外臺》作表和則斃),承氣入胃,陰盛

以亡(《外臺》作裹平以亡)。若此陰陽虛實之交錯,其候至微;發汗吐下之相反,其禍至速。而醫術淺狹,不知不識,病者殞没,自謂其分。至令冤魂塞於冥路,夭死盈於曠野,仁愛鑒兹,能不傷楚?"(見人民衛生出版社影印本第一七四頁)

按,上述引文,又見王燾《外臺秘要》卷一《諸論傷寒八家一十六首》條(見人民衛生出版社影印本第五十七頁),亦稱王叔和語。

第二,《外臺秘要》卷一亦引有王叔和之語,如次:"王叔和曰:傷寒之病,逐日淺深,以施方治。今世人得傷寒,或始不早治,或治不對病,或日數久淹,困乃告醫,醫又不知次第而治之,則不中病,皆以臨時消息制方,無不效也。今搜採仲景舊論,録其證候診脉聲色對病真方有神驗者,擬防世急也。又土地高下、寒温不同,物性剛柔,飱居亦異。是故黄帝興四方之問,岐伯舉四治之能,以訓後賢,開其未悟,臨病之工,宜須兩審之。"

按,此條又見陳延之《小品方》及《千金要方》卷九(《千金要方》自"今搜採仲景舊論"以下未引,僅引以上一段)。

孫思邈、王燾引書向稱翔實,許多前代逸文借此兩書得以保存。孫思邈《千金要方序》説:"嗚呼,痛夭枉之幽厄,惜墮學之昏愚,乃博採群經,删載繁重,務在簡易,以爲備急千金要方一部",王燾《外臺秘要序》:"便繁臺閣,二十餘載,久知弘文舘,圖籍方書等,繇是覩奥升堂,皆探其秘要。"據此可知,孫王引述叔和之語,確爲前古所傳,淵源有自,乃"博採群經"所得,"覩奧升堂"而知,絶非張語王説,改易姓名。今之《傷寒論》,上述兩段文字皆雜於《傷寒例》中,顯系叔和輔翼仲景之語。

關於諸可諸不可條,綜觀《傷寒論》全帙,并詳味叔和按語,亦知系出自仲景。叔和認爲,諸可諸不可系治病關鍵,用之得當,療效立至;用之不當,禍不旋踵,所以他説:"發汗吐下之相反,其禍至速。而醫術淺狹,不知不識,病者殞没,自謂其分",因此,當將諸可諸不可等從三陰三陽中分出,以清眉目,庶免誤用。他在《傷寒論》卷七明確指出:"夫以爲疾病至急,倉卒尋按,要者難得,故重集諸可與不可方治,比之三陰三陽篇中,此易見也。又時有不止是三陰三陽,出在諸可與不可中也。"

叔和所謂"重集諸可與諸不可方治",系指將《傷寒論》三陰三陽篇條文按照"可"與"不可"原則重新滙集,以便與三陰三陽諸篇證治相比照,這樣就可以顯而易見,便於臨證應用了。兩漢及三國皆以"可"與"不可"辨證論治,故從時俗而重集之。

仲景《傷寒論》賴叔和而存,自叔和而後,傳本歧出,又不盡叔和編次之舊觀,觀《隋書經籍志》《舊唐書經籍志》《新唐書藝文志》可知。若人用己私,任意顛倒,率意删削,只能徒增糾紛,愈改愈晦。今之治《傷寒論》者,唯當以趙開美翻刻之北宋元祐三年校定本爲依據。

《傷寒論》校注及語譯工作,始於一九八四年春,訖於八八年底,五歷寒暑,十易其稿,雖殫思竭慮,猶有未盡如人意處。謹將底本、校本、校勘、註釋及其他有關問題簡述如上,供閱讀此書者參攷。

《傷寒論》校注分工如下:

提要、按語:劉渡舟、裴永清

校勘:孫志潔

注釋:郝萬山

校注説明與校注後記:錢超塵

語譯:毛雨澤

雖然有所分工,但上述内容均由校注組全體同志討論通過,最後由主編、副主編審定全稿。

本書在編寫工作之初,曾在北京召開論證會。與會人員有何任教授、裘沛然教授、俞長榮教授、李培生教授、袁家璣教授、李克紹教授、歐陽錡研究員、方藥中研究員、蕭璋教授、許嘉璐教授、王綿之教授、賈維誠副編審以及本書責任編輯成德水同志。

本書全稿完成以後,國家中醫藥管理局委託人民衛生出版社白永波同志主持審定會。審定人員有裘沛然教授、李培生教授、歐陽錡研究員、李克紹教授、湯萬春主治醫師。出席會議的還有主編單位王永炎副院長、龍致賢副院長、國家中醫藥管理局科技司張瑞祥副司長、人民衛生出版社成德水副編審。

本書在即將出版之際,謹向以上諸位同道表示衷心感謝,并衷心懇望海內外專家學者,對本書整理研究中的疏漏及不妥之處提出寶貴意見。

校注者　北京中醫學院
主　編　劉渡舟
副主編　錢超塵
編　寫（按姓氏筆劃爲序）
　　毛雨澤　郝萬山
　　孫志潔　裴永清

說明:一九九一年出版的《傷寒論校注》書末《校注後記》成於一九八九年二月二十五日,本次對《校注後記》作了一些增删,另寫《附言》一篇作爲《校注後記》的補充。

錢超塵
二〇一三年五月十八日

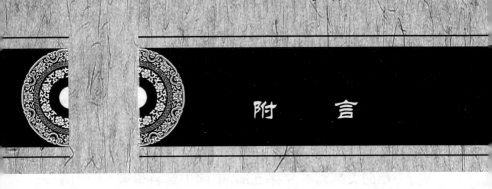

附言

　　北京中醫藥大學劉渡舟教授主編的《傷寒論校注》1991年出版,所用底本是北京國家圖書館珍藏的宋版《傷寒論》縮微膠卷。原書1941年運往美國國會圖書館保藏以防劫掠喪失。1965年回歸臺灣,今藏臺北故宮博物院圖書文獻大樓。劉渡舟教授主編此書時,尚無法見到原書,故以縮微膠卷爲底本。

　　2009年4月筆者親至臺北故宮博物院訪書,見到明萬曆二十七年(1599)趙開美輯刻的《仲景全書》,内涵四部書,依序是翻刻宋版《傷寒論》、成無己《註解傷寒論》、宋雲公《傷寒類証》、《金匱要略》。保藏完好,與北京國家圖書館縮微膠卷本全同,縮微膠卷本幾枚圖章模糊難辨,臺灣故宮本朱章清晰,分別是徐坊圖章、"姜問岐印"、"秋農"兩枚朱章、"東海仙蠹室藏"一枚朱章。這幾枚圖章在考証宋版《傷寒論》版本流傳史上具有重要價值。

　　通常所説的"宋版傷寒論"不是指北宋治平二年(1065)雕印的大字本《傷寒論》或北宋元祐三年(1088)刊刻的小字本《傷寒論》,而是指趙開美(1563—1624,明嘉靖四十二年—天啓四年)據北宋元祐三年小字本

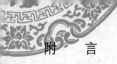

《傷寒論》翻刻之本，字體行格版式一仍元祐版本原貌，趙開美稱其翻刻本爲"宋版傷寒論"，後人沿用其稱。趙開美本刊行後，小字本旋即亡佚。小字本《傷寒論》一燈獨傳，引來千燈續焰，趙開美傳承中醫藥文獻功德至偉。

趙開美翻刻本今存五部：中國中醫科學院、上海圖書館、上海中醫藥大學各藏一部，屬於初刻本，有少許訛字；瀋陽中國醫科大學、臺灣故宮博物院各藏一部，屬於修刻本，剜改初刻板訛字，爲同一板木印刷。臺灣故宮本有徐坊（字矩庵）題記，稱藏有北宋治平二年大字本《傷寒論》一部，這是一個异常寶貴的學術信息，不知其書尚存人間否。臺灣故宮本有清道光咸豐年間姜問岐兩枚朱章，於考察宋本《傷寒論》流傳史有重要意義。趙開美名其藏書閣爲脉望館，其圖書目録名《脉望館書目》。書中蠹魚嚙蝕"神仙"二字，古人謂之"脉望"，則"仙蠹"即"脉望"。"東海仙蠹室藏"圖章反映該書是趙開美親手撫摩研閲之書，其價值爲另外四部書所不及。

本次修訂以臺灣故宮本復印件校勘劉渡舟本，1991年人民衛生出版社出版的劉渡舟本《傷寒論校注》文字正確率很高，本次修訂檢出幾個重要排印訛字均予改正：

1．"侯"訛爲"候"。見國子監牒文。"開國侯"之"侯"皆誤排爲"候"。

2．"衛氣"訛爲"胃氣"。見卷一《平脉》"浮者衛氣虚"、"微者衛氣疎",校注本兩"衛"字皆訛爲"胃"。

3. "覆"訛爲"服"。見卷二《辨太陽病脉證并治上第五》:"温覆令一時許",校注本"覆"訛爲"服"。

4. "旋覆花"宋本《傷寒論》作"旋復花",今從宋本作"復"字。

5. "蓄血"宋本《傷寒論》作"畜血",今從宋本作"畜"字。

6. 卷十《辨發汗吐下後病脉證并治第二十二》"旋復花三兩 人參二兩",校注本誤將"二兩"作"三兩",今正。

五部趙開美翻刻《傷寒論》有三個明顯訛字,分別是《刻仲景全書序》"購得數本"之"購"誤作"搆";卷五子目第四十三方"梔子蘗皮湯主之"的"蘗"誤作"蘗";卷七"辨陰陽易"之"眼中生花"小注"花一作眵",其中"眵"誤作"眵"。皆予逕改,未出注,於此説之。

宋本《傷寒論》"於"或作"于","屍"作"尸","糧"作"粮",均逕改,未出注。

宋本《傷寒論》凡"摶"(tuán)字皆作俗體"摶",與"搏"形體極近,鉛字排印本、電腦録入本、高等中醫院校教材均誤作"搏",特於《後記》撰《"摶"訛爲"搏"字考》以正通行本之訛。

臺灣故宫博物院《仲景全書・傷寒論》無《傷寒卒病論集》自序,1991 年出版之劉渡舟本《傷寒論校注》刊載此序。考沈陽中國醫科大學本、中國中醫科學院本、上海中醫藥大學本、上海圖書館本皆有此序,謹依上述诸本之序刊载之。1991 年出版之《伤寒论校注后记》未言及此事,今补说之。台湾故宫本所以无此序,非漏刻,而是装订于《註解伤寒论》卷首。沈阳中国医科大学藏本与台湾故宫本皆为修刻本,属于同一版本,沈阳医科大学本张仲景序装于《伤寒论》卷首,可证台湾故宫本之序偶然装于成本卷首者。

"卒病论"之"卒"字是俗讹之字,即因俗写而复讹之。"雜"字俗写作"亲",再简之而讹为"卒"。宋·郭雍(字子和,号白云)《伤寒补亡论》卷一《伤寒名例十问》说:

> 问曰:伤寒何以谓之卒病? 雍曰:无是说也。仲景叙论曰:"为《伤寒雜病论》合十六卷",而标其目者误书为"卒病",后学因之,乃谓"六七日生死人,故谓之卒病",此说非也。古之传书急惰者,因于字划多省偏旁,书字或合二字为一,故书"雜"为"亲",或再省为"卒"。今书"卒病",则"雜病"字也。汉·刘向校中秘书,有以"赵"为"肖",以"齐"为"立"之说,皆从省文而至于此,与"雜病"之书"卒病"无以异。

郭雍说甚是,可以纠正"卒病"种种臆想误说。

我国所藏五部《仲景全书·伤寒论》皆有《医林列传》,刘渡舟校注本无。校注该书时以为《医林列传》非出林亿等人之手而未刊入书中。校注本既以宋本为底本,《医林列传》不可删掉,故补入修订本中。

1991 年版《伤寒论校注》未录入台湾故宫本牌记,

當時以爲這些牌記與研究《傷寒論》沒有多大關係。從中醫文獻學和版本學角度上觀察，這些牌記意義重大，確切證明趙開美所據底本是宋本《傷寒論》。這些牌記的内容和位置是：

第四章卷末有"世讓堂翻刻宋板趙氏家藏印"。"世讓堂"是趙開美家的堂號，顯示據宋版《傷寒論》翻刻。

卷五、卷六、卷七、卷八、卷九、卷十末頁皆有"世讓堂翻宋板"牌記。這些牌記之有無，可以鑒別趙開美本《傷寒論》之真價。中國所藏趙開美翻刻之五部《傷寒論》皆有上述牌記，日本内閣文庫本除文字形體與中國五部略异外，沒有上述牌記及漏刻《傷寒論後序》也顯示它不是趙開美初刻本與修刻本的確証，它是無名氏的坊刻本。

本次修訂，未將牌記補入相應位置，但讀者應知此事，故於此説之。

臺灣故宫博物院所藏宋版《傷寒論》有清末著名藏書家徐坊兩則題記，涉及許多學術内容。另外四部宋本《傷寒論》沒有徐坊題記，謹將徐坊題記全文抄録如下：

《傷寒論》世無善本，余所藏治平官刊大字景寫本而外，惟此趙清常本耳。亡友宗室伯兮祭酒曾懸重金購此本不可得，僅得日本安政丙辰覆刻本(近蜀中又有刻本，亦從日本本出)。今夏從廠賈魏文敏得此本，完好無缺。惜伯兮不及見矣!

時戊申中秋日戊辰

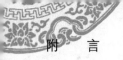

　　北宋人官刻經註皆大字，單疏皆小字，所以別尊卑
也。治平官本《傷寒論》乃大字，經也；《千金方》《外臺
秘要》皆小字，疏也。

　　林億諸人深於醫矣。南宋已後，烏足知此？

　　矩庵又記。

　　此題記寫於 1908 年，距今 105 年，不知北宋治平二
年（1065）刊刻的大字本《傷寒論》尚存世否。

　　宋本《傷寒論》初刻本、修刻本只在極少數藏書家
手中珍藏，常人難得一見，在劉渡舟教授《傷寒論校注》
出版以前，人們學習的白文本《傷寒論》，基本上是日本
安政三年（1856）堀川濟據日本内閣本翻刻的《翻刻宋
版傷寒論》，而内閣本不是趙開美翻刻之原版。

　　1923 年惲鐵樵據堀川濟本影印發行，改名曰影印
趙開美本《傷寒論》，造成《傷寒論》版本流行的紊亂，這
都是因爲趙開美初刻本、修刻本深藏未露、不爲人知
所造成的。20 世紀 80 年代國家中醫藥管理局根據中
央精神對十一部重點中醫古籍進行整理研究，趙開美
本才第一次爲世人熟知，廣大讀者才第一次見到以北
京國家圖書館珍藏的宋本《傷寒論》縮微膠卷爲底本
而整理研究之作——《傷寒論校注》，這不僅反映了北
京中醫藥大學著名傷寒學家劉渡舟教授的歷史功績，
也顯示了中醫事業正以矯健的步伐邁進繁榮振興
之途。

　　本次修訂時間甚爲倉促，修訂的重點是改正原文誤
字，對校注本"校勘"作了一些修改，"校注後記"改動較

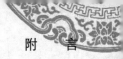

多,"提要"、"按語"、詞義訓詁未加修訂,可能還有一些當修訂而未修訂之處,我們期待有機會再次進行全面深入修訂。

本次修訂增加方劑索引附於書末。

北京中醫藥大學　錢超塵

2013 年 5 月 18 日

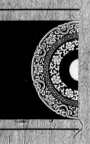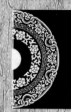

方剂索引